国家重点研发计划 – 中药国际标准示范研究项目 – 中医药现代化研究专项

（2018YFC1707900）

上海中医药大学中医药特色通识教育读本

# 中药材组织
# 显微鉴别全息彩色图鉴

（第一册）

主　审　康廷国

主　编　崔亚君　季　申　李会军

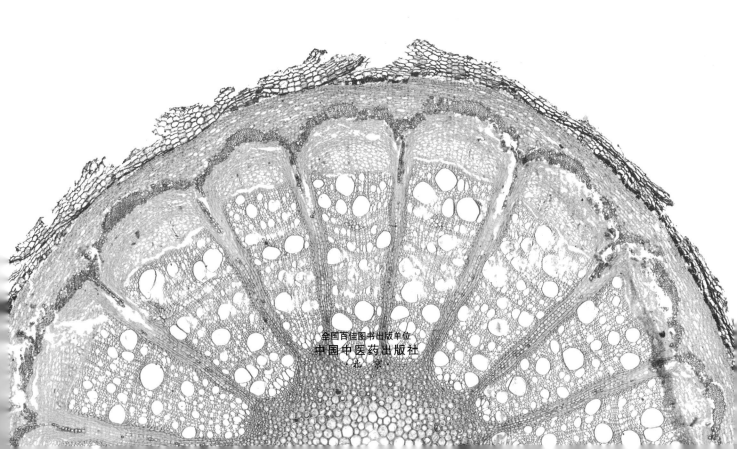

全国百佳图书出版单位
中国中医药出版社
·北 京·

**图书在版编目（CIP）数据**

中药材组织显微鉴别全息彩色图鉴 . 第一册 / 崔亚君，
季申，李会军主编 . — 北京：中国中医药出版社，
2023.2
ISBN 978-7-5132-5369-7

Ⅰ . ①中…　Ⅱ . ①崔…　②季…　③李…　Ⅲ . ①中药鉴
定学—图集　Ⅳ . ① R282.5-64

中国国家版本馆 CIP 数据核字（2023）第 025780 号

**中国中医药出版社出版**

北京经济技术开发区科创十三街 31 号院二区 8 号楼
邮政编码　100176
传真　010-64405721
山东临沂新华印刷物流集团有限责任公司印刷
各地新华书店经销

开本 889×1194　1/16　印张 22　字数 540 千字
2023 年 2 月第 1 版　2023 年 2 月第 1 次印刷
书号　ISBN 978-7-5132-5369-7

定价　338.00 元
网址　www.cptcm.com

**服 务 热 线　010-64405510**
**购 书 热 线　010-89535836**
**维 权 打 假　010-64405753**

**微信服务号　zgzyycbs**
**微商城网址　https://kdt.im/LIdUGr**
**官 方 微 博　http://e.weibo.com/cptcm**
**天猫旗舰店网址　https://zgzyycbs.tmall.com**

如有印装质量问题请与本社出版部联系（010-64405510）

# 主编简介

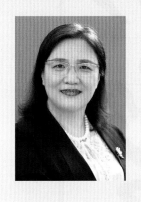

崔亚君 / 教授 /

中药学硕士，上海中医药大学硕士研究生导师。长期从事中药鉴定学、生药学、中药商品学等课程的理论和实验教学以及与之相关的中药质量标准的研究。先后主持和参与国家科技部重大专项课题 4 项，参加多版《中国药典》显微标准的起草工作。主编《药学综合实验》(全国中医药行业高等教育"十三五"创新教材) 1 部，副主编教材《中药鉴定学》《生药学》等 14 部、专著 2 部。以第一或通讯作者发表论文 40 余篇。成功将实时景深扩展技术与大图影像拼接拍摄技术应用于植物组织大图像拍摄，获取全息影像图，将 λ 波长补偿器与偏振光显微镜联合应用于显微鉴别研究中，获取了中药微观世界科学与艺术相结合的美轮美奂新影像。

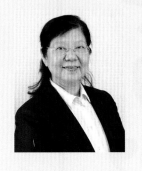

季 申
/ 一级主任药师 /

药理学博士，上海中医药大学、中国医药工业研究总院、天津中医药大学、复旦大学博士研究生导师，国家药品监督管理局中药质量控制重点实验室主任，上海市食品药品检验研究院首席专家、中药天然药物 / 保健食品所所长。兼任国家药典委员会委员、中药材与饮片专业委员会主任委员，美国药典会咨询专家等 20 余项社会职务。主要从事中药有效性与安全性质量控制技术研究。主持及参与各类国家级科研项目 70 余项，以第一或通讯作者发表学术论文 300 余篇。获得上海市科学技术进步奖一等奖、黑龙江省科学技术进步奖一等奖、中国药学会科学技术奖二等奖等省部级奖励。主编或参编《中药和天然药物有害残留物检测技术》《中华人民共和国药典中药材显微鉴别彩色图鉴》等专著 10 余部。

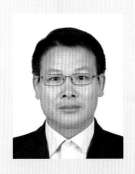

李会军 / 教授 /

药学博士，中国药科大学博士研究生导师。主要从事中药药效及毒性物质基础与质量评价研究。主持国家自然科学基金优秀青年科学基金项目、国家重点研发计划等科研项目 10 余项。负责起草黄连等 10 余味药物的《美国药典》标准、川贝母等 20 余味药物的《中国药典》标准；以第一或通讯作者在 Natural Product Reports、J Chromatogr A、Phytomedicine 等杂志发表 SCI 论文 60 余篇；获授权发明专利 8 项；主编及副主编教材 6 部。入选教育部"新世纪优秀人才支持计划"、江苏省"333 工程"等人才计划；获教育部霍英东教育基金会高等院校青年教师奖。

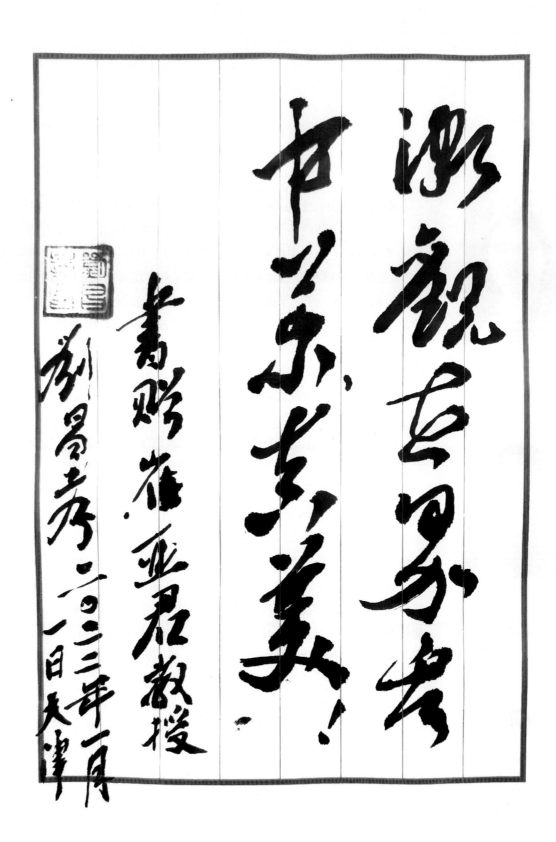

澎湃亮丽风彩

中药美美美！

书赠崔亚君教授

刘昌孝 二〇二三年一月 天津

刘昌孝院士题词

# 中药材组织

# 显微鉴别全息彩色图鉴

（第一册）

## 编委会

**主　　审**　康廷国

**主　　编**　崔亚君　季　申　李会军

**副 主 编**　李耀利　辛海量　谢天培　孟千万　张红梅

　　　　　　杨青山　李　惠　宋　龙　姚　帅

**编　　委**（按姓氏笔画排序）

　　　　　　马海光　马颖娴　王　新　田文帅　刘圆康

　　　　　　李小蝶　李怡琳　杨纯国　汪　璐　张艳文

　　　　　　周重建　隗立国　韩文凯　鲁　轮　蒙　倩

　　　　　　詹志来　Chayanis Sutcharitchan（泰国）

**主编助理**　蒙　倩　马颖娴

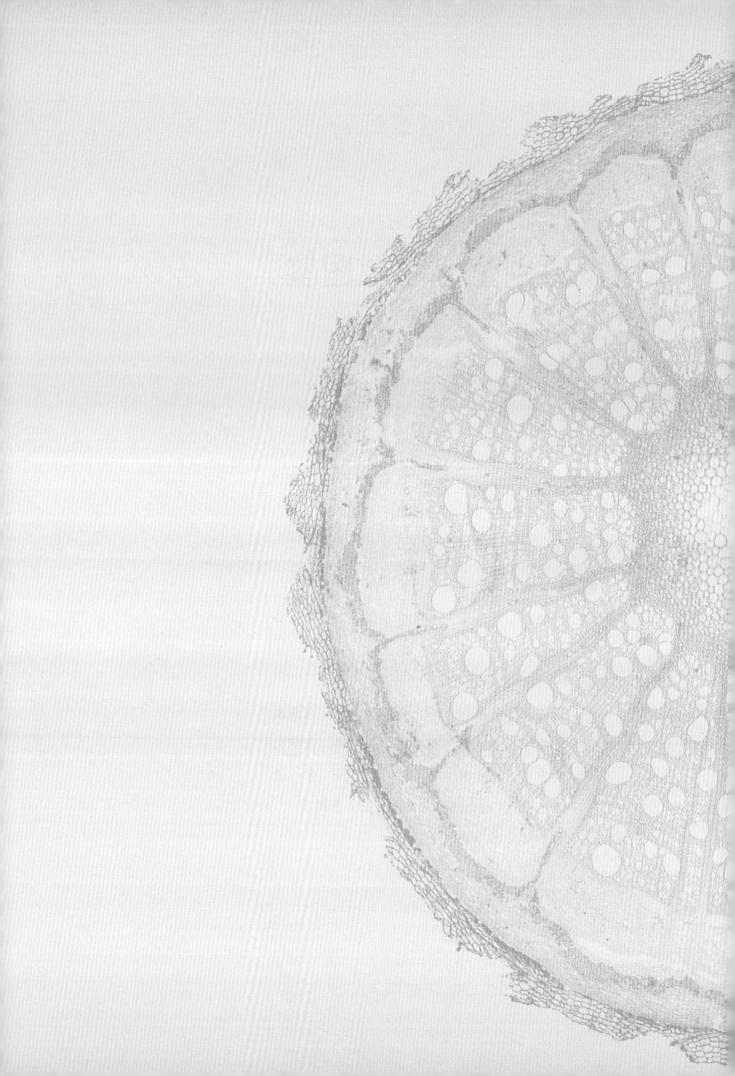

# 微观世界看中药真美

中药显微鉴别是中药传统四大鉴别法（基原、性状、显微、理化）之一。因显微鉴别具有直观、简便、快速、易行、经济和环保等优势，一直是中药鉴定教学、研究和药品检验等工作不可或缺的重要手段。

中药显微鉴别的结果是将肉眼不可见的微观图像，以图文并茂的形式呈现给读者。因受制于显微镜可视界面和显微拍摄技术，完整的大型植物类中药组织显微鉴别图像一直以手绘显微墨线图的形式呈现；目前拍摄的图像为不连续、单次拍摄局部图像的有缝拼接图，使得中药显微图像存在虚化和碎片化问题。上述原因使得目前该类图像难以呈现显微镜下观察的完整清晰实况。崔亚君、季申、李会军主编的《中药材组织显微鉴别全息彩色图鉴（第一册）》将大型图像拼接与实时景深扩展数码成像技术成功引入传统显微鉴别中，获取了完整清晰的中药材组织显微鉴别全息彩色图像，解决了中药显微图像虚化和碎片化问题；将偏振光显微镜在该领域的应用从药材粉末拓展到完整组织，在偏振光暗视野下，具有双折射性的植物组织及细胞后含物因具有彩色光泽，使得这些显微鉴别标志物更容易被快速捕获，更容易揭示其存在部位及分布规律；λ 波长补偿器与偏振光显微镜联合应用，在 λ 干涉偏振光视野下解决了普通偏振光显微镜视野下单折射性物因无光泽被融入黑色背景中而无法被观察到的缺陷，使得单、双折射性显微组织可以同时显示，该研究是中药显微鉴别研究方法和技术的新尝试；本书将同一药材组织断面分别在普通光、偏振光及 λ 干涉偏振光不同条件下拍摄获取的图像采用手性对标法进行标注，读者可以对比参考，易于初学者学习，有利于偏振光及 λ 干涉偏振光显微鉴别技术的普及及推广。本书收载了不同入药部位的中药及易混品种，附不同视野下高清晰全息彩图，是适合从事中药教学、科研、药品监督检验、生产、临床应用等各部门及相关人员的一部有实用价值的创新型专业参考书和工具书。

我与崔亚君教授相识于2017年世界中医药学会联合会中药鉴定专业委员会第四届学术年会。作为《中草药》杂志中英文版多年的主编，我惊叹于其大会报告展示的创新性工作及偏振光下美轮美奂的显微图像，其所

显现的奇迹，在于用"光"的神秘显示出微观世界的"真美"，故一直关
注此书的进展。

今欣闻本书即将出版，欣然为序——微观世界看中药真美！

刘昌孝

中国工程院院士

天津药物研究院终身首席科学家

《中草药》杂志中英文版主编

国家中医药博物馆学术顾问

2023 年 1 月

# 前　言

中药显微鉴别是利用显微镜对中药材、饮片及中成药成方制剂组成药味的组织、细胞或细胞后含物的特征进行鉴别，以确定其真伪的一种方法，具有直观、简便、快速、易行、经济和环保等优点。《中华人民共和国药典》（简称《中国药典》）1977 年版首次收载显微鉴别项目，此后历版《中国药典》收载显微鉴别项的中药和中成药品种数量及中成药组成药味所占比例逐步增加。国际上，显微鉴别也被《美国药典》《欧洲药典》《英国药典》和《日本药局方》等多个国家和地区的药典在一些植物药鉴别项下收载。

目前，显微鉴别技术已被广泛地应用到中药鉴别工作中，详细介绍显微鉴别原理、技术、方法及药材粉末显微鉴别特征图鉴的相关书籍已经很多，故本书不再赘述。

不同历史时期中药显微鉴别图的呈现形式，因受制于当时的技术条件而不同。至本书截稿，完整的大型植（动）物及矿物药类中药材组织切片或磨片显微鉴别图一直以手绘墨线图的形式呈现，数码图像多为不连续的、间断的、单次拍摄的局部图像的有缝拼接图，使得中药材组织显微图像信息碎片化和部分图像模糊虚化，因此目前该类书籍中的图像难以呈现显微镜下观察到的真实状态。本书总结了编者显微鉴别工作多年研究经验，引入大型图像拼接与实时景深扩展数码成像技术，同一药材组织断面分别在普通光与偏振光（或 λ 干涉偏振光）不同光源条件下进行拍摄，获取不同视野下完整的大型中药材组织显微鉴别全息彩色图。图像处理方面，利用 Adobe Photoshop 图像处理软件，将偏振光（或 λ 干涉偏振光）图做 180° 水平翻转，与普通光图像形成手性对应，再进行手性对比标注，易于初学者学习，有利于偏振光及 λ 干涉偏振光显微鉴别技术的普及及推广。

在编写本书前，编者曾调研过业内对中药显微鉴别图鉴类书籍的需求，用同行朋友的原话说：看图鉴参考书时真想把书扒开把图看清楚。为使本书能展示中药材组织显微特征的完整图和局部特征的清晰图，本书图像主要为中药材横切面普通光与偏振光（或 λ 干涉偏振光）全息对比图、单页面最大化呈现完整的全息彩色图（为保证图的原汁原味不加标注）、局部特征放大对比图，并做手性对比标注。

全书共收载中药及易混品种基原植物 78 种，附高清显微鉴别彩图 425 幅（不包括药材性状图）。本书可供中医药界的学生、教师、研究人员，以及从事中药检验和植物学研究的专业人士学习参考，也适合对显微摄影感兴趣的摄影爱好者阅读。

本书是主编多年工作的积累，也是部分编委共同参与的"国家重点研发计划－中药国际标准示范研究项目－中医药现代化研究专项"（2018YFC1707900）研究结果的总结。

中药显微鉴别方法与技术在不断发展。由于编者水平所限，书中难免有误。恳请广大读者发现后，将意见反馈给我们，以便本书再版时能更加完善。

本书的编写体例由主审康廷国教授亲自确定，并在编写过程中严格审定，在实验材料收集过程中，黎跃成、周重建老师赠送部分基原确定的难以鉴别的混乱品种标本，在此一并表示感谢！

《中药材组织显微鉴别全息彩色图鉴（第一册）》编委会

2023 年 1 月

# 编写说明

1. 本书分总论与植物药各论两部分。其中植物药各论收载常用中药材50种，涉及中药基原植物58种（包括部分多基原品种），另收载上述药材易混乱品种20种，共收载78种。

2. 植物药各论部分按药用部位分类，每类药材按植物进化系统排列位置。本书将收载品种较少的花、叶、果实和种子类中药归并，即植物药各论分为根及根茎类中药，茎木类中药，皮类中药，花、叶、果实种子类中药，全草类中药。

3. 每种中药材收载的主要内容包括：

（1）药材名：包括中文名、汉语拼音名、药材拉丁名，均以《中华人民共和国药典（2020年版）》为首要参考依据，并参照《中国植物志》《香港中药材标准》《常用中药材品种整理和质量研究》和《中药鉴定学》等专著。

（2）药材性状图：不计入编号。

（3）来源：包括原植物科名、原植物中文名、原植物拉丁学名及药用部位。

（4）中药材横切面特征图：包括中药材横切面普通光、正交偏振光（或 λ 干涉偏振光）完整切面全息彩色图，局部特征放大图；除在正交偏振光（或 λ 干涉偏振光）视场条件下效果不佳的组织鉴别特征外，其余特征均利用 Adobe Photoshop 图像处理软件进行简单编辑，普通光与偏振光（或 λ 干涉偏振光）手性对比标注。

（5）附注：对《中华人民共和国药典（2020年版）》收载的多来源品种，以及该药材常见的混淆品或伪品等组织鉴别特征进行简要总结，并列表归纳出其显微鉴别特征的主要区别点。

4. 为节省篇幅，《中华人民共和国药典（2020年版）》收载多来源品种的药材，凡组织显微特征相近者，本书只收录其中一种，并在目录及图注中以其基原植物名标示。

5. 本书收载的所有显微图片均为已鉴定的药材经实验观察所拍摄，均附有比例尺；内容均为实验原始资料。全部药材标本及实验样品均保存于上海中医药大学教学实验中心生药学实验室。

6.本书附有索引，包括药材名汉语拼音索引、基原植物中文名笔画索引、基原植物拉丁学名索引。

《中药材组织显微鉴别全息彩色图鉴（第一册）》编委会

2023 年 1 月

# 目　录

根及根茎类中药

## 茎木类中药

## 皮类中药

## 花、叶、果实种子类中药

## 全草类中药

## ◇◇◇ 索　引 ◇◇◇

总 论

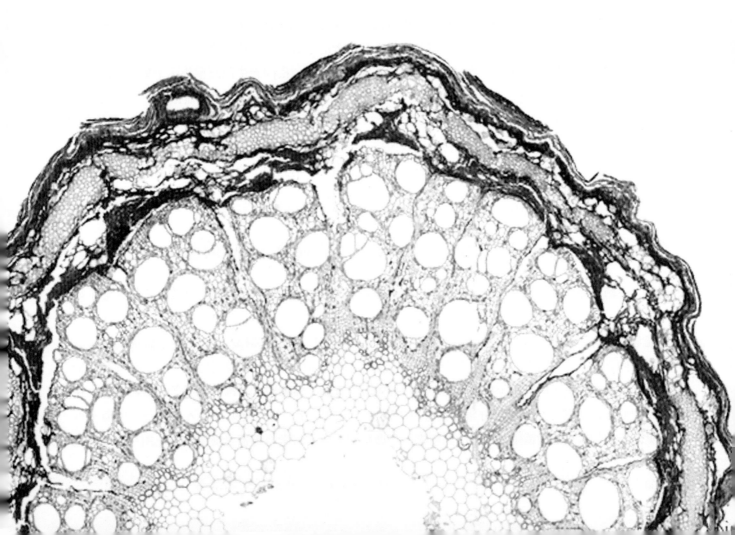

中药显微鉴别是利用显微镜对中药材、饮片及中成药成方制剂组成药味的组织、细胞或细胞后含物的特征进行鉴别,以确定其真伪的一种方法,具有直观、简便、快速、易行、经济和环保等优点。显微鉴别是一项专门的技术,需要动(植)物解剖学和矿物学的基础知识、显微制片技术、显微摄影技术及显微绘图技术等。

目前,显微鉴别原理和技术已经成熟,并被广泛地应用到中药鉴别工作中。详细介绍显微鉴别原理、技术、方法及药材粉末显微鉴别特征图的相关书籍已经很多,如《中华人民共和国药典中药材显微鉴别彩色图鉴》是与《中华人民共和国药典(2005年版)》配套的中药材显微特征原创彩色图谱,该书总论部分详细介绍了中药显微鉴定发展简史、鉴定依据、原理和方法,各论部分包括图文并茂的粉末彩色图、组织断面有缝拼图等。故上述内容在本书中不再赘述。

中药显微鉴别的结果是将肉眼不可见的微观图像,以图文并茂的形式呈现给读者。不同历史时期显微鉴别图的呈现形式,因受制于显微镜可视界面和当时科学技术条件的限制而不同。至本书截稿,完整的大型植(动)物及矿物药类中药材组织切片或磨片显微鉴别图一直以手绘墨线图的形式呈现,数码图像多为不连续的、间断的、单次拍摄的局部图像的有缝拼接图。手绘墨线图能清楚地诠释完整的中药材组织特征,但不可避免地带有绘图者的主观意识,缺乏真实性和可信性;图像有缝拼接使得中药材组织显微图像信息碎片化和不完整;单次拍摄因无法同时聚焦多个平面使得图像经常出现局部模糊虚化。因此,目前显微鉴别图鉴类书籍的图像难以呈现出显微镜下观察到的完整、清晰、色彩逼真的真实状态。

随着科学技术的不断发展,现代数码成像技术和显微镜相结合在中药显微鉴定中的应用不断深入发展与创新,使得中药显微鉴定的图像质量不断提高。本书总结了编者多年显微鉴别工作研究经验,综合应用到显微鉴别研究中,主要体现在以下几个方面。

## 一、偏振光显微镜在中药材组织显微鉴别中的应用

中药显微鉴别研究使用的显微镜主要有普通光学显微镜、偏振光显微镜、荧光显微镜、电子显微镜等。普通光学显微镜与偏振光显微镜已经被广泛应用于中药显微鉴别的日常检验工作中。偏振光显微镜有两个偏振镜:一个装置在光源与被检物体之间,为"起偏镜";另一个装置在物镜与目镜之间,是"检偏镜"。当起偏镜与检偏镜调整到正交检偏位视野下,视场完全黑暗,凡具有双折射性(各向异性)的物质(如木化的纤维、导管、石细胞,淀粉粒、草酸钙结晶等细胞后含物)在暗视野下因显多彩亮光易于分辨,具有单折射性(各向同性)的物质则被融入黑色背景中而不可见。目前偏振光显微镜主要用于中药粉末的显微鉴别。本书编者将偏振光显微镜的应用从粉末细胞

拓展到完整组织的观察研究。在偏振光正交检偏位暗视野下，具有双折射性的植（动）物组织部位因发光而更容易被看到，因此可以被快速定位并揭示其存在部位及分布规律，其效果犹如在漆黑的夜晚看上海外滩景观灯，双折射性物质如灯光样耀眼突显。但在正交检偏位视野下观察植物组织也有一个缺陷，即单折射性物因无光泽不能被看到而被融入黑色背景中，导致该部分信息缺失。

## 二、偏振光显微镜与 λ 波长补偿器在中药显微鉴别中的联合应用

λ 波长补偿器，又称光程补偿器，是由具有精确厚度和光学各向异性的云母、石英、氯化镁、石膏等材料制成的光学元件，可使两个相互垂直的偏振光之间产生相位延迟，出现白光干涉现象，从而将不可见的相位图像（单折射性物质）转换为可见的振幅图像，观察到在常规显微镜下很难看到的精细结构。λ 波长补偿器与偏振光显微镜联合应用，在产生的 λ 干涉偏振光视野下，单、双折射性组织显微构造可在同一视野同时呈现，解决了普通偏振光显微镜视野下单折射性物无法被观察到的缺陷，调整显微镜起偏器、检偏器及 λ 波长补偿器相对角度，不同检偏位可显示不同的背景颜色，其效果如华灯初上时看上海外滩景观灯的效果，这是中药显微鉴别研究方法和技术的新尝试。

## 三、大型图像拼接与实时景深扩展数码成像技术在中药显微图像拍摄中的应用

大型图像拼接是将数张有重叠部分的图像拼成一幅无缝的、高分辨率图像的方法。该方法打破了显微镜视场的限制，可获得平滑过渡的完整的大视野全息彩色图像，从而解决传统中药材组织鉴别显微图像单次拍摄、有缝拼接而导致的影像信息碎片化和信息缺失的问题。

实时景深扩展是利用微调聚焦，合成在不同 Z 轴位置的多个图像，创建超出标准景深范围，将完全聚焦的单幅图像合成立体图像。该方法拍摄可以解决单次拍摄无法同时聚焦多个平面而导致的局部图像模糊虚化问题。

大型图像拼接和实时景深扩展数码成像技术可以利用显微镜数码成像拍摄软件自动合成，也可手动合成或利用 Adobe Photoshop 等图像处理软件后期合成。大型图像拼接与实时景深扩展数码成像技术联合应用，可获得完整的、有立体感的全息彩色图像。

本书同一药材组织断面分别在普通光、偏振光（或 λ 干涉偏振光）不同光源条件下进行拍摄，获取的对应图像采用手性对标法进行标注（偏振光或 λ 干涉偏振光图像利用 Adobe Photoshop 图像处理软件做 180°的水平翻转，与普通光图像形成手性对称），使得初学读者可以对比参考同一特征在不同条件下获得的影像图，易于初学者学习，有利于偏振光及 λ 干涉偏振光显微鉴别技术的普及及推广。

世界上没有十全十美的事物，不同条件下获取的药材组织显微图亦然。简言之，手绘墨线图简洁、清晰，可以是模式图，但缺乏真实性及色彩还原；在普通光下获取的图像，可反映其真实性，但双折射性特征部位无法突显；在正交偏振光下双折射性部位因显示彩色光泽与黑色背景形成

鲜明对比而被突显，但单折射性部位信息被融入黑色背景中，使该部位信息缺失；在 λ 干涉偏振光下，单、双折射性组织显微构造可在同一视域同时显现，非常适合局部观察研究，色彩丰富，美轮美奂，但因色彩过于丰富，影响完整组织图像的呈现效果，故本书仅在局部横断面拍摄中选择性使用。

为了便于学习，全面展示中药材组织显微特征的完整性和局部特征的清晰度，本书图像主要选择了中药材横切面全息普通光与偏振光对比图，做手性对比标注；单页面最大化呈现其完整的全息彩色图，为保障图的原汁原味而不加标注；局部特征放大普通光与偏振光（或 λ 干涉偏振光）图，做手性对比标注。

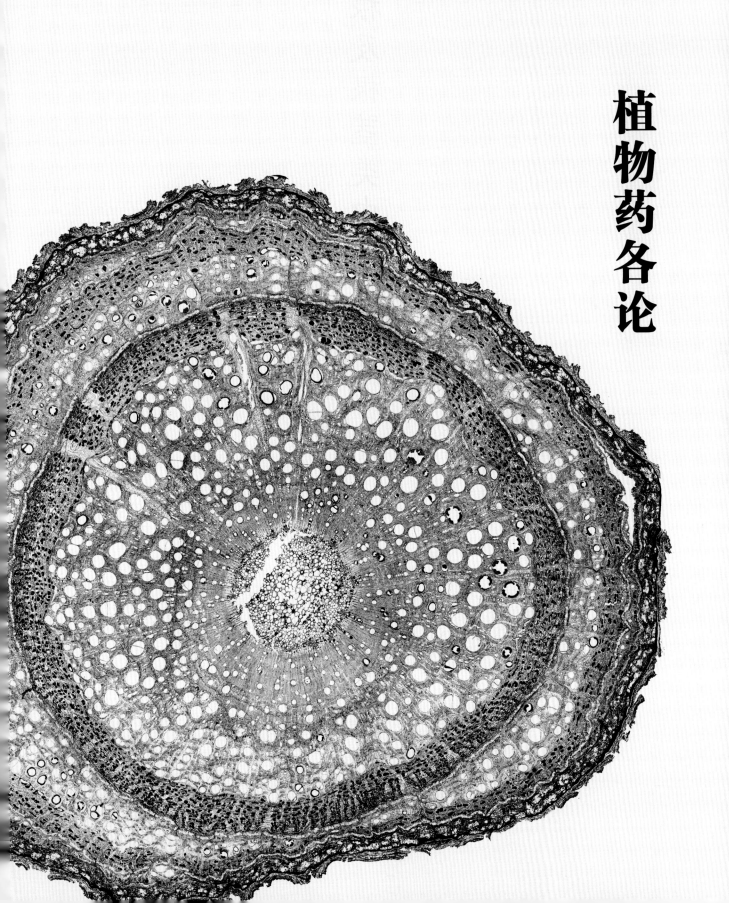

植物药各论

根及根茎类中药

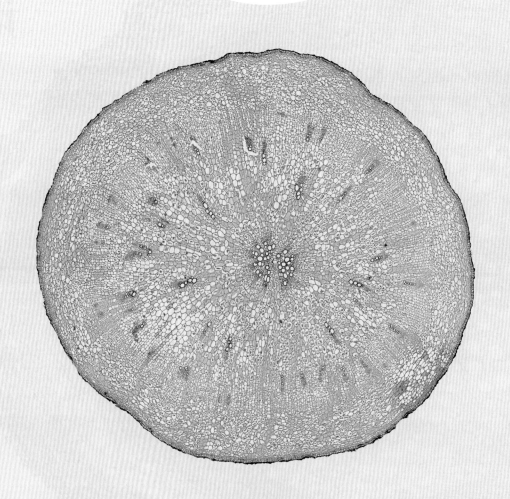

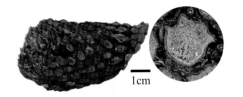

1cm

Mianmaguanzhong
DRYOPTERIDIS CRASSIRHIZOMATIS
RHIZOMA

# 绵马贯众

本品为鳞毛蕨科植物粗茎鳞毛蕨 *Dryopteris crassirhizoma* Nakai 的干燥根茎和叶柄残基。

**叶柄基部横切面** 近椭圆形。表皮细胞为 1 列外壁增厚的小型细胞，常脱落。下皮为 10 余列多角形厚壁细胞，棕色至棕褐色。基本组织细胞疏松排列，细胞间隙中有单细胞间隙腺毛，头部呈球形或梨形，内含棕色分泌物。周韧维管束（分体中柱）5～13 个，环列，每个维管束周围有 1 列扁小的内皮层细胞，凯氏点明显，有油滴散在；韧皮部较窄，包围木质部；木质部管胞多角形或类圆形。薄壁细胞内含棕色分泌物和淀粉粒。（图 1-1～图 1-7）

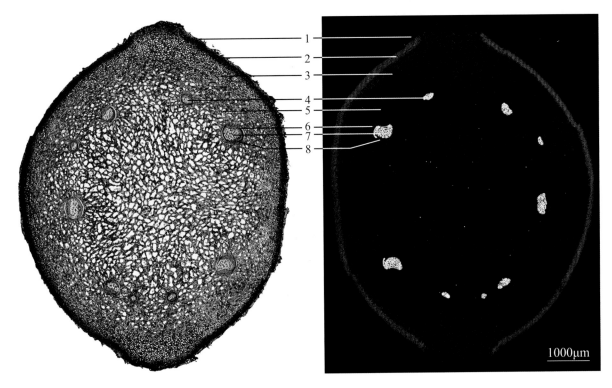

1000μm

图 1-1　绵马贯众叶柄基部横切面全息普通光（左）与偏振光（右）对比

1.表皮　2.下皮　3.基本薄壁组织　4.分体中柱　5.间隙腺毛　6.内皮层　7.木质部　8.韧皮部

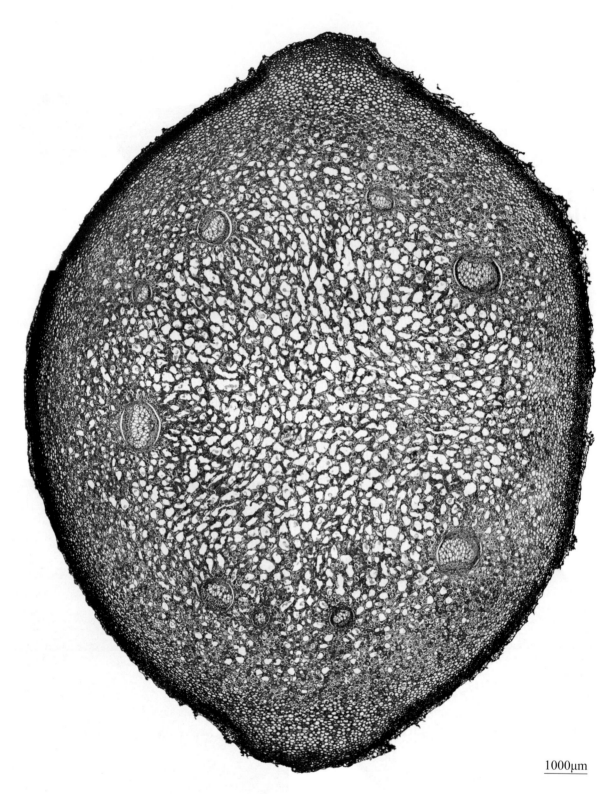

1000μm

图 1-2　绵马贯众叶柄基部横切面全息（普通光）

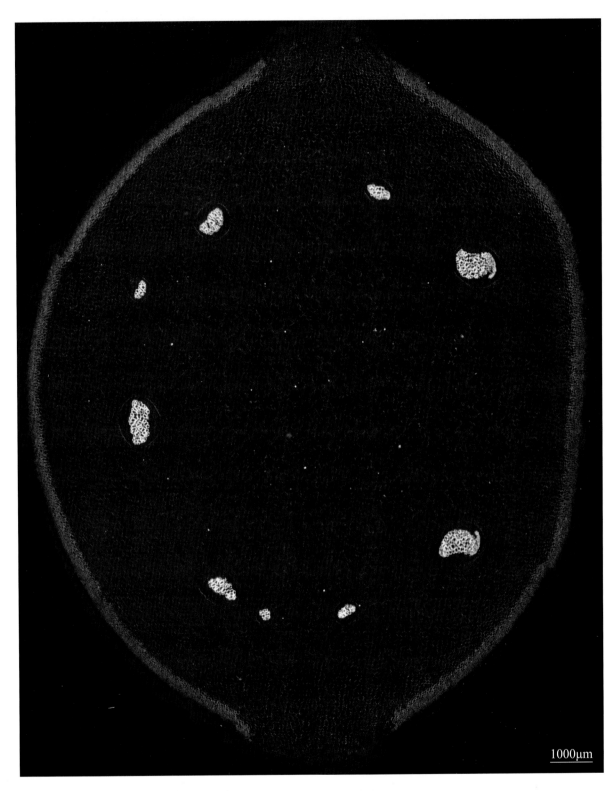

图 1-3　绵马贯众叶柄基部横切面全息（偏振光）

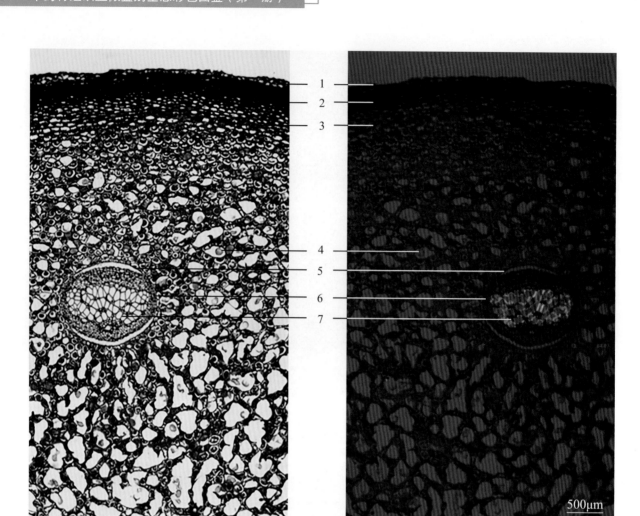

图 1-4 绵马贯众叶柄基部横切面普通光（左）与 λ 干涉偏振光（右）对比

1.表皮 2.下皮 3.基本薄壁组织 4.间隙腺毛 5.内皮层 6.韧皮部 7.木质部

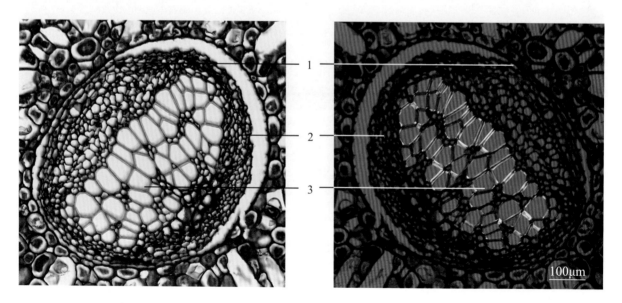

图 1-5 绵马贯众叶柄基部横切面维管束部位普通光（左）与 λ 干涉偏振光（右）对比

1.内皮层 2.韧皮部 3.木质部

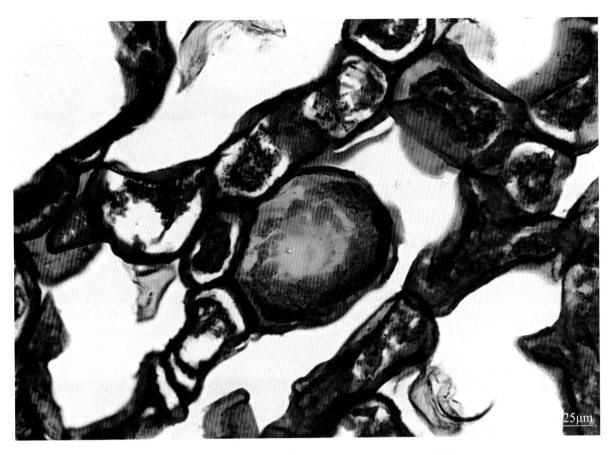

图 1-6　绵马贯众叶柄基部横切面间隙腺毛（普通光）

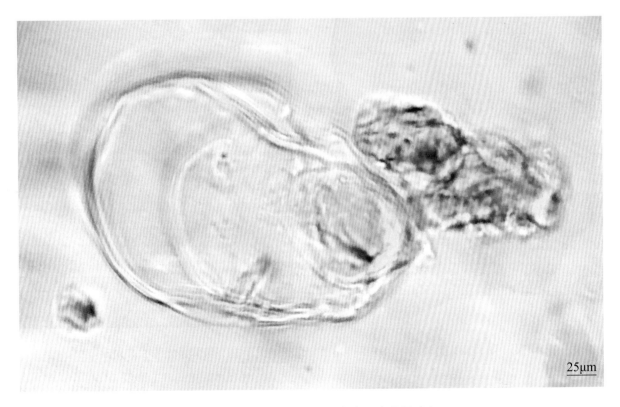

图 1-7　绵马贯众粉末间隙腺毛（普通光）

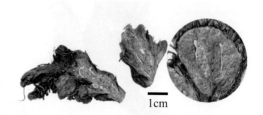

1cm

## 附1：顶芽狗脊蕨

本品为乌毛蕨科植物顶芽狗脊蕨（单芽狗脊蕨）*Woodwardia unigemmata* (Makino) Nakai 带叶柄残基的干燥根茎。为绵马贯众易混品。

**叶柄基部横切面** 近半圆形或近梯形。表皮细胞1列，部分脱落，下皮为10余列深褐色厚壁细胞。基本薄壁组织散在纤维束；周韧维管束（分体中柱）5～8个，腹内面1对分体中柱较大，肾形，呈"八"字形排列，木质部两端呈弯钩状，其余分体中柱较小，与较大的2个分体中柱排列成半环状。每个维管束周围有1列扁小的内皮层细胞，韧皮部较窄，包围木质部，管胞多角形或类圆形。薄壁细胞微木化，内含棕色物与淀粉粒。（图1-8～图1-12）

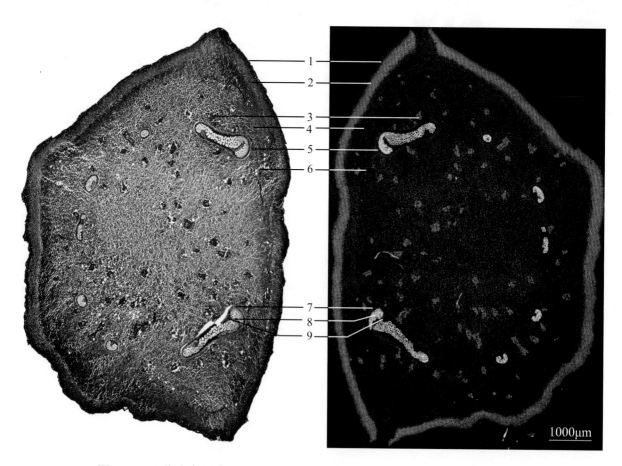

1000μm

图1-8 顶芽狗脊蕨叶柄基部横切面全息普通光（左）与偏振光（右）对比

1.表皮 2.下皮 3.纤维束 4.基本薄壁组织 5.分体中柱 6.棕色物

7.内皮层 8.木质部 9.韧皮部

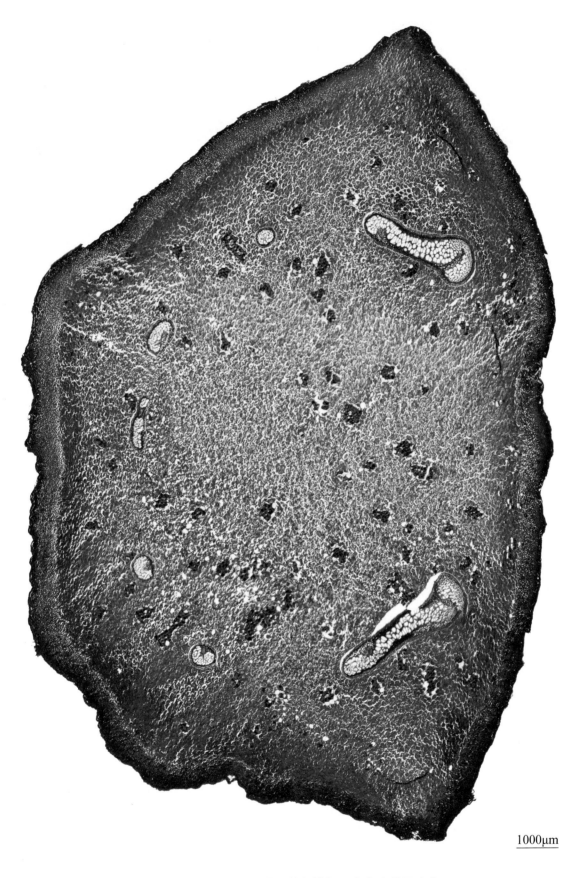

1000μm

图 1-9　顶芽狗脊蕨叶柄基部横切面全息（普通光）

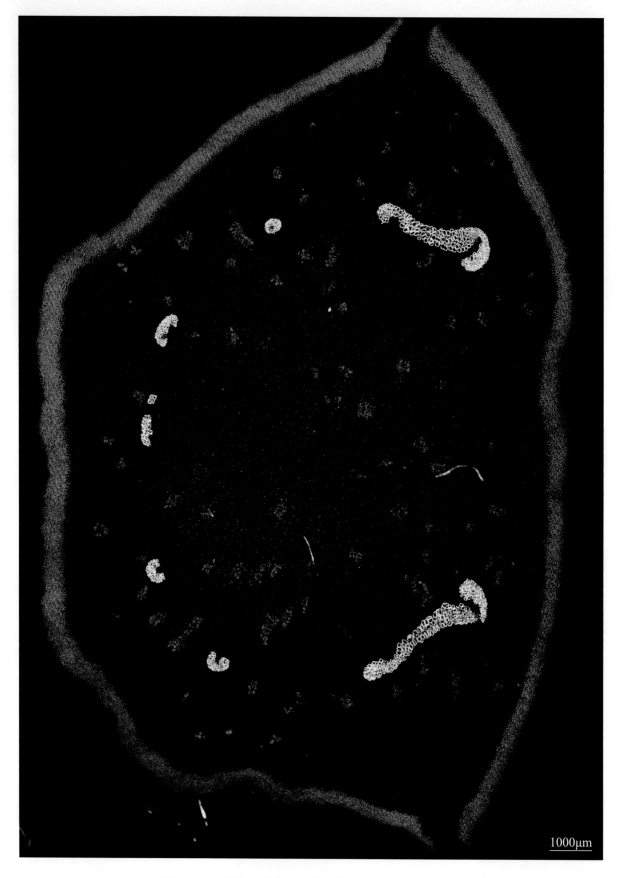

1000μm

图1-10　顶芽狗脊蕨叶柄基部横切面全息（偏振光）

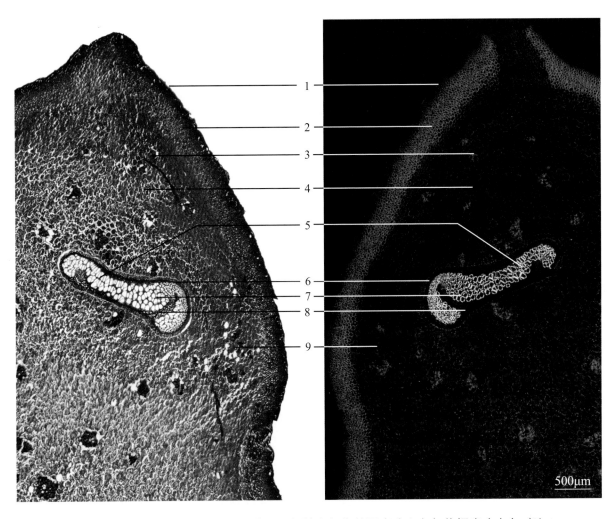

图 1-11　顶芽狗脊蕨叶柄基部横切面维管束部位普通光（左）与偏振光（右）对比

1.表皮　2.下皮　3.纤维束　4.基本薄壁组织　5.分体中柱　6.内皮层　7.木质部　8.韧皮部　9.棕色物

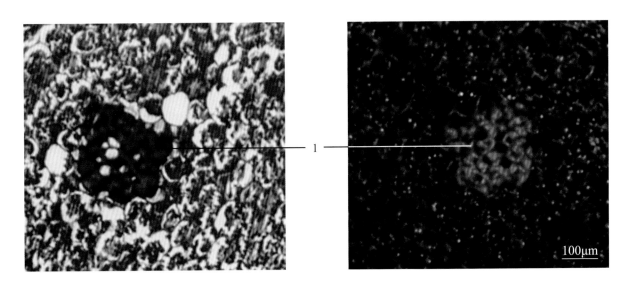

图 1-12　顶芽狗脊蕨叶柄基部横切面纤维束部位普通光（左）与偏振光（右）对比

1.纤维束

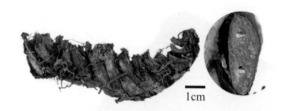

1cm

## 附2：狗脊蕨

本品为乌毛蕨科植物狗脊蕨 *Woodwardia japonica*（L. F.）Sm. 带叶柄残基的干燥根茎。为绵马贯众易混品。

**叶柄基部横切面**　近肾形。表皮细胞1列，部分脱落。下皮为10余列深褐色厚壁细胞。基本薄壁组织中具周韧维管束（分体中柱）2～4个，腹内面的1对分体中柱较大，肾形，呈"八"字形排列，木质部两端呈弯钩状，其余较小，与较大的2个分体中柱排列成半环状。每个维管束周围有1列扁小的内皮层细胞，韧皮部较窄，包围木质部，管胞多角形或类圆形。薄壁细胞微木化，内含棕褐色物与淀粉粒。（图1-13～图1-17）

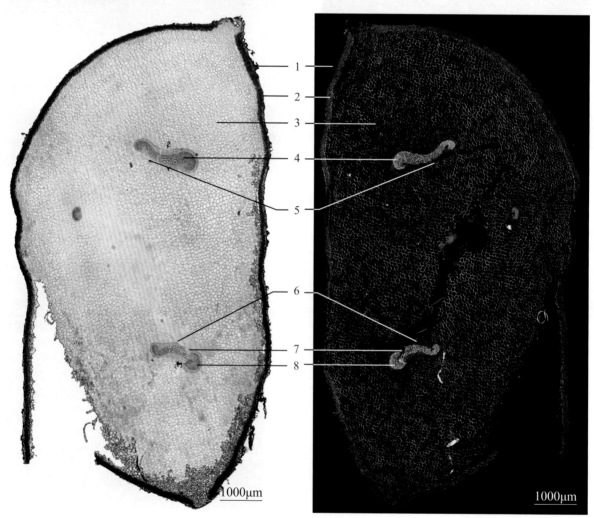

图1-13　狗脊蕨叶柄基部横切面全息普通光（左）与偏振光（右）对比

1.表皮　2.下皮　3.基本薄壁组织　4.分体中柱　5.棕色物　6.内皮层　7.韧皮部　8.木质部

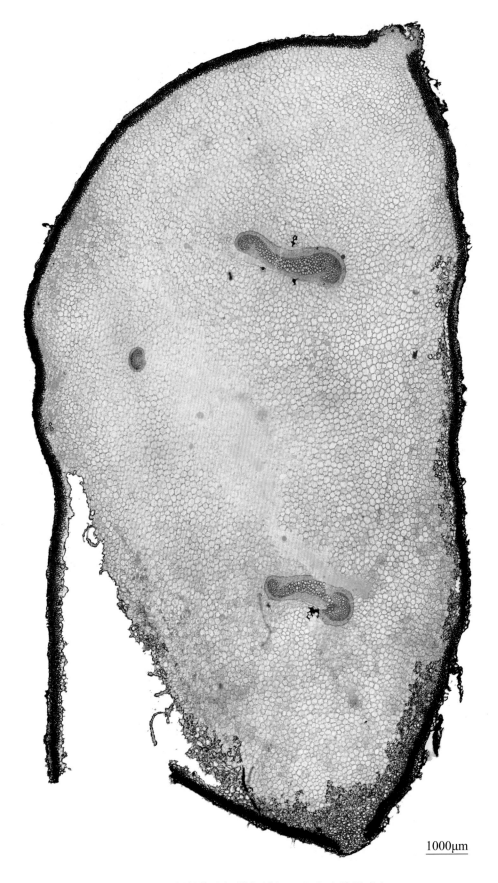

1000μm

图 1-14　狗脊蕨叶柄基部横切面全息（普通光）

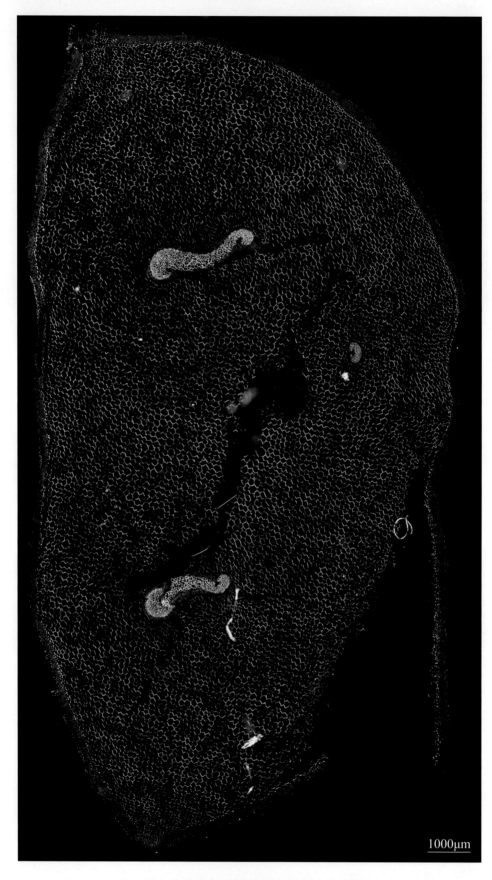

1000μm

图1-15  狗脊蕨叶柄基部横切面全息（偏振光）

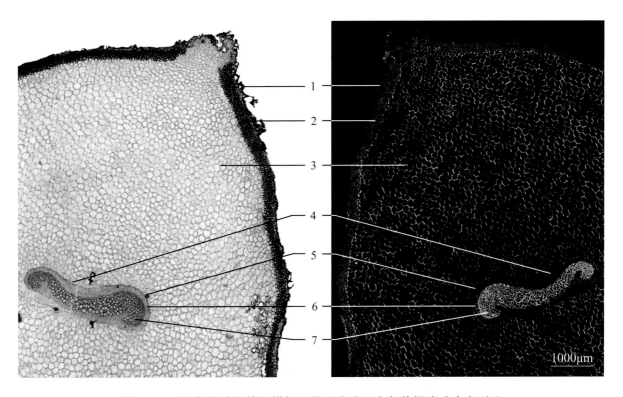

图 1-16 狗脊蕨叶柄基部横切面普通光（左）与偏振光（右）对比

1.表皮 2.下皮 3.基本薄壁组织 4.内皮层 5.棕色物 6.韧皮部 7.木质部

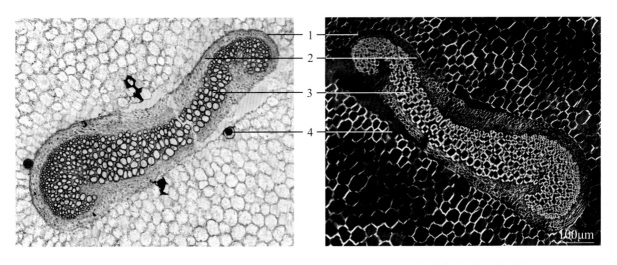

图 1-17 狗脊蕨叶柄基部横切面维管束部位普通光（左）与偏振光（右）对比

1.内皮层 2.韧皮部 3.木质部 4.棕色物

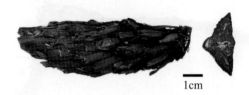

## 附 3：荚果蕨

本品为球子蕨科植物荚果蕨 *Matteuccia struthiopteris*（L.）Todaro 带叶柄残基的干燥根茎。为绵马贯众易混品。

**叶柄基部横切面**　近三角形，背部隆起。表皮多已脱落，下皮层厚壁组织为 10 余列棕褐色不规则多角形的厚壁细胞，侧棱处较厚。周韧维管束（分体中柱）2 个，呈条状，排成"八"字形，内皮层明显；韧皮部窄，包围木质部；木质部两端呈弯钩状折叠，管胞多角形或类圆形。分体中柱周围可见棕褐色分泌细胞。薄壁细胞微木化，内含淀粉粒。（图 1-18 ～图 1-19）

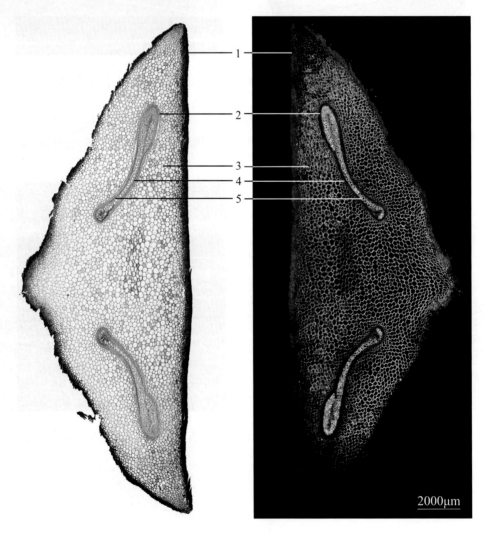

图 1-18　荚果蕨叶柄基部横切面全息普通光（左）与偏振光（右）对比

1. 下皮　2. 内皮层　3. 基本薄壁组织　4. 韧皮部　5. 木质部

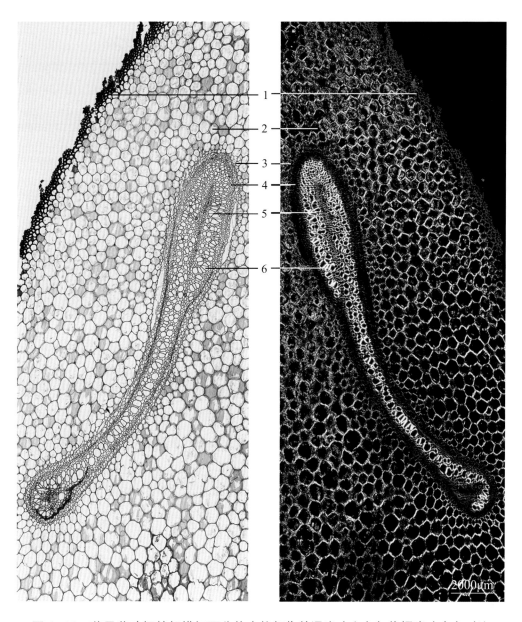

图 1-19　荚果蕨叶柄基部横切面分体中柱部位普通光（左）与偏振光（右）对比
1.下皮　2.基本薄壁组织　3.内皮层　4.韧皮部　5.木质部　6.管胞

　　**附注**　《中国药典（2020 年版）》一部分别收载了绵马贯众和紫萁贯众 2 种药材。由于地方用药习惯及历史原因，药材市场常见绵马贯众、紫萁贯众混用现象，另有乌毛蕨科植物顶芽狗脊蕨 *Woodwardia unigemmata*（Makino）Nakai 及球子蕨科植物荚果蕨 *Matteuccia struthiopteris*（L.）Todaro 等蕨类带叶柄残基的根茎作为绵马贯众及紫萁贯众的混淆品出现。贯众类植物种类众多，药材品种比较混乱，因基原药材收集所限，本书仅体现部分品种。绵马贯众、紫萁贯众及混淆品药材组织显微鉴别主要异同点见表 1-1。

表 1-1　贯众类药材叶柄基部横切面显微特征比较

| 药材名 | 叶柄基部横切面形状 | 分体中柱 | 间隙腺毛 |
|---|---|---|---|
| 绵马贯众 | 近椭圆形 | 类圆形，5～13 个 | 有 |
| 紫萁贯众 | 带有耳状翅的叶柄残基呈月牙形，耳状翅脱落后呈扁圆形 | 1 个，"U" 形 | 无 |
| 顶芽狗脊蕨 | 近圆形或近梯形 | 5～8 个，一对较大，肾形，呈 "八" 字排列 | 无 |
| 狗脊蕨 | 近肾形 | 2～4 个，一对较大，肾形，呈 "八" 字排列 | 无 |
| 荚果蕨 | 近三角形，背部隆起 | 2 个，条形，呈 "八" 字排列 | 无 |

## 参考文献

[1] 国家药典委员会. 中华人民共和国药典（2020 年版）·一部 [M]. 北京：中国医药科技出版社，2020.

[2] 赵中振，陈虎彪. 中药显微鉴定图典 [M]. 福州：福建科学技术出版社，2016.

[3] 楼之岑，秦波. 常用中药材品种整理和质量研究（北方编，第 2 册）[M]. 北京：北京医科大学中国协和医科大学联合出版社，1995.

[4] 香港特别行政区卫生署中医药事务部. 香港中药材标准第六期 [S]. 香港：香港特别行政区卫生署，2013.

[5] 陕西省食品药品监督管理局. 陕西省药材标准（2015 年版）[S]. 西安：陕西科学技术出版社，2016.

[6] 湖北省食品药品监督管理局. 湖北省中药材质量标准（2018 年版）[S]. 武汉：湖北科学技术出版社，2019.

[7] 李萍. 生药学 [M]. 第 3 版. 北京：中国医药科技出版社，2015.

[8] 黄璐琦. 中草药与民族药药材图谱 [M]. 北京：北京医科大学出版社，2005.

[9] 艾铁民，张定媛，付挂芳，等. 西北产贯众生药学的研究 [J]. 中药通报，2020，12（2）：7-9.

[10] 赵志礼. 药用植物学 [M]. 上海：上海科学技术出版社，2020.

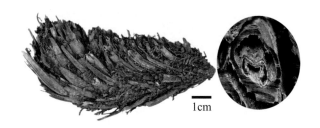

# 紫萁贯众

本品为紫萁科植物紫萁 *Osmunda japonica* Thunb. 的干燥根茎和叶柄残基。

**叶柄基部横切面** 带有耳状翅的叶柄残基呈月牙形，耳状翅脱落后呈扁圆形。表皮棕黄色，多脱落。下皮为 10 余列棕色厚壁细胞组成的环带。内皮层明显。周韧维管束（分体中柱）1 个，"U"形，韧皮部有红棕色的分泌细胞散在；木质部管胞聚集 8 ~ 11 群，呈半圆形排列；维管束凹入侧有厚壁细胞。薄壁细胞含淀粉粒。（图 2-1 ~ 图 2-2）

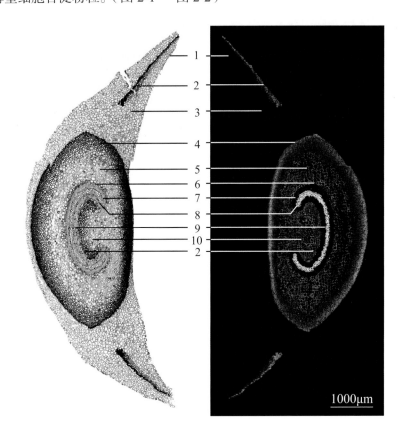

图 2-1　紫萁贯众叶柄基部横切面全息普通光（左）与偏振光（右）对比

1. 表皮　2. 厚壁细胞　3. 叶翅　4. 下皮　5. 叶翅薄壁组织

6. 内皮层　7. 韧皮部　8. 木质部　9. 分泌细胞　10. 淀粉粒

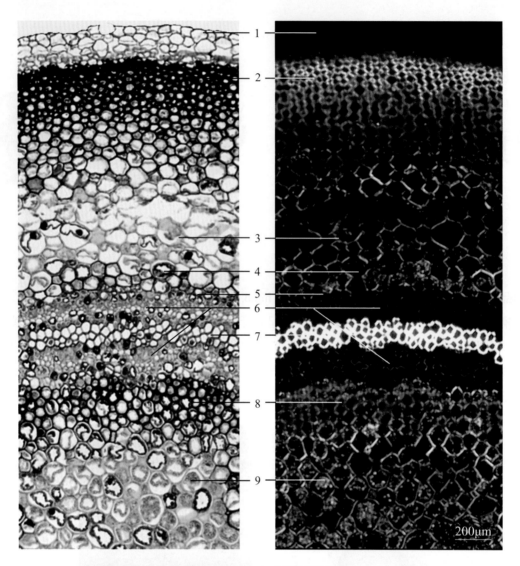

图 2-2　紫萁贯众叶柄基部横切面中柱部位普通光（左）与偏振光（右）对比

1.表皮　2.下皮　3.皮层薄壁组织　4.分泌细胞　5.内皮层

6.韧皮部　7.木质部　8.厚壁细胞　9.淀粉粒

　　**附注**　《中国药典（2020 年版）》一部收载了绵马贯众和紫萁贯众 2 种药材。由于地方用药习惯及历史原因，药材市场常见多种混淆品出现。该类药材组织显微鉴别主要异同点见表 1-1。

## 参考文献

同绵马贯众项下。

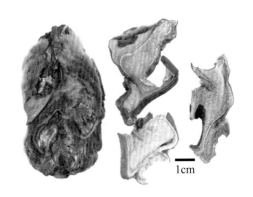

Gouji

CIBOTII RHIZOMA

# 狗 脊

1cm

本品为蚌壳蕨科植物金毛狗脊 *Cibotium barometz*（L.）J .Sm. 的干燥根茎。

因根茎及叶柄残基横切面组织构造显微特征差异明显，故分别描述。

**根茎横切面**　表皮细胞 1 列，外被金黄色非腺毛。其内有棕黄色厚壁细胞 10 ～ 20 列，壁孔明显，内含淀粉粒。双韧管状中柱，木质部呈环状，由管胞组成，其内外均有韧皮部及内皮层。皮层及髓部较宽，均为薄壁细胞，内含淀粉粒或黄棕色物质。（图 3-1 ～图 3-2 ）

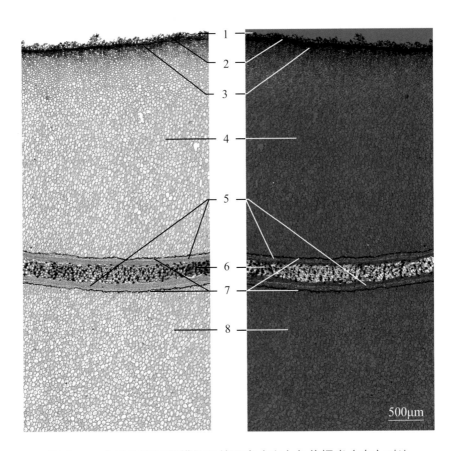

图 3-1　金毛狗脊根茎横切面普通光（左）与偏振光（右）对比

1.非腺毛　2.表皮　3.厚壁细胞　4.皮层　5.韧皮部　6.木质部　7.内皮层　8.髓

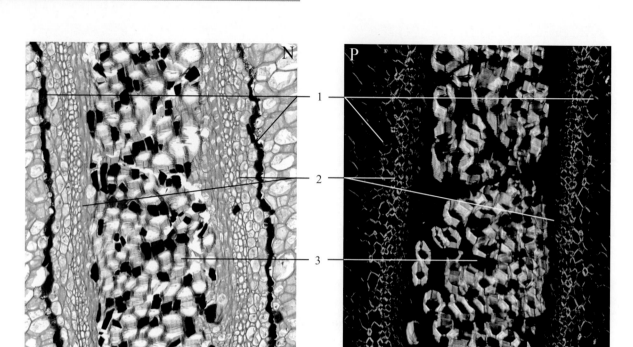

图 3-2　金毛狗脊根茎横切面维管束部位普通光（左）与偏振光（右）对比

1.内皮层　2.韧皮部　3.木质部

**叶柄基部横切面**　分体中柱多呈"U"形，30 余个断续排列成双卷筒状。木质部居中，外围为韧皮部、内皮层，内皮层有数列厚壁细胞，形成厚壁组织。（图 3-3 ～ 图 3-7）

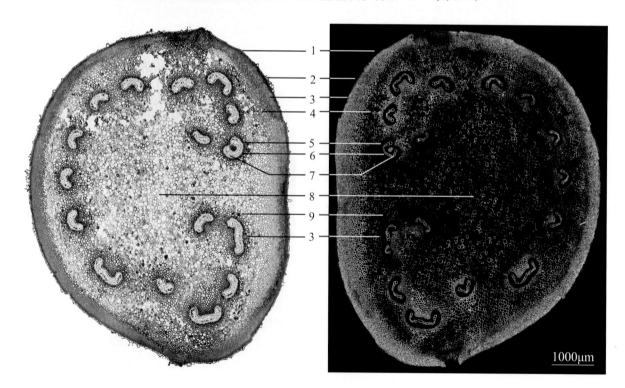

图 3-3　金毛狗脊叶柄基部横切面全息普通光（左）与偏振光（右）对比

1.表皮　2.非腺毛　3.厚壁细胞　4.皮层　5.内皮层　6.韧皮部　7.木质部　8.髓　9.黄棕色物

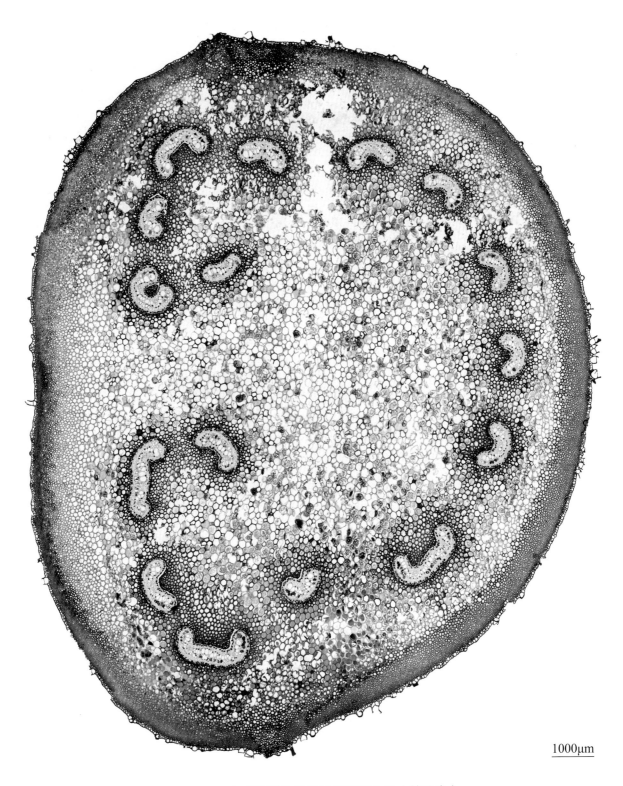

1000μm

图 3-4　金毛狗脊叶柄基部横切面全息（普通光）

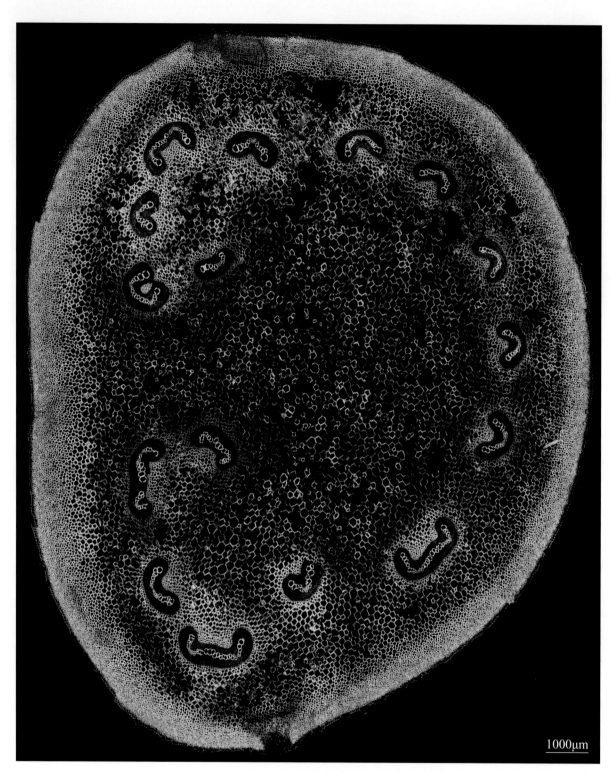

图 3-5　金毛狗脊叶柄基部横切面全息（偏振光）

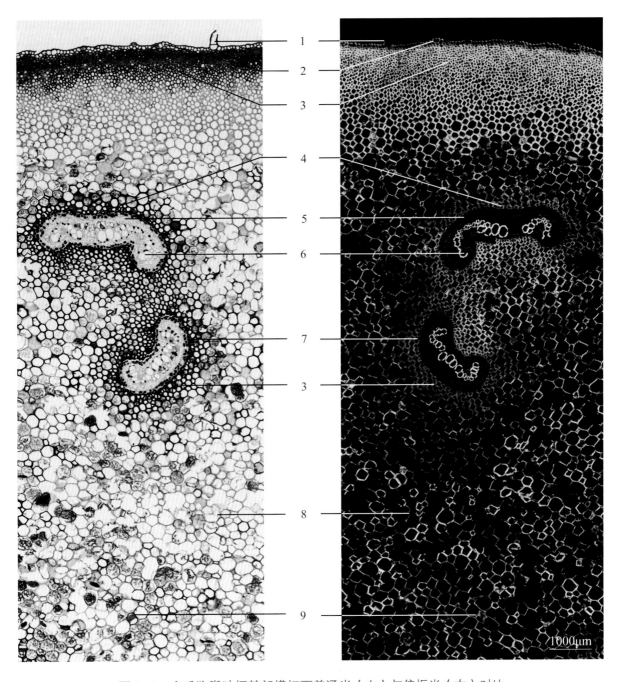

图 3-6 金毛狗脊叶柄基部横切面普通光（左）与偏振光（右）对比

1.非腺毛 2.表皮 3.厚壁细胞 4.内皮层 5.韧皮部 6.木质部 7.分体中柱 8.髓 9.黄棕色物

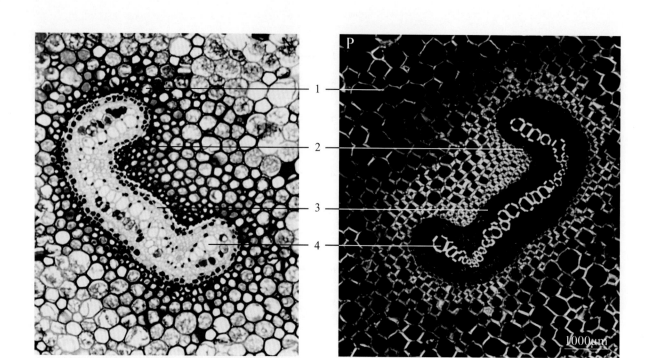

图 3-7　金毛狗脊叶柄基部横切面分体中柱部位普通光（左）与偏振光（右）对比

1.厚壁细胞　2.内皮层　3.韧皮部　4.木质部

## 参考文献

［1］国家药典委员会. 中华人民共和国药典（2020 年版）·一部［M］. 北京：中国医药科技出版社，2020.

［2］赵中振，陈虎彪. 中药显微鉴定图典［M］. 福州：福建科学技术出版社，2016.

［3］蔡少青，李胜华. 常用中药材品种整理和质量研究（北方编，第 4 册）［M］. 北京：北京医科大学出版社，2001.

［4］香港特别行政区卫生署中医药事务部. 香港中药材标准第五期［S］. 香港：香港特别行政区卫生署，2012.

［5］陕西省食品药品监督管理局. 陕西省药材标准（2015 年版）［S］. 西安：陕西科学技术出版社，2016.

［6］湖北省食品药品监督管理局. 湖北省中药材质量标准（2018 年版）［S］. 武汉：湖北科学技术出版社，2019.

［7］李萍. 生药学［M］. 第 3 版.北京：中国医药科技出版社，2015.

［8］黄璐琦. 中草药与民族药药材图谱［M］. 北京：北京医科大学出版社，2005.

［9］艾铁民，张定媛，付挂芳，等. 西北产贯众生药学的研究［J］. 中药通报，2020，12（2）：7-9.

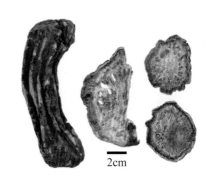

2cm

# 大　黄

Dahuang
RHEI RADIX ET RHIZOMA

本品为蓼科植物掌叶大黄 *Rheum palmatum* L.、唐古特大黄 *Rheum tanguticum* Maxim. ex Balf. 或药用大黄 *Rheum officinale* Baill. 的干燥根及根茎。

## 掌叶大黄

**根茎横切面**　木栓层及皮层大多已除去，偶有残留。韧皮部筛管群明显，薄壁组织发达，有黏液腔。形成层成环。木质部射线较密，宽 2～4 列细胞，内含棕色物；导管非木化或微木化，常 1 至数个相聚，排列稀疏。髓部宽广，有异型维管束排列成环状或散在。异型维管束周木型，形成层成环，外侧为木质部，内侧为韧皮部，射线呈星状射出，韧皮部中有黏液腔，内含红棕色物质。薄壁细胞含草酸钙簇晶及多数淀粉粒。（图 4-1 ～ 图 4-3）

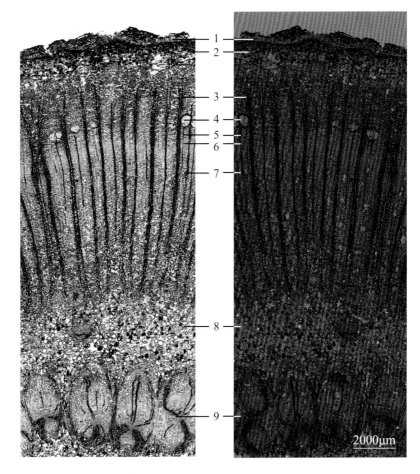

图 4-1　掌叶大黄根茎横切面普通光（左）与 λ 干涉偏振光（右）对比

1. 木栓层　2. 皮层　3. 射线　4. 黏液腔　5. 韧皮部　6. 形成层　7. 木质部

8. 髓　9. 异型维管束

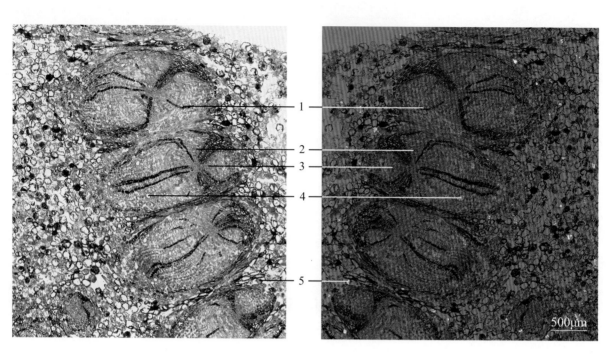

图 4-2　掌叶大黄根茎横切面异型维管束普通光（左）与 λ 干涉偏振光（右）对比

1.射线　2.韧皮部　3.形成层　4.木质部　5.草酸钙簇晶

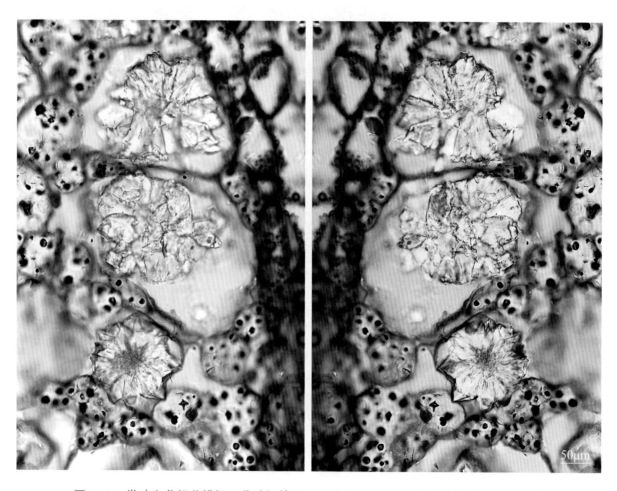

图 4-3　掌叶大黄根茎横切面草酸钙簇晶普通光（左）与 λ 干涉偏振光（右）对比

**根横切面**　根横切面无髓，余同根茎。（图 4-4 ～ 图 4-7）

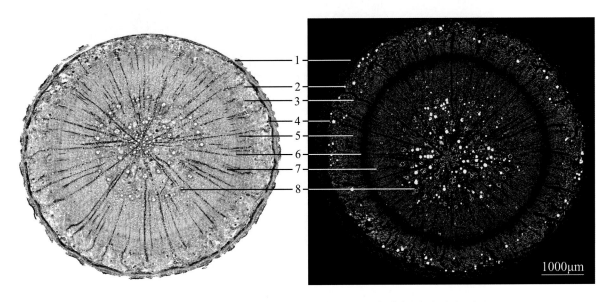

图 4-4　掌叶大黄根横切面全息普通光（左）与偏振光（右）对比

1. 木栓层　2. 黏液腔　3. 皮层　4. 草酸钙簇晶　5. 韧皮部　6. 形成层　7. 木射线　8. 木质部

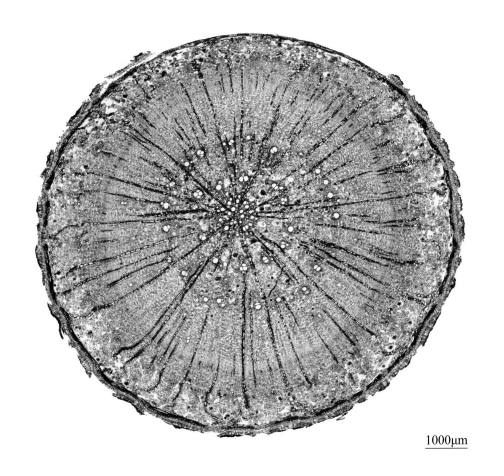

1000μm

图 4-5　掌叶大黄根横切面全息（普通光）

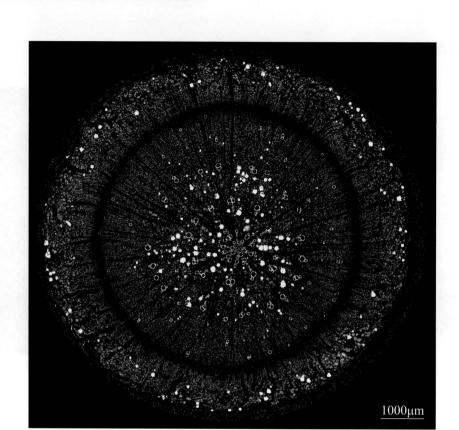

图 4-6　掌叶大黄根横切面全息（偏振光）

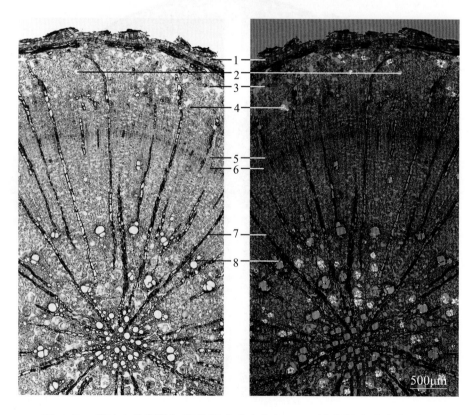

图 4-7　掌叶大黄根横切面普通光（左）与 λ 干涉偏振光（右）对比

1.木栓层　2.黏液腔　3.皮层　4.草酸钙簇晶　5.韧皮部　6.形成层　7.木射线　8.木质部

**微量升华反应**　本品微量升华，可见菱状针晶或羽状结晶。（图4-8～图4-9）

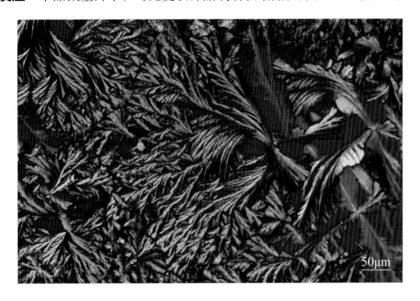

图4-8　掌叶大黄微量升华羽状结晶（λ 干涉偏振光）

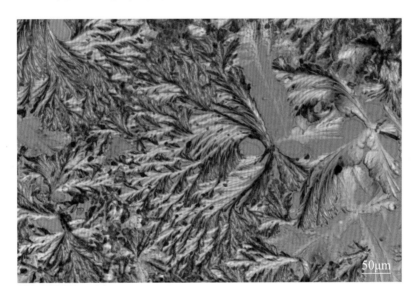

图4-9　掌叶大黄微量升华羽状结晶（普通光）

　　**附注**　唐古特大黄、药用大黄根及根茎横切面与掌叶大黄极相似，主要区别在于唐古特大黄草酸钙簇晶大多长宽而尖，直径大至138μm；药用大黄草酸钙簇晶棱角大多短尖，直径大至170μm。

## 参考文献

［1］国家药典委员会. 中华人民共和国药典（2020年版）·一部［M］. 北京：中国医药科技出版社，2020.

［2］国家药典委员会. 中华人民共和国药典中药材显微鉴别彩色图鉴［M］. 北京：人民卫生出版社，2009.

［3］康廷国. 中药鉴定学［M］. 北京：中国中医药出版社，2016.

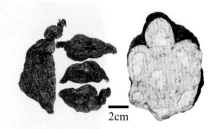

Heshouwu
POLYGONI MULTIFLORI RADIX
# 何首乌

本品为蓼科植物何首乌 *Polygonum multiflorum* Thunb. 的干燥块根。

**块根横切面** 木栓层为数列细胞，充满棕色物。韧皮部较宽，散有类圆形异型维管束 4 ～ 11 个，为外韧型，导管稀少。根的中央形成层成环；木质部导管较少，周围有管胞和少数木纤维。薄壁细胞含草酸钙簇晶和淀粉粒。（图 5-1 ～图 5-4 ）

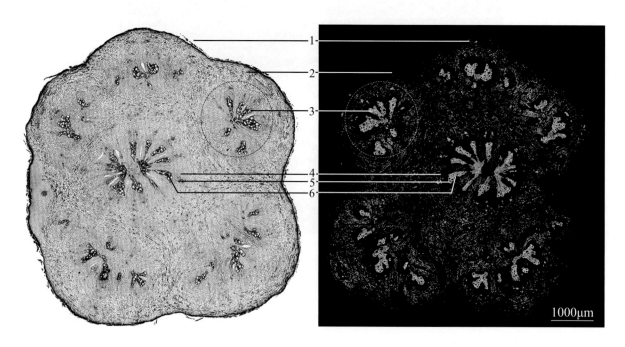

图 5-1 何首乌块根横切面普通光（左）与偏振光（右）对比
1. 木栓层 2. 皮层 3. 异型维管束 4. 韧皮部 5. 形成层 6. 木质部

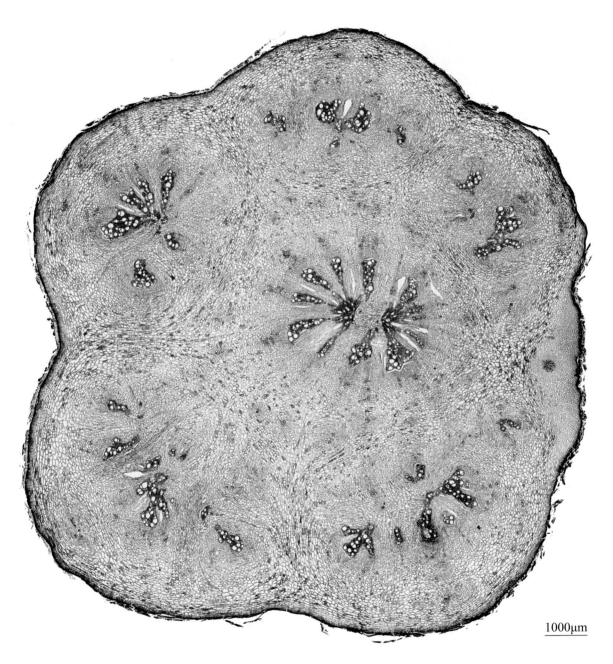

图 5-2　何首乌块根横切面全息（普通光）

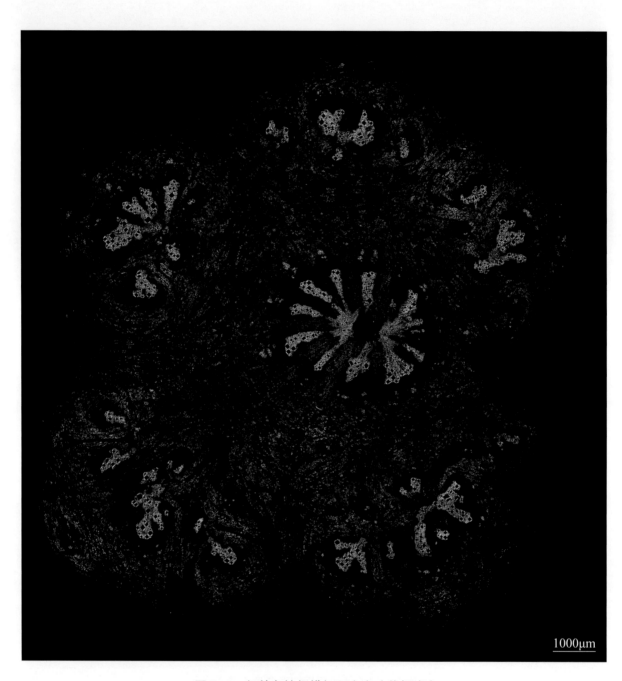

1000µm

图 5-3　何首乌块根横切面全息（偏振光）

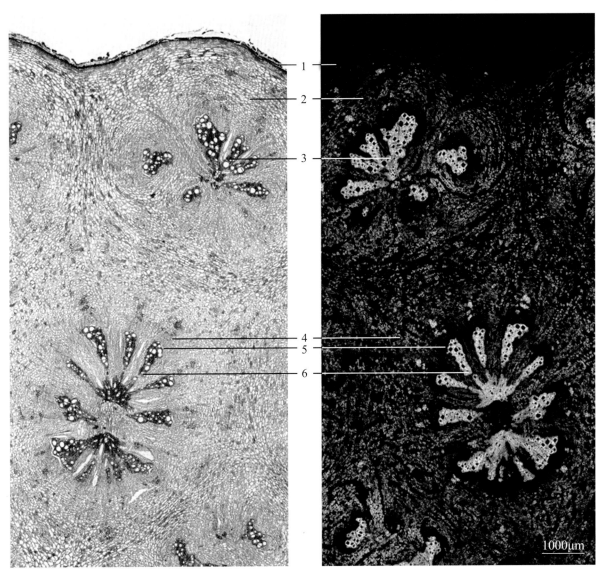

图 5-4　何首乌块根横切面普通光（左）与偏振光（右）对比

1.木栓层　2.皮层　3.异型维管束　4.韧皮部　5.形成层　6.木质部

## 参考文献

[1] 国家药典委员会. 中华人民共和国药典（2020 年版）·一部［M］. 北京：中国医药科技出版社，2020.

[2] 国家药典委员会. 中华人民共和国药典中药材显微别彩色图鉴［M］. 北京：人民卫生出版社，2009.

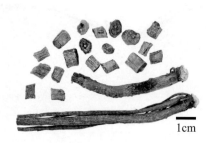

Niuxi

ACHYRANTHIS BIDENTATAE RADIX

# 牛　膝

本品为苋科植物牛膝 *Achyranthes bidentata* Bl. 的干燥根。

**根横切面**　木栓层为数列扁平细胞，切向延伸。栓内层较窄。异型维管束外韧型，断续排列成
2～4轮，最外轮的维管束较小，有的仅1至数个导管，束间形成层几乎连接成环，向内维管束较
大；木质部主要由导管、木纤维和木薄壁细胞组成，中央初生维管束二原型，木质部多集成2～3
群。少数薄壁细胞含有草酸钙砂晶。（图6-1～图6-5）

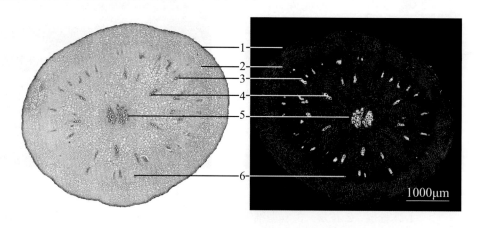

图 6-1　牛膝根横切面全息普通光（左）与偏振光（右）对比

1.木栓层　2.皮层　3.形成层　4.异型维管束　5.初生维管束　6.草酸钙砂晶

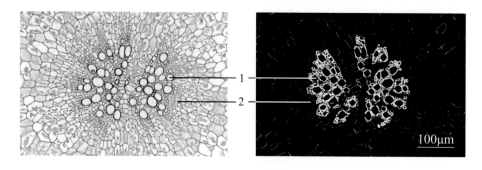

图 6-2　牛膝根横切面二原型维管束部位普通光（左）与偏振光（右）对比

1.木质部导管　2.韧皮部

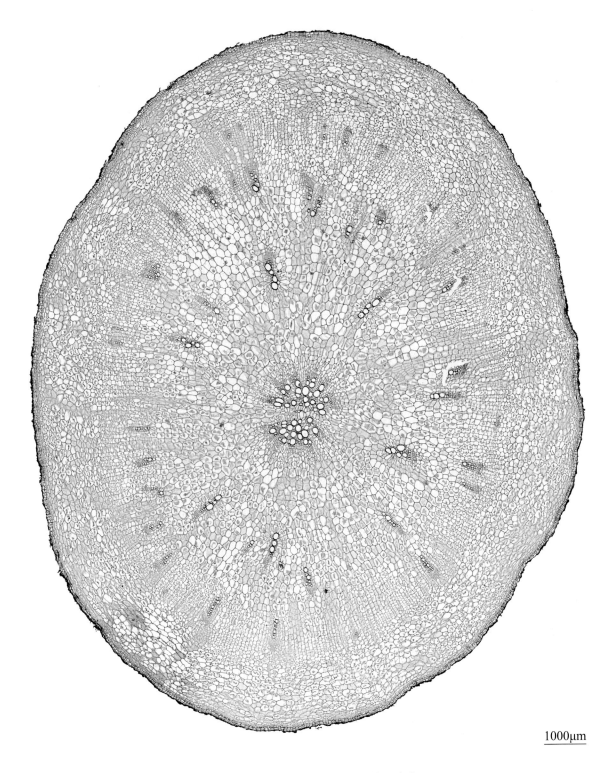

1000μm

图 6-3　牛膝根横切面全息（普通光）

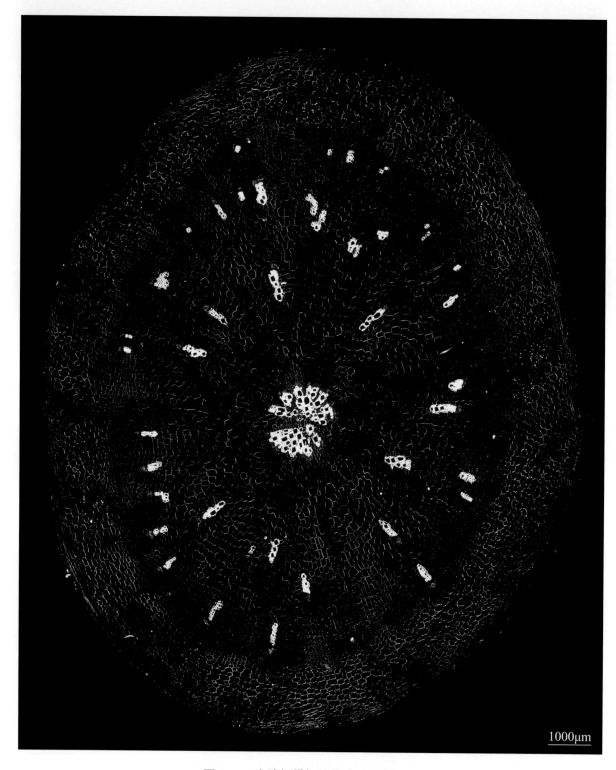

1000μm

图 6-4　牛膝根横切面全息（偏振光）

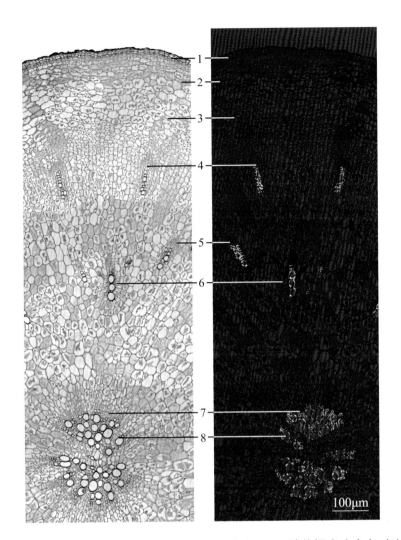

图 6-5 牛膝根横切面普通光（左）与 λ 干涉偏振光（右）对比

1. 木栓层 2. 皮层 3. 草酸钙砂晶 4. 形成层 5. 韧皮部（异型维管束）

6. 木质部（异型维管束） 7. 中心韧皮部 8. 中心木质部

　　附注 牛膝易混品川牛膝为同科植物川牛膝 *Cyathula officinalis* Kuan 的干燥根，川牛膝与牛膝的区别在于川牛膝异型维管束较发达，断续排列成 4 ～ 11 轮，中央初生维管束常分成 2 ～ 9 股。

## 参考文献

［1］国家药典委员会. 中华人民共和国药典（2020 年版）·一部［M］. 北京：中国医药科技出版社，2020.

［2］徐国钧，徐珞珊. 常用中药材品种整理和质量研究（南方协作组，第一册）［M］. 福州：福建科学技术出版社，1994.

［3］陈代贤，郭月秋. 中药真伪质量快速影像检定（下册）［M］. 北京：人民卫生出版社，2017.

［4］国家药典委员会. 中华人民共和国药典中药材显微鉴别彩色图鉴［M］. 北京：人民卫生出版社，2009.

［5］康廷国. 中药鉴定学［M］. 北京：中国中医药出版社，2016.

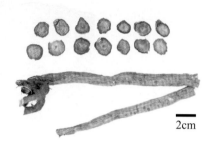
2cm

# 川牛膝

本品为苋科植物川牛膝 *Cyathula officinalis* Kuan 的干燥根。

**根横切面** 木栓细胞数列。栓内层窄。中柱大，异型维管束外韧型，断续排列成 4～11 轮，内侧维管束的束内形成层可见；木质部导管多单个，常径向排列，木化；木纤维较发达，有的切向延伸或断续连接成环。中央初生构造维管系统常分成 2～9 股，有的根中心可见导管稀疏分布。薄壁细胞含草酸钙砂晶、方晶。（图 7-1 ～ 图 7-6）

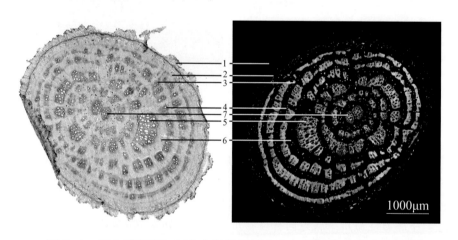

1000μm

图 7-1　川牛膝根横切面全息普通光（左）与偏振光（右）对比

1. 木栓层　2. 皮层　3. 异型维管束韧皮部　4. 形成层　5. 异型维管束木质部　6. 草酸钙砂晶　7. 初生维管束

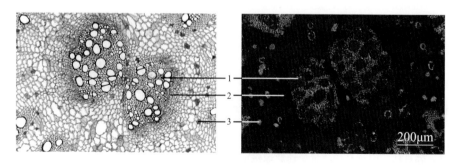

200μm

图 7-2　川牛膝根横切面初生维管束部位普通光（左）与 λ 干涉偏振光（右）对比

1. 木质部　2. 韧皮部　3. 草酸钙砂晶

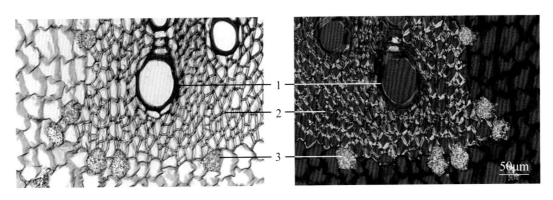

图 7-3 川牛膝根横切面木质部普通光（左）与 λ 干涉偏振光（右）对比

1.木质部导管 2.木纤维 3.草酸钙砂晶

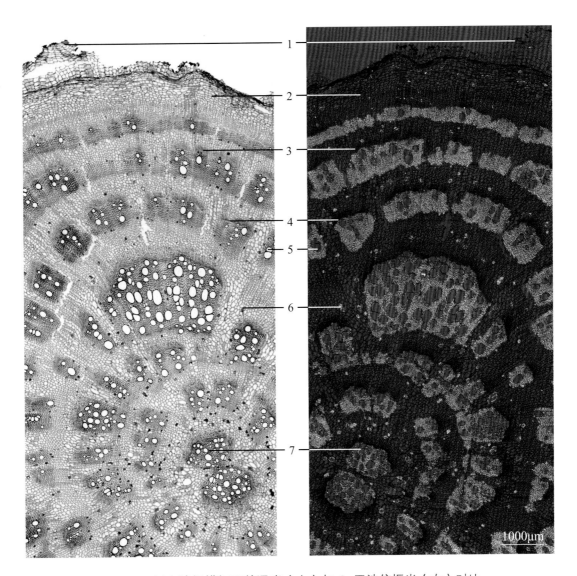

图 7-4 川牛膝根横切面普通光（左）与 λ 干涉偏振光（右）对比

1.木栓层 2.皮层 3.异型维管束韧皮部 4.形成层 5.异型维管束木质部

6.草酸钙砂晶 7.初生维管束

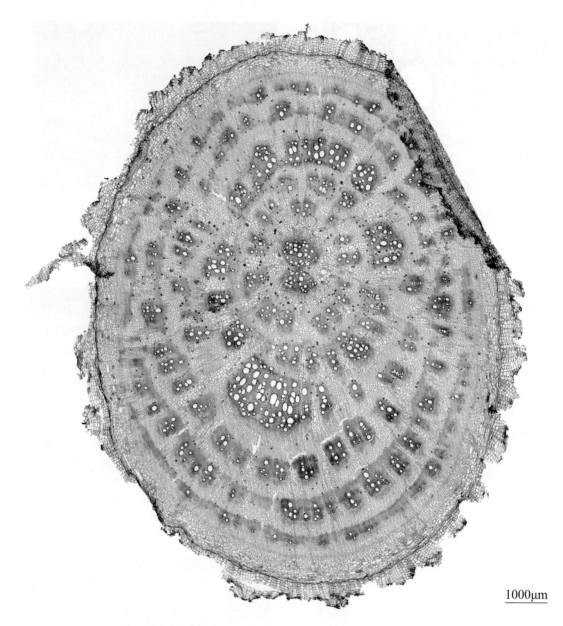

1000μm

图7-5 川牛膝根横切面全息（普通光）

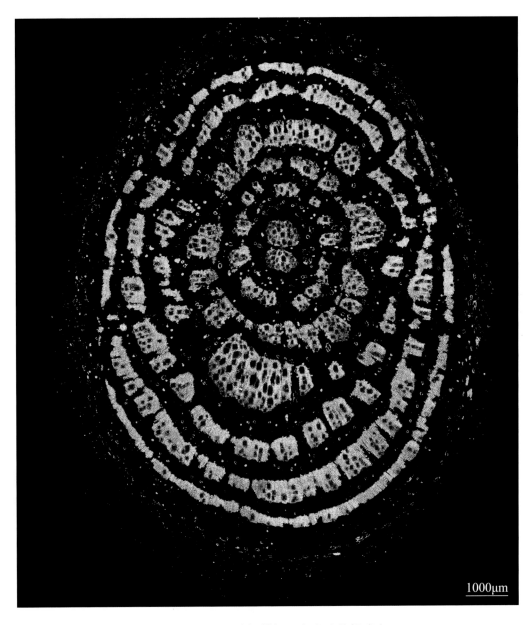

图 7-6 川牛膝根横切面全息（偏振光）

附注 川牛膝易混品牛膝为同科植物牛膝 *Achyranthes bidentata* Bl. 的干燥根，川牛膝与牛膝的区别在于牛膝异型维管束不甚发达，断续排列成 2～4 轮。

## 参考文献

[1] 国家药典委员会. 中华人民共和国药典（2020 年版）·一部［M］. 北京：中国医药科技出版社，2020.

[2] 徐国钧，徐珞珊. 常用中药材品种整理和质量研究（南方协作组，第一册）［M］. 福州：福建科学技术出版社，1994.

[3] 康廷国. 中药鉴定学［M］. 北京：中国中医药出版社，2016.

Shandougen
SOPHORAE TONKINENSIS RADIX
ET RHIZOMA

# 山豆根

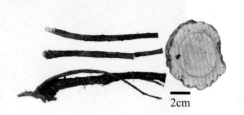

2cm

本品为豆科植物越南槐 *Sophora tonkinensis* Gagnep. 的干燥根和根茎。

**根横切面**　木栓层为数列至 10 余列细胞。皮层较窄，薄壁细胞散有草酸钙方晶，断续形成含晶细胞环，含晶细胞的壁木化增厚。皮层及韧皮部均散有纤维束，韧皮纤维周围的薄壁细胞中含有草酸钙方晶，形成晶鞘纤维。形成层成环。木质部发达，射线宽 1 ～ 8 列细胞；导管类圆形，大多单个散在，或 2 至数个相聚，有的含黄棕色物；木纤维成束或散在。薄壁细胞含淀粉粒，少数含草酸钙方晶。根茎横切面可见髓，其余同根横切面。（图 8-1 ～ 图 8-6）

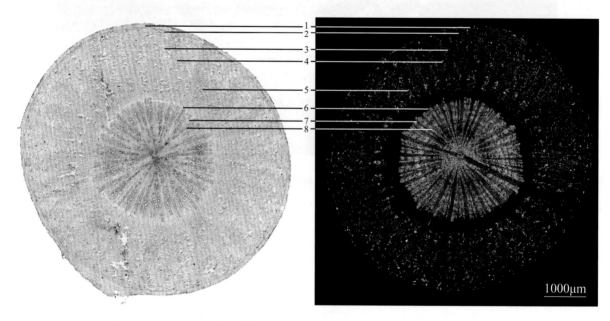

1000μm

图 8-1　山豆根（根）横切面全息普通光（左）与偏振光（右）对比
1. 木栓层　2. 皮层　3. 韧皮部　4. 纤维束　5. 草酸钙方晶　6. 形成层　7. 木射线　8. 木质部

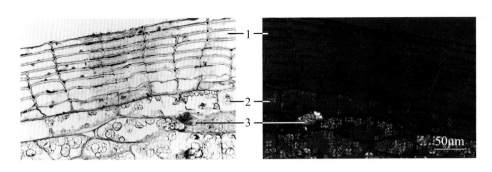

图 8-2　山豆根（根）木栓层部位普通光（左）与 λ 干涉偏振光（右）对比

1. 木栓层　2. 淀粉粒　3. 草酸钙方晶

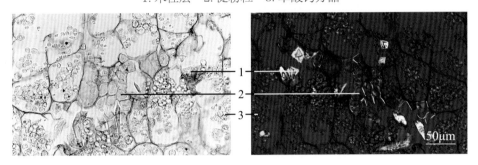

图 8-3　山豆根（根）横切面韧皮部普通光（左）与 λ 干涉偏振光（右）对比

1. 草酸钙方晶　2. 纤维束　3. 淀粉粒

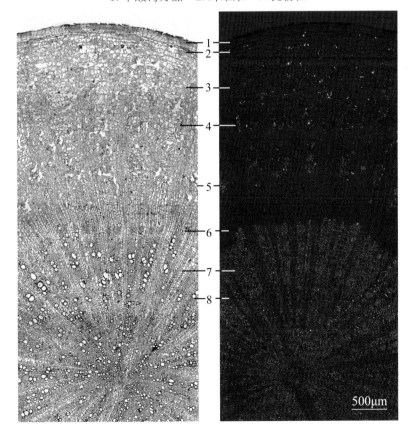

图 8-4　山豆根（根）横切面组织普通光（左）与 λ 干涉偏振光（右）对比

1. 木栓层　2. 皮层　3. 韧皮部　4. 纤维束　5. 草酸钙方晶　6. 形成层　7. 木射线　8. 木质部

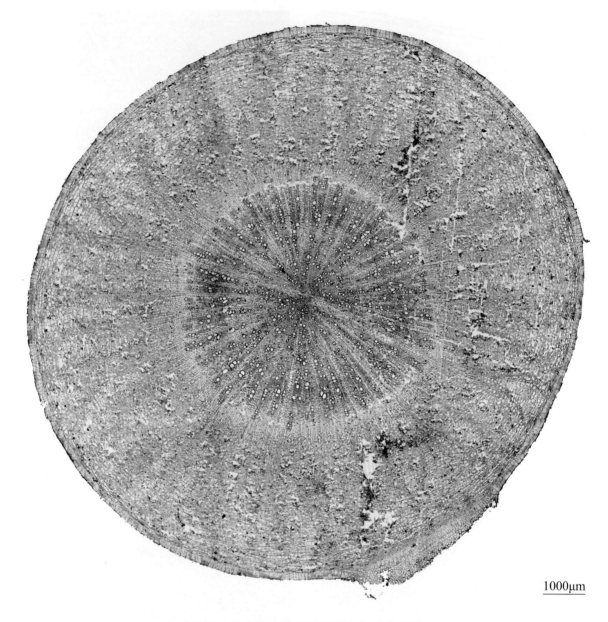

1000μm

图 8-5　山豆根（根）横切面全息（普通光）

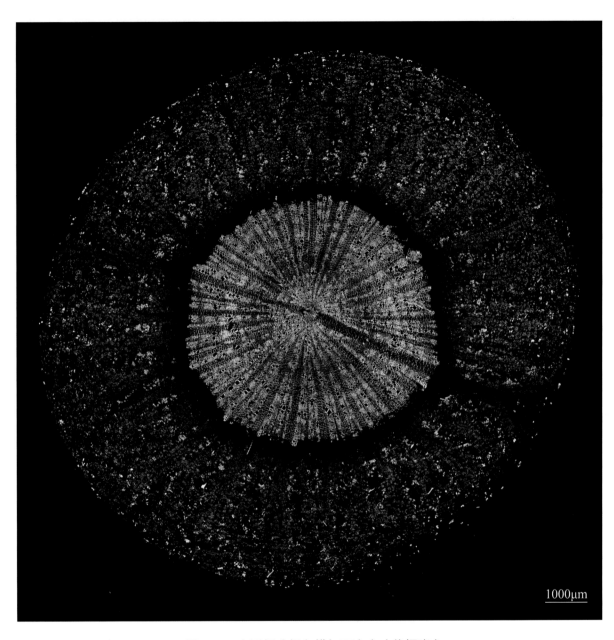

图 8-6　山豆根（根）横切面全息（偏振光）

## 参考文献

［1］国家药典委员会. 中华人民共和国药典（2020 年版）·一部［M］. 北京：中国医药科技出版社，2020.

［2］徐国钧，徐珞珊. 常用中药材品种整理和质量研究（南方协作组，第一册）［M］.福州：福建科学技术出版社，1994.

［3］赵中振，陈虎彪. 中药显微鉴定图典［M］. 福州：福建科学技术出版社，2016.

［4］国家药典委员会. 中华人民共和国药典中药材显微鉴别彩色图鉴［M］. 北京：人民卫生出版社，2009.

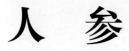

Renshen
GINSENG RADIX ET RHIZOMA

# 人 参

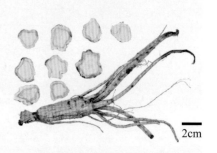

2cm

本品为五加科植物人参 *Panax ginseng* C. A. Mey. 的干燥根和根茎。

**根横切面**　木栓层为数列细胞。栓内层窄。韧皮部外侧有裂隙，内侧薄壁细胞排列较紧密，有树脂道散在，内含黄色分泌物。形成层成环。木质部射线宽广，导管单个散在或数个相聚，断续排列成放射状，导管旁偶有非木化的纤维。薄壁细胞含草酸钙簇晶。（图 9-1 ～ 图 9-6）

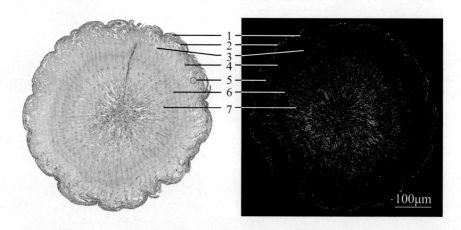

图 9-1　人参根横切面全息普通光（左）与偏振光（右）对比

1.木栓层　2.草酸钙簇晶　3.裂隙　4.韧皮部　5.树脂道　6.形成层　7.木质部

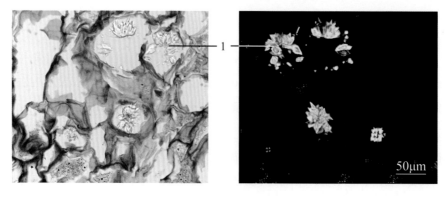

图 9-2　人参根横切面草酸钙簇晶部位普通光（左）与偏振光（右）对比

1.草酸钙簇晶

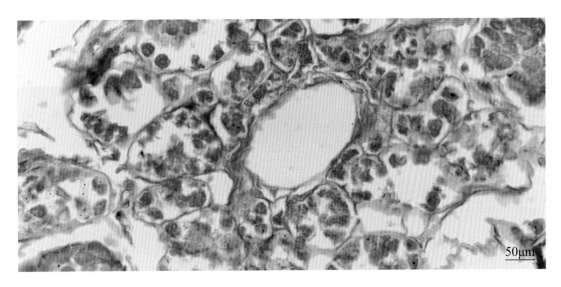

图 9-3　人参根横切面树脂道部位（普通光）

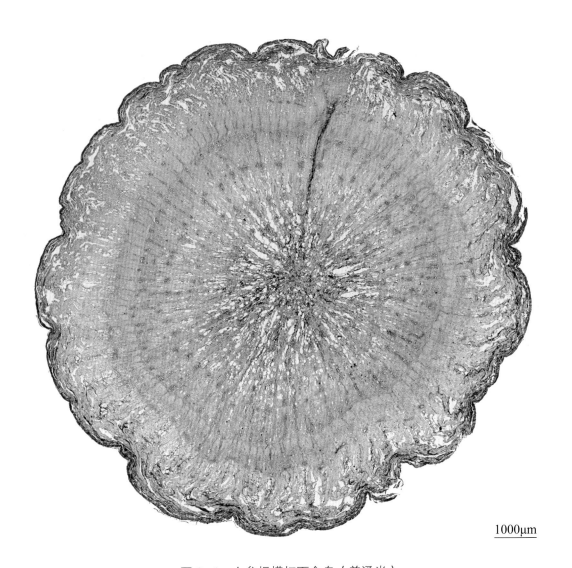

图 9-4　人参根横切面全息（普通光）

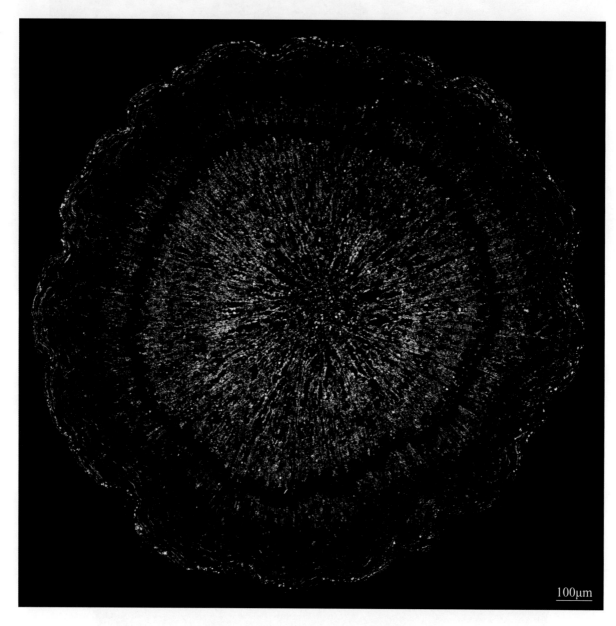

100μm

图9-5　人参根横切面全息（偏振光）

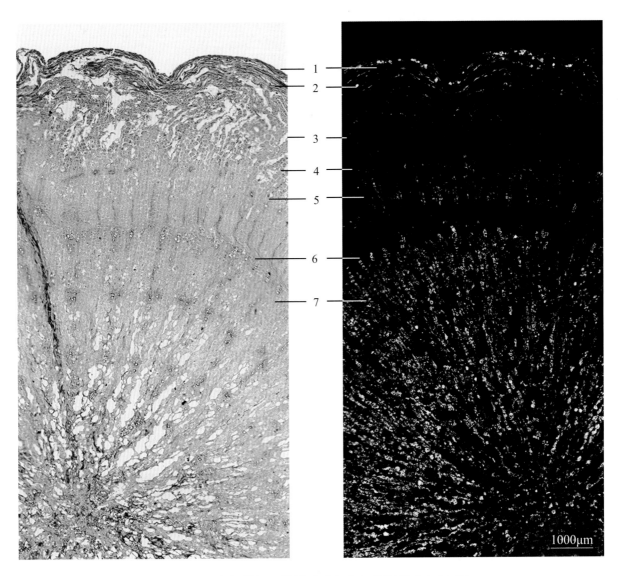

图 9-6 人参根横切面普通光（左）与偏振光（右）对比
1.木栓层 2.草酸钙簇晶 3.裂隙 4.韧皮部 5.树脂道 6.形成层 7.木质部

## 附：栌兰

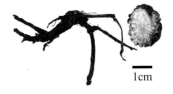

本品为马齿苋科植物栌兰 *Talinum paniculatum*（Jacq.）Gaertn. 的干燥根。为人参易混品。

**根横切面** 木栓层细胞 2～3 列。皮层薄壁细胞中含草酸钙簇晶及砂晶。韧皮部较窄，薄壁细胞中含少量草酸钙簇晶。形成层明显。木质部发达，占根横切面的大部分，导管多为 1～2 列，并呈放射状排列；近形成层处常可达 3～4 列，中心处多散在，直径约 45μm；木薄壁细胞中含有大型草酸钙簇晶，射线断续辐射状。（图 9-7～图 9-10）

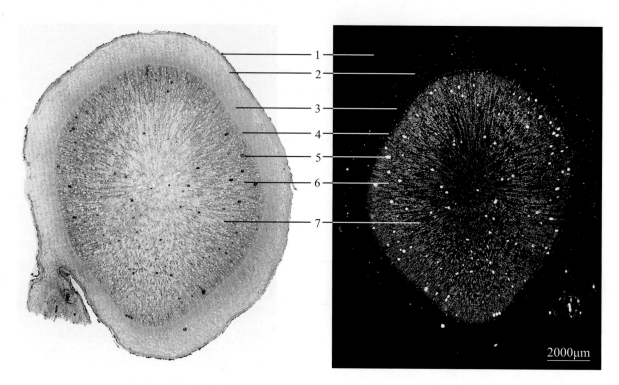

图9-7 栌兰根横切面全息普通光（左）与偏振光（右）对比

1.木栓层 2.皮层 3.韧皮部 4.形成层 5.草酸钙簇晶 6.木质部 7.射线

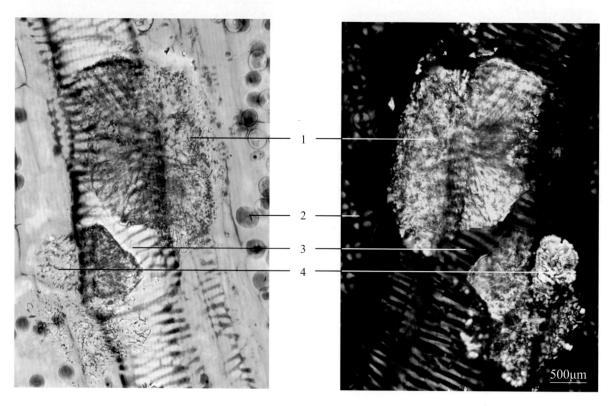

图9-8 栌兰根纵切面薄壁细胞部位普通光（左）与偏振光（右）对比

1.草酸钙砂晶 2.淀粉粒 3.导管 4.草酸钙簇晶

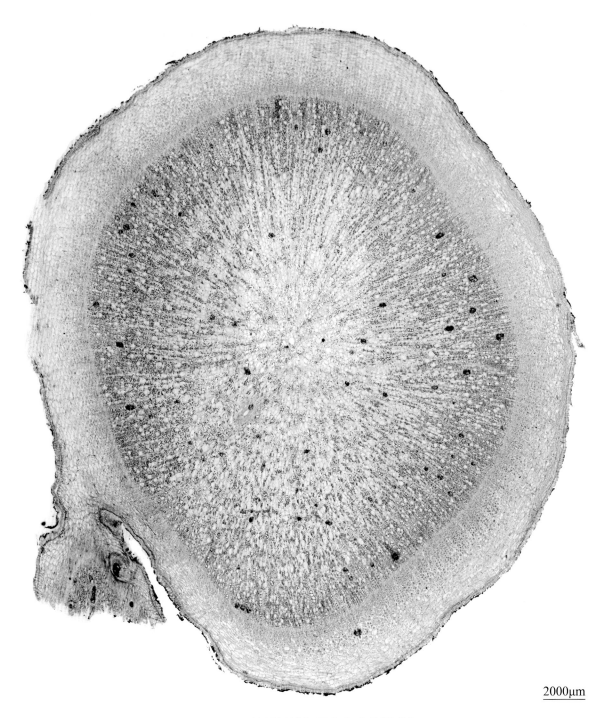

2000μm

图 9-9　泸兰根横切面全息（普通光）

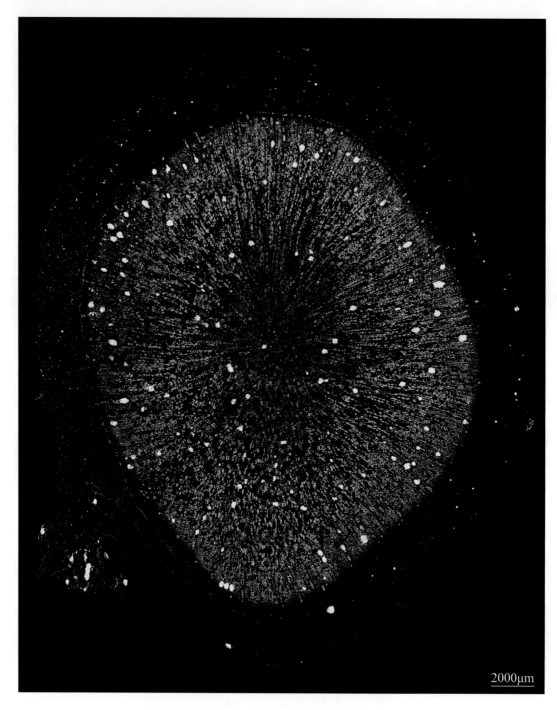

图 9-10　栌兰根横切面全息（偏振光）

## 参考文献

［1］国家药典委员会. 中华人民共和国药典（2020 年版）·一部［M］. 北京：中国医药科技出版社，2020.

［2］赵中振，陈虎彪. 中药显微鉴定图典［M］. 福州：福建科学技术出版社，2016.

［3］贵州省药品监督管理局. 贵州省中药材、民族药材质量标准（2003 年版）［S］. 贵阳：贵州科技出版社，2003.

# 西洋参

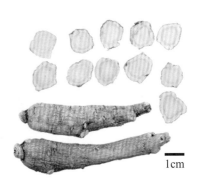

1cm

本品为五加科植物西洋参 *Panax quinquefolium* L. 的干燥根。

**根横切面**　木栓层由 6 ～ 8 列切向延长的细胞组成，外部数层细胞常脱落。皮层薄壁细胞 10 余列，细胞内含草酸钙簇晶，皮层散有树脂道，周围有 5 ～ 11 个分泌细胞。韧皮部树脂道众多，常排列成 1 ～ 3 个同心环，外侧射线中常有裂隙。形成层环明显。木质部导管常单个或 2 ～ 10 个成群，径向断续排列，导管木化或微木化，射线细胞 1 ～ 4 列。薄壁细胞含有淀粉粒。（图 10-1 ～ 图 10-6 ）

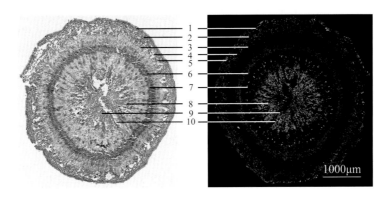

1000μm

图 10-1　西洋参根横切面全息普通光（左）与偏振光（右）对比

1.木栓层　2.皮层　3.树脂道　4.裂隙　5.草酸钙簇晶　6.韧皮部

7.形成层　8.木质部　9.导管　10.木射线

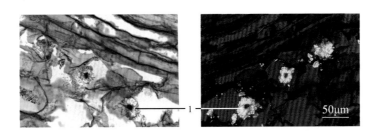

50μm

图 10-2　西洋参根横切面木栓层部位普通光（左）与 λ 干涉偏振光（右）对比

1.草酸钙簇晶

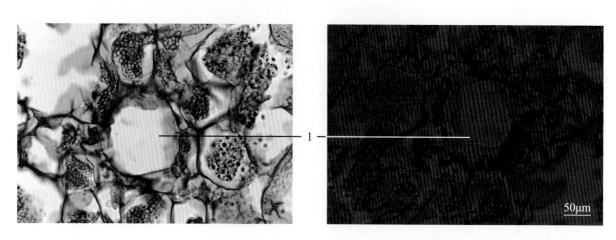

图 10-3　西洋参根横切面树脂道部位普通光（左）与 λ 干涉偏振光（右）对比

1. 树脂道

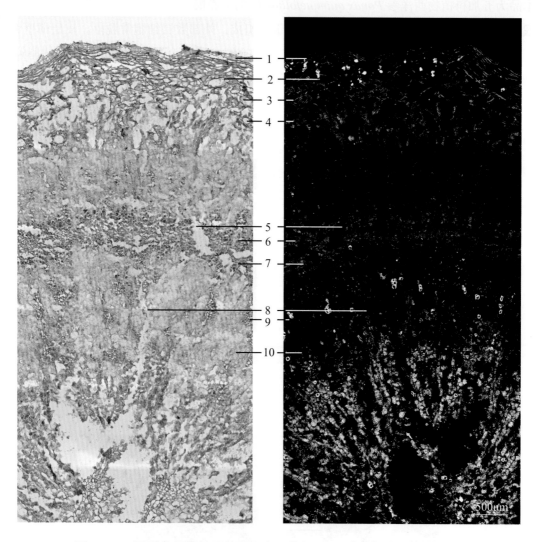

图 10-4　西洋参根横切面普通光（左）与 λ 干涉偏振光（右）对比

1. 木栓层　2. 皮层　3. 草酸钙簇晶　4. 树脂道　5. 裂隙　6. 韧皮部

7. 形成层　8. 木射线　9. 导管　10. 木质部

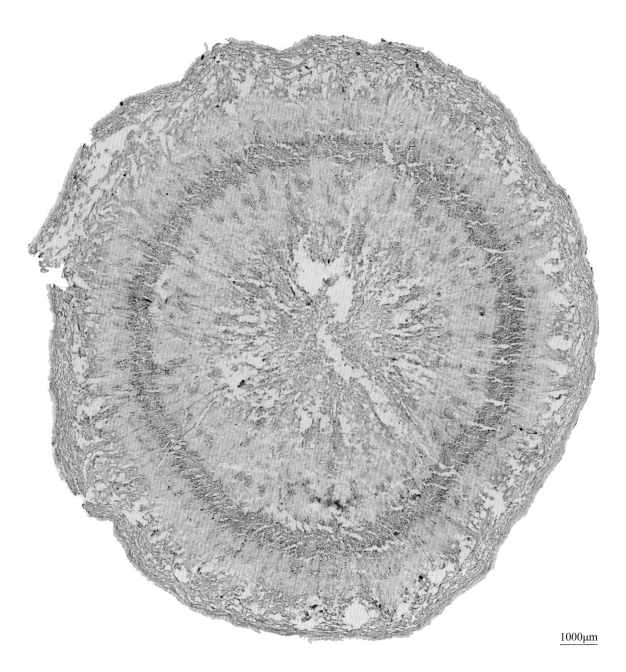

1000μm

图 10-5　西洋参根横切面全息（普通光）

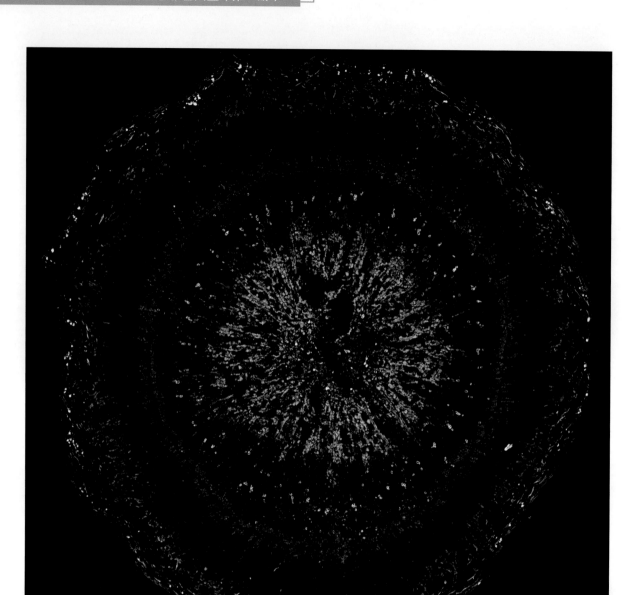

1000μm

图 10-6　西洋参根横切面全息（偏振光）

## 参考文献

［1］国家药典委员会. 中华人民共和国药典（2020 年版）·一部 ［M］. 北京：中国医药科技出版社，2020.

［2］赵中振，陈虎彪. 中药显微鉴定图典 ［M］. 福州：福建科学技术出版社，2016.

［3］贵州省药品监督管理局. 贵州省中药材、民族药材质量标准（2003 年版）［S］. 贵阳：贵州科技出版社，2003.

Danggui
ANGELICAE SINENSIS RADIX

# 当 归

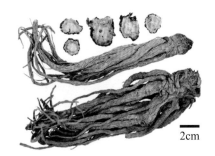

2cm

本品为伞形科植物当归 *Angelica sinensis* ( Oliv. ) Diels 的干燥根。

**根横切面**　木栓层为数列细胞。皮层窄，有少数油室。韧皮部宽广，多裂隙，油室和油管类圆形，直径 25 ～ 160μm，外侧较大，向内渐小，周围分泌细胞 6 ～ 9 个。形成层成环。木质部射线宽 3 ～ 5 列细胞；导管单个散在或 2 ～ 3 个相聚，呈放射状排列；薄壁细胞含淀粉粒。（图 11-1 ～ 图 11-5）

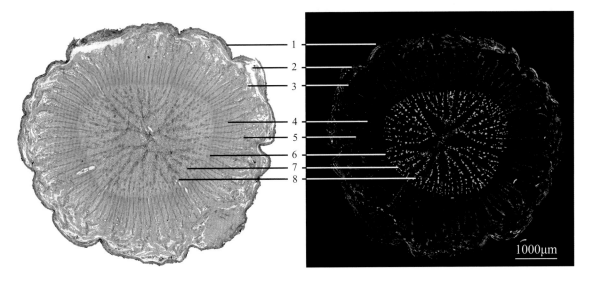

图 11-1　当归根横切面全息普通光（左）与偏振光（右）对比

1.木栓层　2.皮层　3.裂隙　4.韧皮部　5.油室　6.形成层　7.木质部　8.木射线

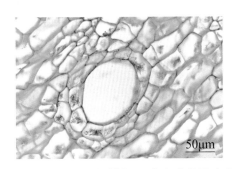

图 11-2　当归根横切面油室（普通光）

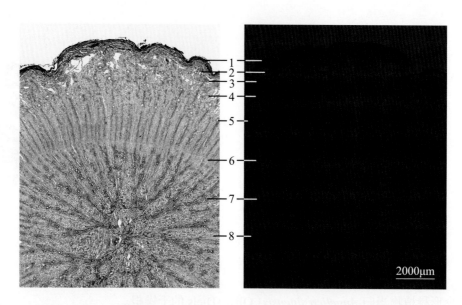

图 11-3　当归根横切面普通光（左）与 λ 干涉偏振光（右）对比

1.木栓层　2.皮层　3.裂隙　4.韧皮部　5.油室　6.形成层　7.木质部　8.木射线

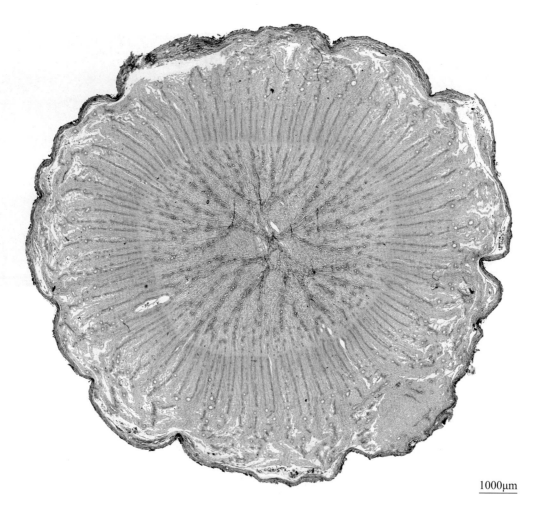

1000μm

图 11-4　当归根横切面全息（普通光）

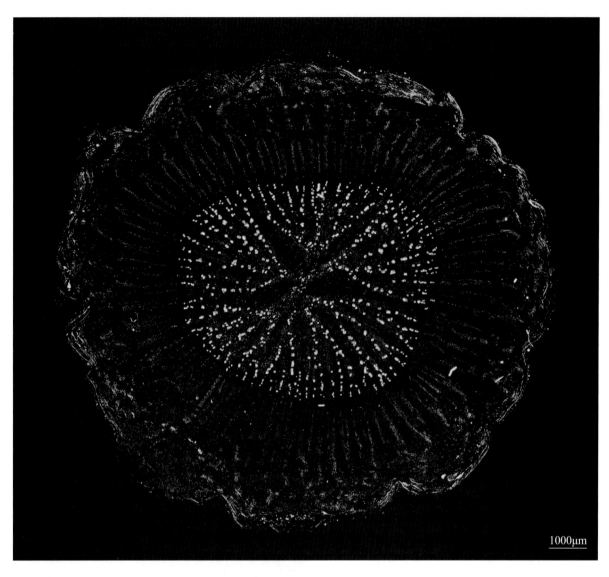

图 11-5　当归根横切面全息（偏振光）

## 参考文献

[1] 国家药典委员会. 中华人民共和国药典（2020 年版）·一部 [M]. 北京：中国医药科技出版社，2020.

[2] 国家药典委员会. 中华人民共和国药典中药材显微鉴别彩色图鉴 [M]. 北京：人民卫生出版社，2009.

[3] 康廷国. 中药鉴定学 [M]. 北京：中国中医药出版社，2016.

Qianghuo

NOTOPTERYGII RHIZOMA ET RADIX

# 羌　活

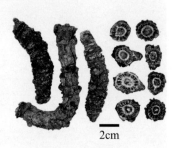

2cm

本品为伞形科植物羌活 *Notopterygium incisum* C. C. Ting ex H. T. Chang 或宽叶羌活 *Notopterygium franchetii* H. de Boiss. 的干燥根茎和根。

### 羌活

**根茎横切面**　木栓层 10 余列细胞，多碎裂。皮层狭窄，由数列薄壁细胞组成。韧皮部宽广，散有大量油管，内含黄棕色油状物，靠外侧者较大，裂隙较多。形成层成环。木质部导管较多。髓部散有油管，裂隙众多。（图 12-1 ～ 图 12-5）

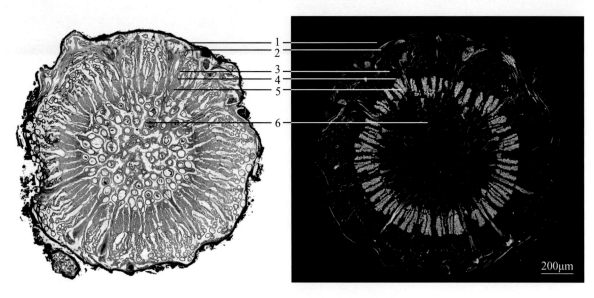

200μm

图 12-1　羌活根茎横切面全息普通光（左）与偏振光（右）对比
1.木栓层　2.油管　3.韧皮部　4.形成层　5.木质部　6.髓

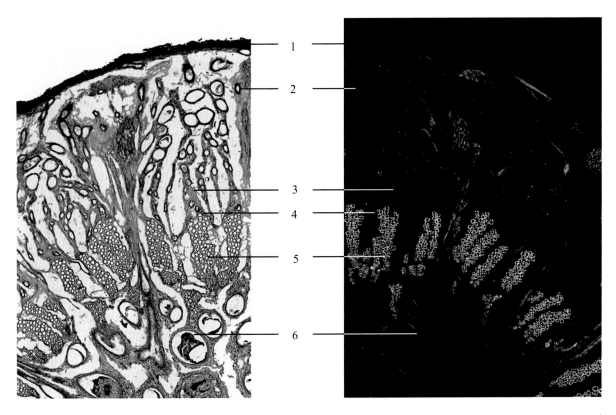

图 12-2　羌活根茎横切面普通光（左）与偏振光（右）对比

1.木栓层　2.油管　3.韧皮部　4.形成层　5.木质部　6.髓

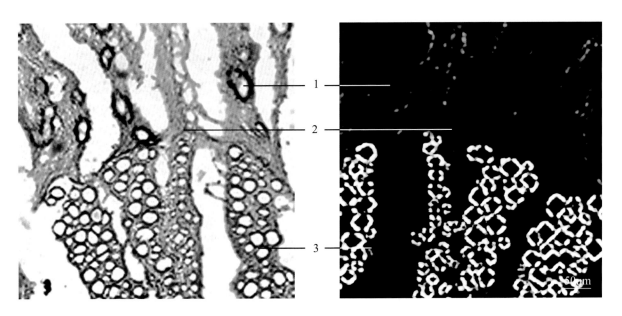

图 12-3　羌活根茎横切面木质部及韧皮部位普通光（左）与偏振光（右）对比

1.韧皮部（油管）　2.形成层　3.木质部

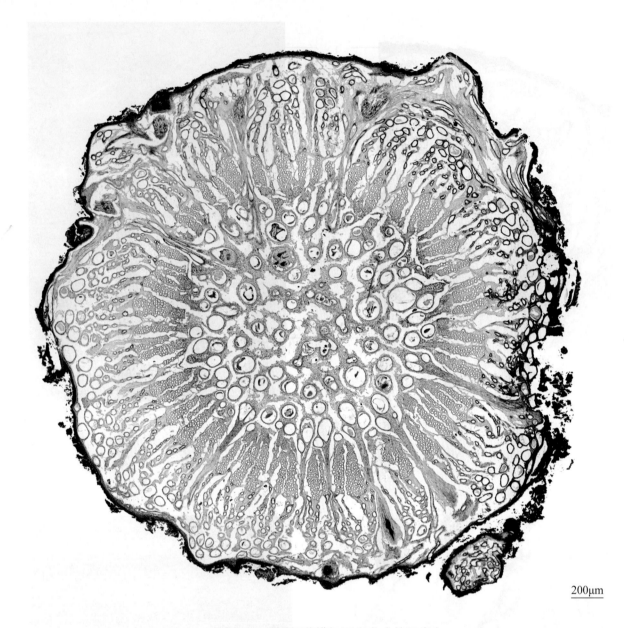

200μm

图 12-4 羌活根茎横切面全息（普通光）

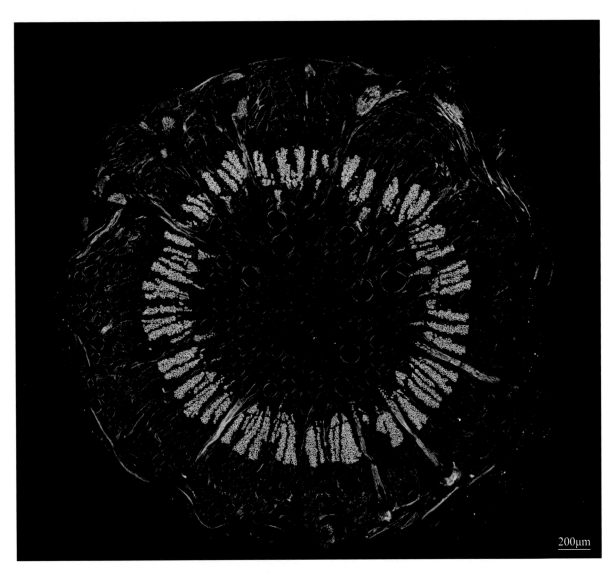

200μm

图 12-5　羌活根茎横切面全息（偏振光）

附注　宽叶羌活与羌活相似，但导管较羌活少。

## 参考文献

[1] 国家药典委员会. 中华人民共和国药典（2020 年版）·一部［M］. 北京：中国医药科技出版社，2020.

[2] 顾青，张艳芬. 羌活及其混淆品种的鉴别［J］. 时珍国医国药，2001，12（10）：943-946.

[3] 赵中振，陈虎彪. 中药显微鉴定图典［M］. 福州：福建科学技术出版社，2016.

[4] 陈代贤，郭月秋. 中药真伪质量快速影像检定（上册）［M］. 北京：人民卫生出版社，2012.

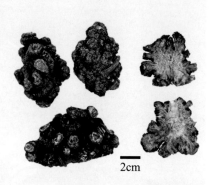

2cm

# Chuanxiong
# CHUANXIONG RHIZOMA
# 川 芎

本品为伞形科植物川芎 *Ligusticum chuanxiong* Hort. 的干燥根茎。

**根茎横切面** 木栓层为 10 余列细胞。皮层狭窄，散有根迹维管束，形成层明显。韧皮部宽广，形成层不规则多角形或环波状。木质部导管类圆形或多角形，多排成 "V" 形或单列，偶有木纤维束。髓较大。薄壁组织中散在多数油室，椭圆形、类圆形或形状不规则，浅黄棕色，靠近形成层的油室小，向外逐渐变大；薄壁细胞中富含淀粉粒，有的薄壁细胞中尚含草酸钙晶体，呈类簇晶状或类圆形团块状。（图 13-1 ～ 图 13-4）

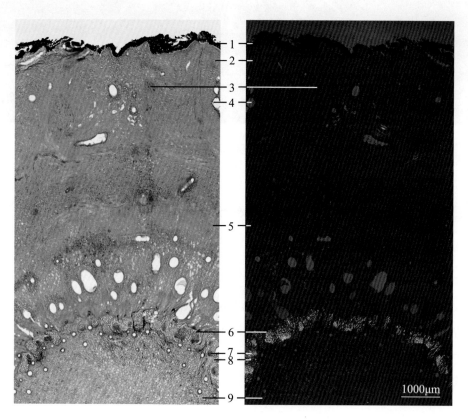

图 13-1　川芎根茎横切面普通光（左）与 λ 干涉偏振光（右）对比

1.木栓层　2.皮层　3.根迹维管束　4.油室　5.韧皮部　6.形成层　7.木纤维　8.木质部　9.髓

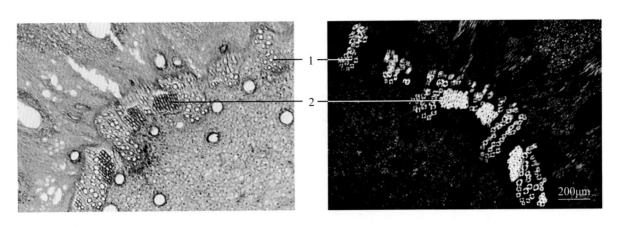

图 13-2　川芎根茎横切面木质部普通光（左）与偏振光（右）对比

1.木质部导管　2.纤维束

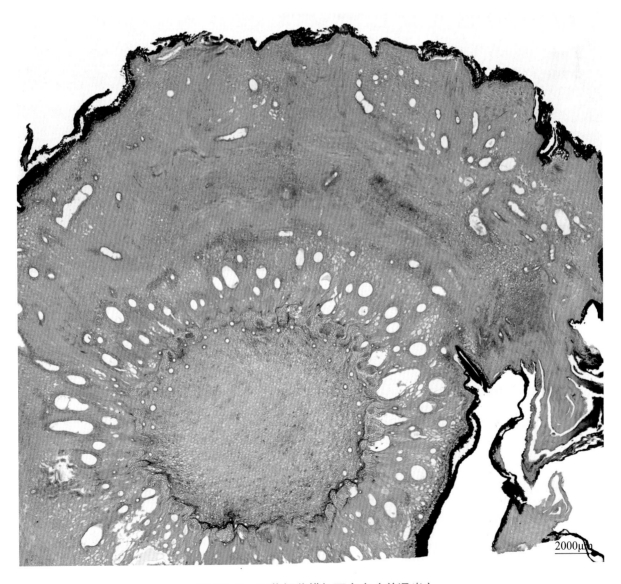

图 13-3　川芎根茎横切面全息（普通光）

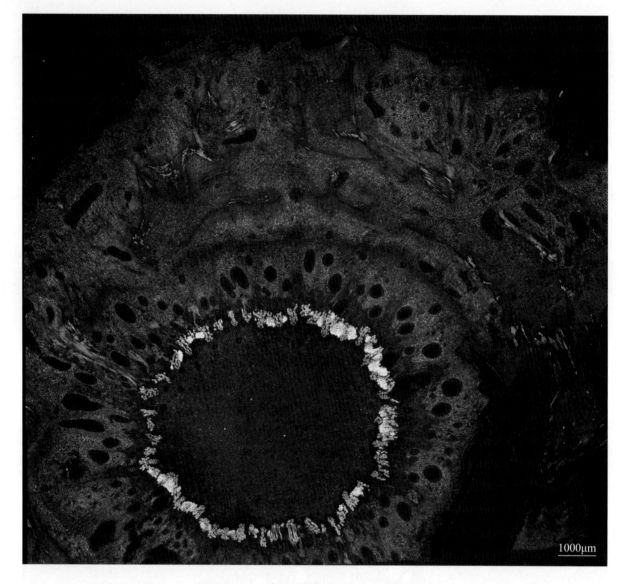

图 13-4　川芎根茎横切面全息（偏振光）

## 参考文献

［1］国家药典委员会. 中华人民共和国药典（2020 年版）·一部［M］. 北京：中国医药科技出版社，2020.

［2］国家药典委员会. 中华人民共和国药典中药材显微鉴别彩色图鉴［M］. 北京：人民卫生出版社，2009.

［3］康廷国. 中药鉴定学［M］. 北京：中国中医药出版社，2016.

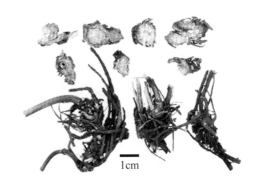

1cm

Gaoben

LIGUSTICI RHIZOMA ET RADIX

# 藁　本

本品为伞形科植物藁本 *Ligusticum sinense* Oliv. 或辽藁本 *Ligusticum. jeholense* Nakai et Kitag. 的干燥根茎及根。

藁本

**根茎横切面**　木栓层棕色细胞数列至 10 余列，细胞长方形或方形，壁稍厚，微木化。皮层薄壁细胞 10 余列，间有根迹维管束；油室散在，类圆形或椭圆形，直径 50 ～ 250μm，分泌细胞数个至数 10 个，离生，长圆形。髓射线较宽，由 10 余列薄壁细胞组成。维管束外韧型，成环。韧皮部较发达，与木质部相近或稍大，近皮层可见非木化的纤维束，油室较多，直径 60 ～ 170μm。形成层明显，断续成环。木质部导管较少，1 ～ 2 环单行排列或呈 "V" 字形排列；木纤维圆形、类椭圆形或多角形，数 10 个集聚成束，直径 3 ～ 12μm，壁厚 1.5 ～ 2μm。髓发达，油室散在。薄壁细胞内含大量淀粉粒。（图 14-1 ～图 14-4）

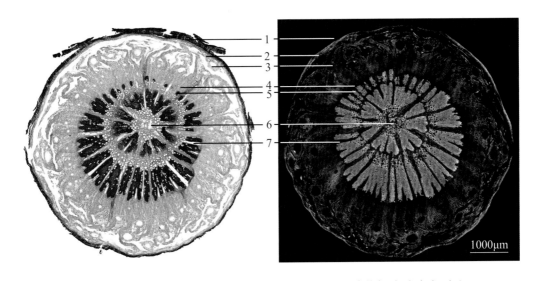

1000μm

图 14-1　藁本根茎横切面普通光（左）与 λ 干涉偏振光（右）对比

1.木栓层　2.皮层　3.油室　4.韧皮部　5.木质部　6.髓部　7.射线

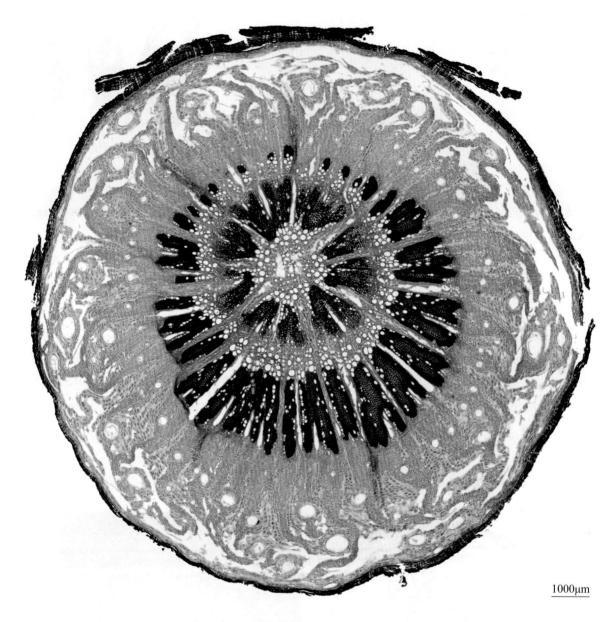

1000μm

图 14-2　藁本根茎横切面全息（普通光）

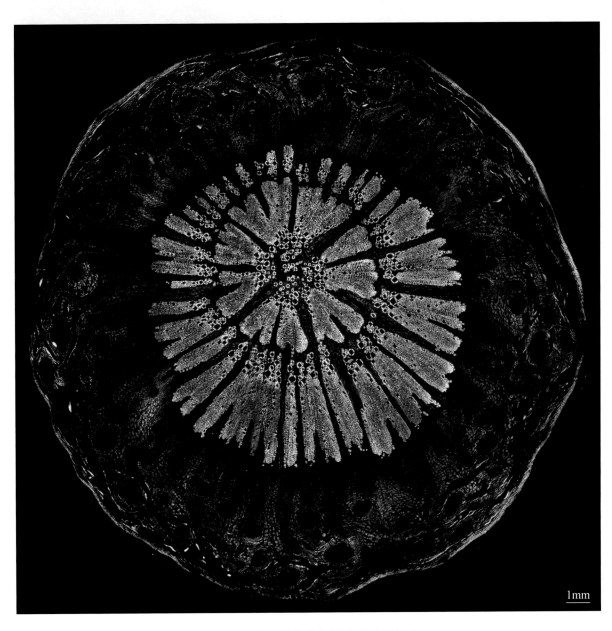

图 14-3　藁本根茎横切面全息（偏振光）

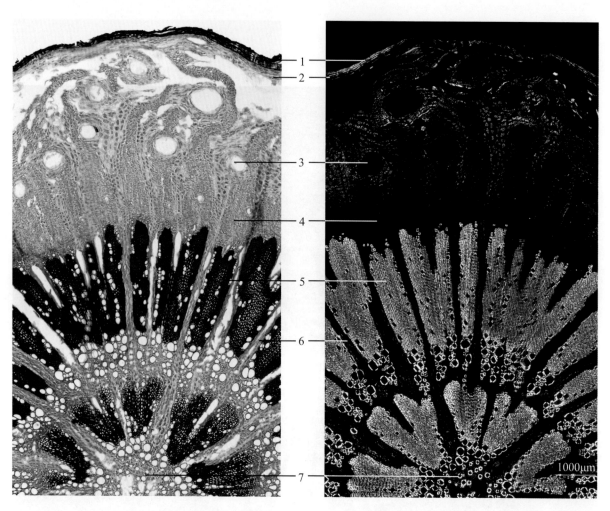

图 14-4　藁本根茎横切面普通光（左）与偏振光（右）对比

1. 木栓层　2. 皮层　3. 油室　4. 韧皮部　5. 木质部　6. 射线　7. 髓部

附注

表 14-1　藁本类药材根茎横切面显微特征比较

|  | 藁本 | 辽藁本 |
|---|---|---|
| 髓射线 | 由 10 余列薄壁细胞组成 | 不发达，由 1 至数列薄壁细胞组成 |
| 形成层 | 断续环状 | 环状 |
| 髓部油室 | 散在 | 分布于髓部外侧的薄壁细胞间 |

参考文献

[1] 徐国钧，徐珞珊. 常用中药材品种整理和质量研究（南方协作组，第二册）[M]. 福州：福建科学技术出版社，1994.

[2] 国家药典委员会. 中华人民共和国药典（2020 年版）·一部 [M]. 北京：中国医药科技出版社，2020.

Chaihu

BUPLEURI RADIX

# 柴　胡

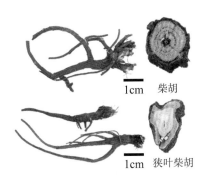

1cm　柴胡

1cm　狭叶柴胡

本品为伞形科植物柴胡 *Bupleurum chinense* DC. 或狭叶柴胡 *Bupleurum scorzonerifolium* Willd. 的干燥根。柴胡习称为北柴胡，狭叶柴胡习称为南柴胡。

## 1. 柴胡

**根横切面**　木栓细胞 6 ～ 10 列，类方形或类多角形，长 25 ～ 75μm，宽 7 ～ 14μm。皮层窄，少数油管散在。韧皮部狭窄，约占横切面的 1/5，常见裂隙，油管 3 ～ 7 轮，稀疏环状排列。形成层成环。木质部宽广，约占横切面的 2/3；导管较少，单个散在或径向排列；木纤维发达，与木薄壁细胞排成断续的 3 ～ 8 轮同心环；木射线明显。（图 15-1 ～ 图 15-6）

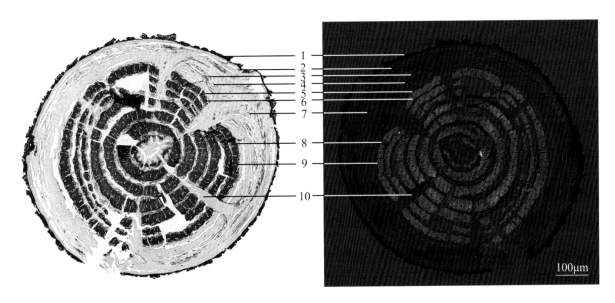

图 15-1　柴胡根横切面全息普通光（左）与偏振光（右）对比

1. 木栓层　2. 皮层　3. 油管　4. 韧皮部　5. 形成层　6. 木质部　7. 裂隙　8. 木纤维　9. 导管　10. 木射线

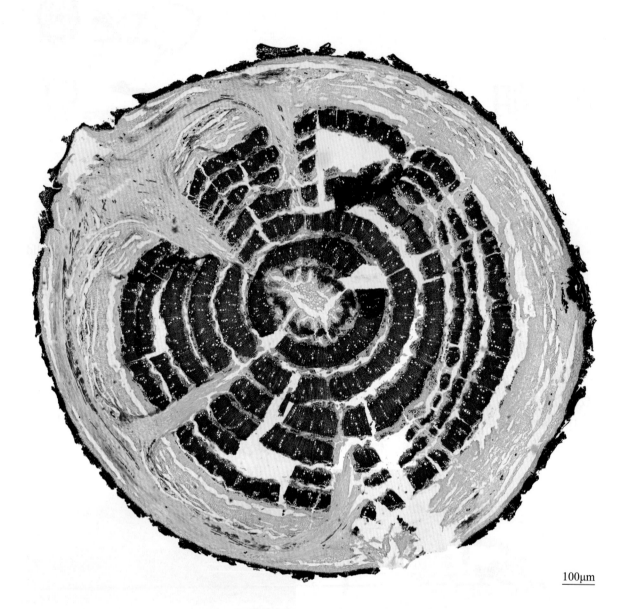

100μm

图 15-2　柴胡根横切面全息（普通光）

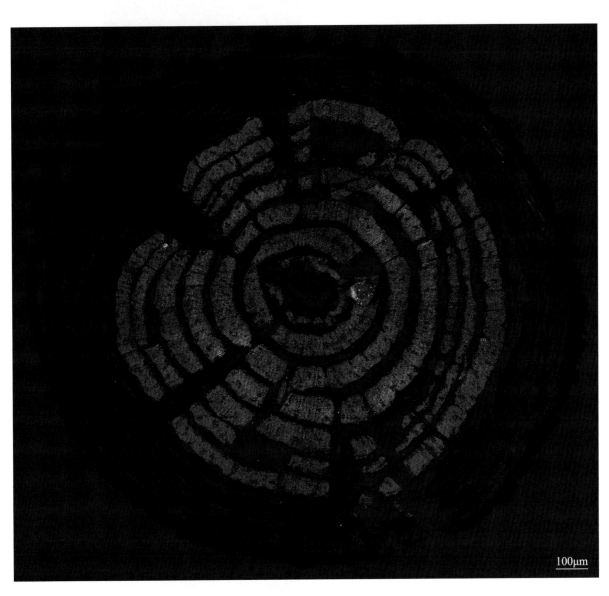

图 15-3　柴胡根横切面全息（偏振光）

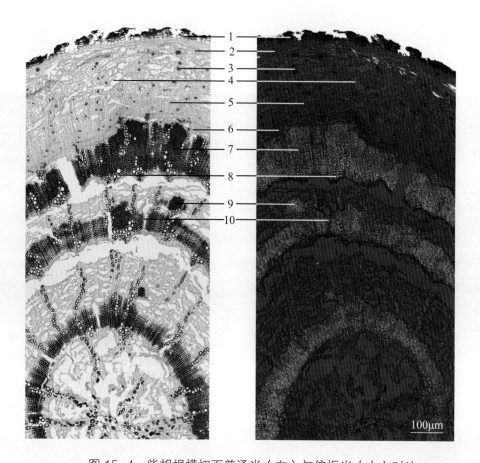

图 15-4　柴胡根横切面普通光（左）与偏振光（右）对比

1.木栓层　2.皮层　3.油管　4.裂隙　5.韧皮部　6.形成层　7.木质部　8.导管　9.木纤维　10.木射线

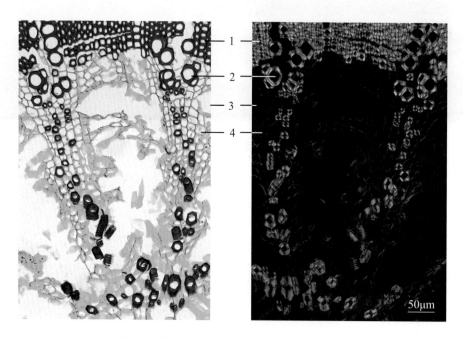

图 15-5　柴胡根横切面木质部普通光（左）与偏振光（右）对比

1.木纤维　2.导管　3.裂隙　4.木射线

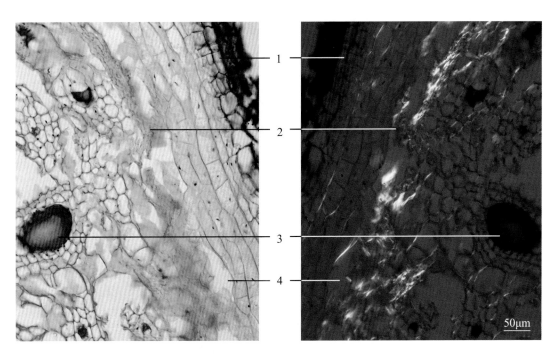

图 15-6　柴胡根横切面皮层部位普通光（左）与偏振光（右）对比

1. 木栓层　2. 皮层　3. 油管　4. 裂隙

## 2. 狭叶柴胡

**根横切面**　木栓细胞 8～16 列，类方形或类多角形，长 15～49μm，宽 7～18μm；皮层狭窄，少数油管散在。韧皮部较宽，约占横切面的 1/3，具较大油管 1～3 轮，稀疏环状排列。形成层环状。木质部约占横切面的 1/2；导管众多，径向排列，次生木质部呈 2 到多歧状分支；木纤维较少，木射线宽广。（图 15-7～图 15-12）

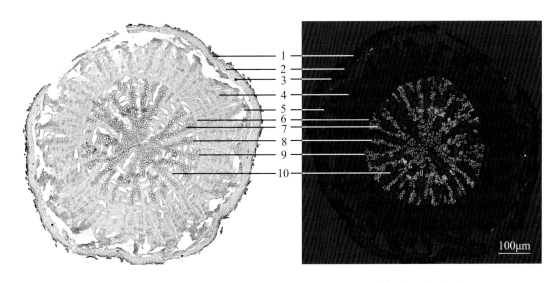

图 15-7　狭叶柴胡根横切面全息普通光（左）与偏振光（右）对比

1. 木栓层　2. 皮层　3. 油管　4. 韧皮部　5. 裂隙　6. 形成层　7. 木质部　8. 导管　9. 木纤维　10. 木射线

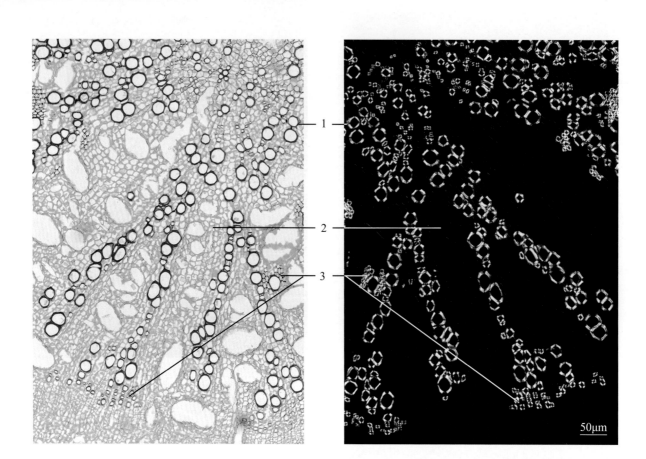

图 15-8　狭叶柴胡根横切面木质部普通光（左）与偏振光（右）对比

1.导管　2.木射线　3.木纤维

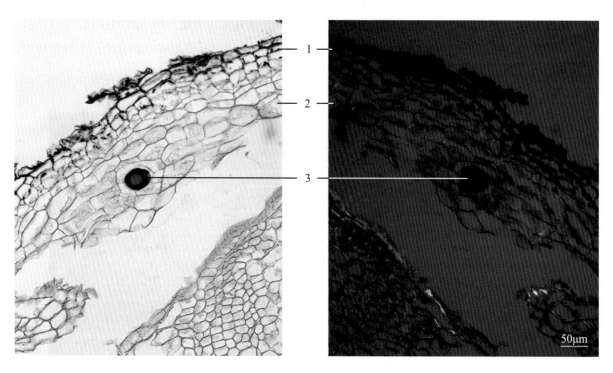

图 15-9　狭叶柴胡根横切面皮层部位普通光（左）与偏振光（右）对比

1.木栓层　2.皮层　3.油管

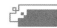

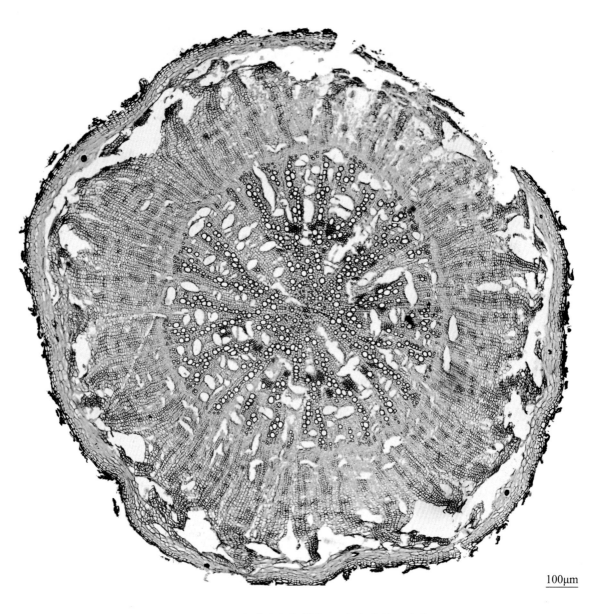

100μm

图 15-10　狭叶柴胡根横切面全息（普通光）

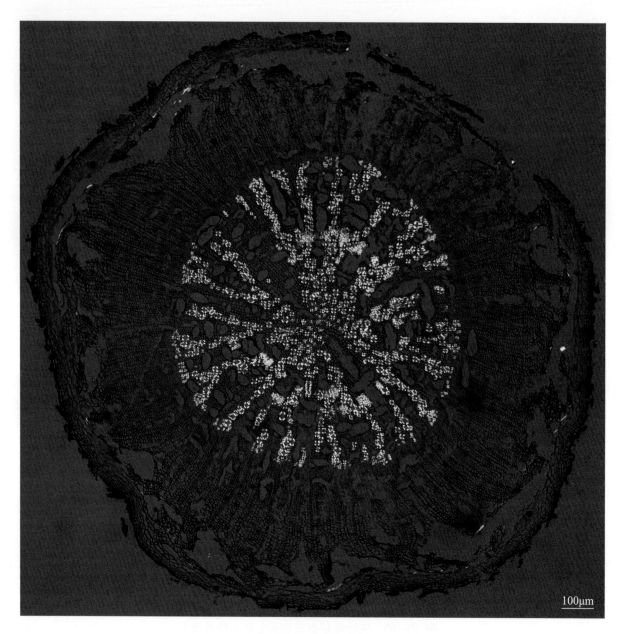

图 15-11　狭叶柴胡根横切面全息（偏振光）

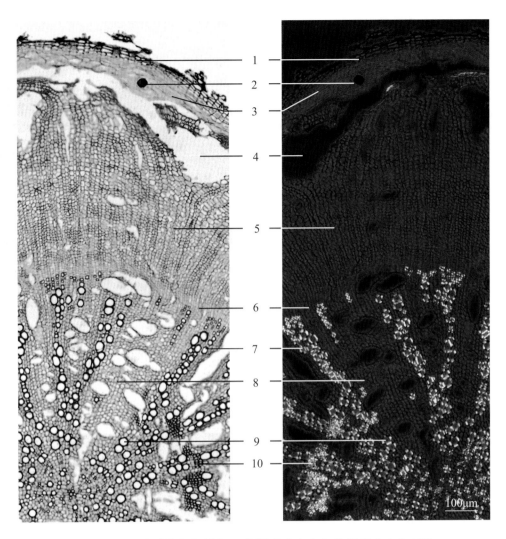

图 15-12　狭叶柴胡根横切面普通光（左）与偏振光（右）对比

1.木栓层　2.油管　3.皮层　4.裂隙　5.韧皮部　6.形成层　7.木质部　8.木射线　9.导管　10.木纤维

## 附1：竹叶柴胡

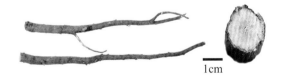

本品为伞形科植物竹叶柴胡 *Bupleurum marginatum* Wall. ex DC. 的干燥根。为柴胡易混品。

**根横切面**　木栓细胞 4 ～ 7 列，扁长方形，长 30 ～ 55μm，宽 7 ～ 16μm。皮层窄，少数油管散在。韧皮部较窄，约占横切面的 1/5，油管多分布于韧皮部内侧，3 ～ 5 轮，稀疏环状排列。形成层环状。木质部约占横切面的 2/3；木质部内侧呈多歧状分支，导管单个散在或径向排列，内侧木纤维不发达；外侧近形成层处木纤维发达，排列紧密，呈窄单环状，约占横切面的 1/5，内侧木射线宽广。（图 15-13 ～ 图 15-18）

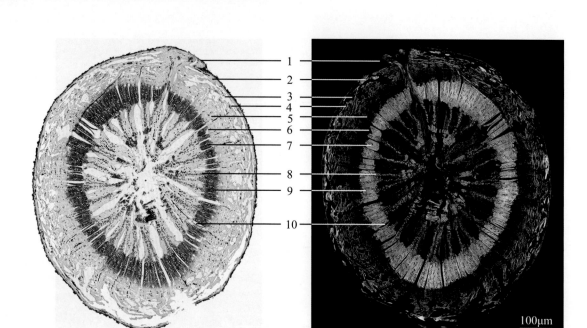

图 15-13　竹叶柴胡根横切面全息普通光（左）与偏振光（右）对比

1. 木栓层　2. 皮层　3. 裂隙　4. 油管　5. 韧皮部　6. 形成层　7. 木质部　8. 导管　9. 木纤维　10. 木射线

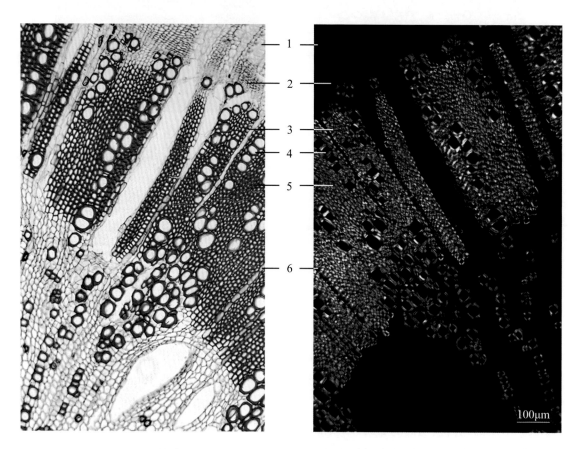

图 15-14　竹叶柴胡根横切面木质部普通光（左）与偏振光（右）对比

1. 韧皮部　2. 形成层　3. 木质部　4. 导管　5. 木纤维　6. 木射线

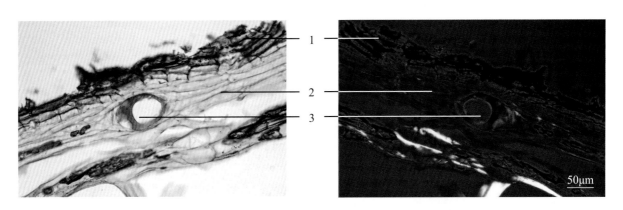

图 15-15　竹叶柴胡根横切面皮层部位普通光（左）与偏振光（右）对比

1.木栓层　2.皮层　3.油管

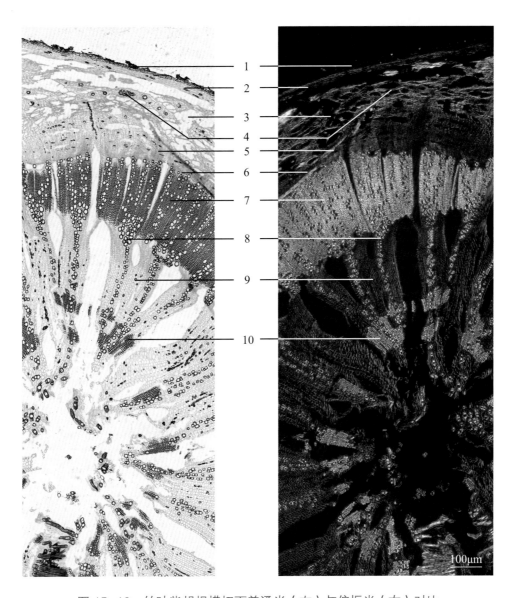

图 15-16　竹叶柴胡根横切面普通光（左）与偏振光（右）对比

1.木栓层　2.皮层　3.裂隙　4.油管　5.韧皮部　6.形成层　7.木质部　8.导管　9.木射线　10.木纤维

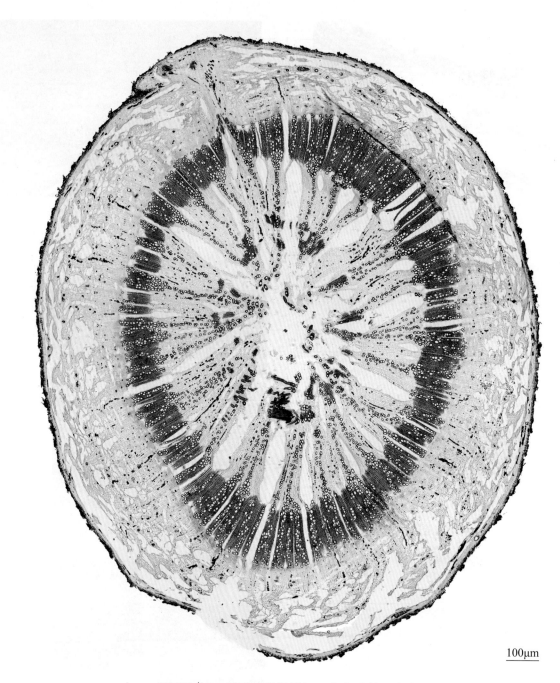

100μm

图 15-17　竹叶柴胡根横切面全息（普通光）

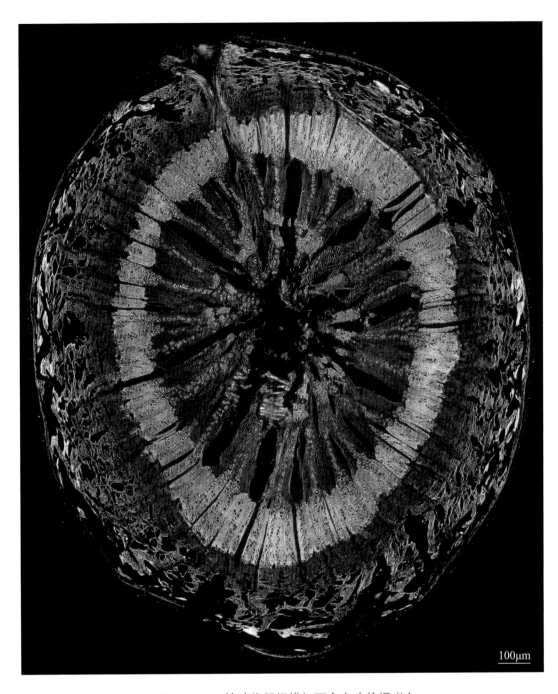

图 15-18　竹叶柴胡根横切面全息（偏振光）

附2：窄竹叶柴胡

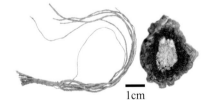

本品为伞形科植物窄竹叶柴胡 *Bupleurum marginatum* Wall. ex DC. var. *stenophyllum*（Wolff）Shan et Y. Li 的干燥根。习称藏柴胡，为柴胡易混品。

**根横切面**　木栓细胞 4～8 列，类方形，长 25～60μm，宽 14～20μm。皮层较窄，少数油管散在。韧皮部较宽，约占横切面的 1/3，油管较多，5～8 轮，密集环状排列。木质部较发达，约占横切面的 1/2；导管较少，单个散在或径向排列；外侧近形成层处木纤维发达，排列紧密，呈单环状，约占横切面的 2/5，内侧木射线宽广。（图 15-19～图 15-24）

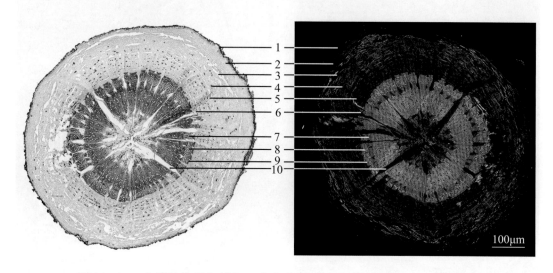

图 15-19　窄竹叶柴胡根横切面全息普通光（左）与偏振光（右）对比

1. 木栓层　2. 皮层　3. 裂隙　4. 油管　5. 韧皮部　6. 形成层　7. 木质部　8. 导管　9. 木纤维　10. 木射线

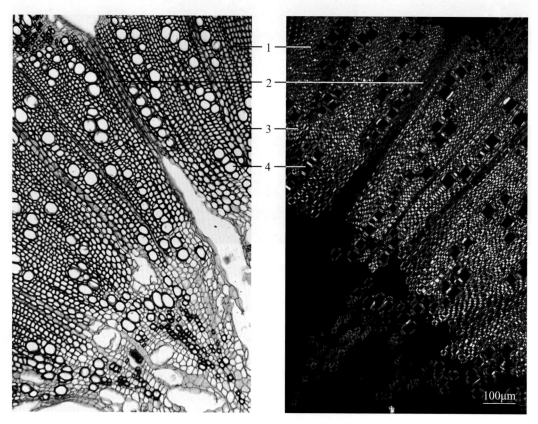

图 15-20　窄竹叶柴胡根横切面木质部普通光（左）与偏振光（右）对比

1. 木质部　2. 木射线　3. 木纤维　4. 导管

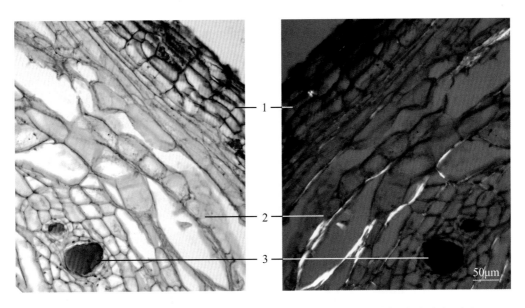

图 15-21　窄竹叶柴胡根横切面皮层部位普通光（左）与偏振光（右）对比

1.木栓层　2.皮层　3.油管

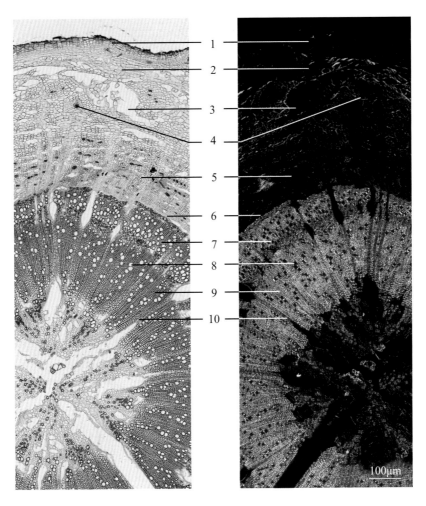

图 15-22　窄竹叶柴胡根横切面普通光（左）与偏振光（右）对比

1.木栓层　2.皮层　3.裂隙　4.油管　5.韧皮部　6.形成层　7.木质部　8.导管　9.木纤维　10.木射线

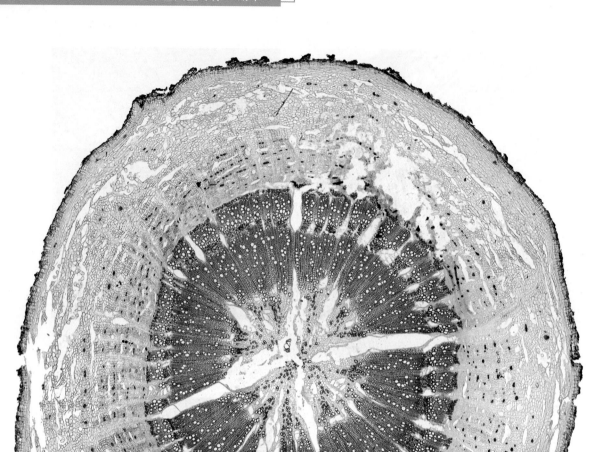

100μm

图 15-23　窄竹叶柴胡根横切面全息（普通光）

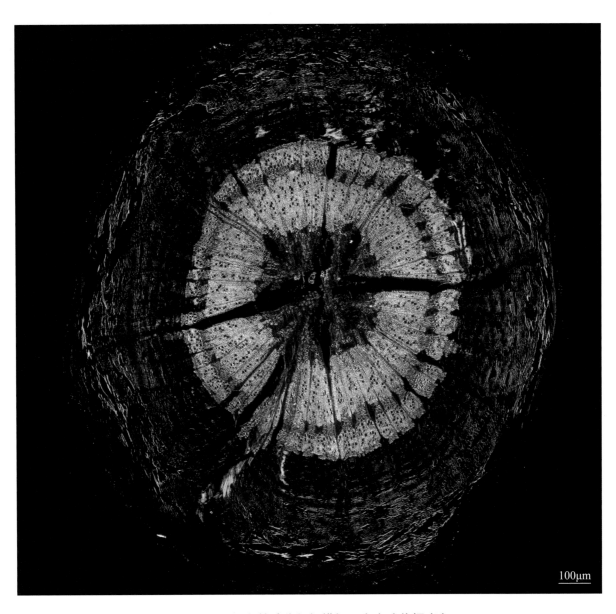

图 15-24　窄竹叶柴胡根横切面全息（偏振光）

### 附 3：大叶柴胡

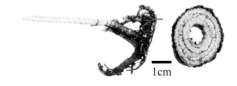

本品为伞形科植物大叶柴胡 *Bupleurum longiradiatum* Turcz. 的干燥根或根茎。为柴胡易混品。

因根及根茎横切面组织构造显微特征差异明显，故分开描述。

**根横切面**　木栓细胞大多 5～9 列，类长方形，长 20～40μm，宽 10～18μm。皮层散有油管。韧皮部较宽，约占根部 1/3，油管稀少。形成层呈不明显环状。木质部发达，约占根的 2/3；木纤维发达，与木薄壁细胞形成 3～5 轮断续的同心环状；导管数量较多，类圆形，径向排列。（图 15-25～图 15-30）

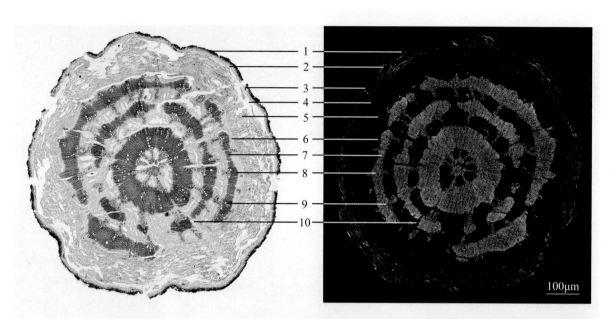

图 15-25　大叶柴胡根横切面全息普通光（左）与偏振光（右）对比

1.木栓层　2.皮层　3.油室　4.裂隙　5.韧皮部　6.形成层　7.木质部　8.木纤维　9.导管　10.木射线

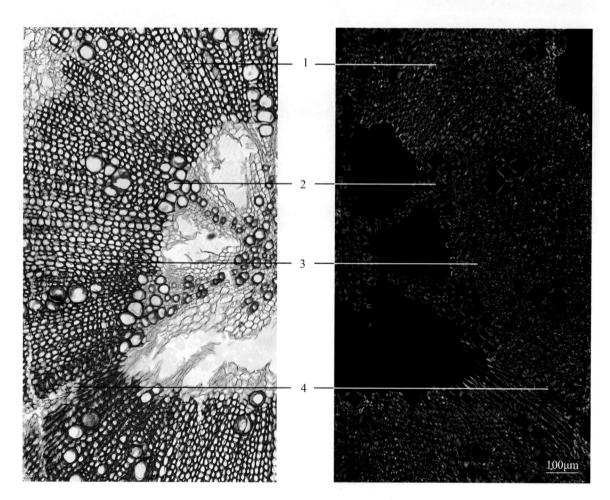

图 15-26　大叶柴胡根横切面木质部普通光（左）与偏振光（右）对比

1.木质部　2.导管　3.木纤维　4.木射线

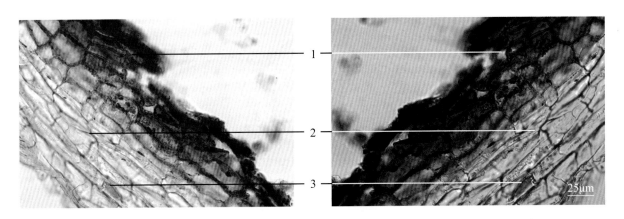

图 15-27 大叶柴胡根横切面皮层部位普通光（左）与偏振光（右）对比

1.木栓层 2.皮层 3.油管

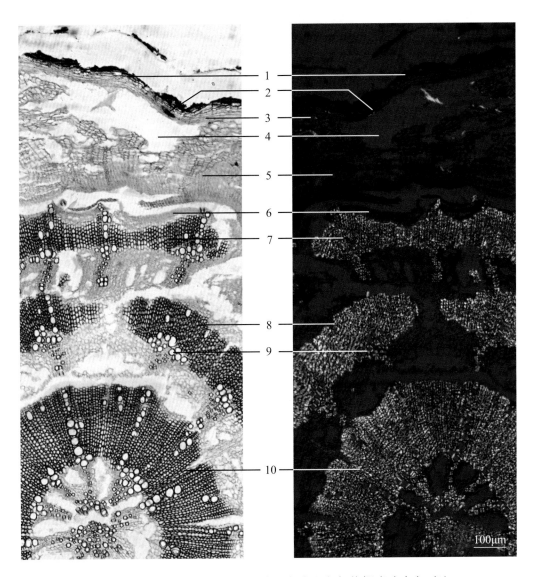

图 15-28 大叶柴胡根横切面普通光（左）与偏振光（右）对比

1.木栓层 2.油管 3.皮层 4.裂隙 5.韧皮部 6.形成层 7.木质部 8.木纤维 9.导管 10.木射线

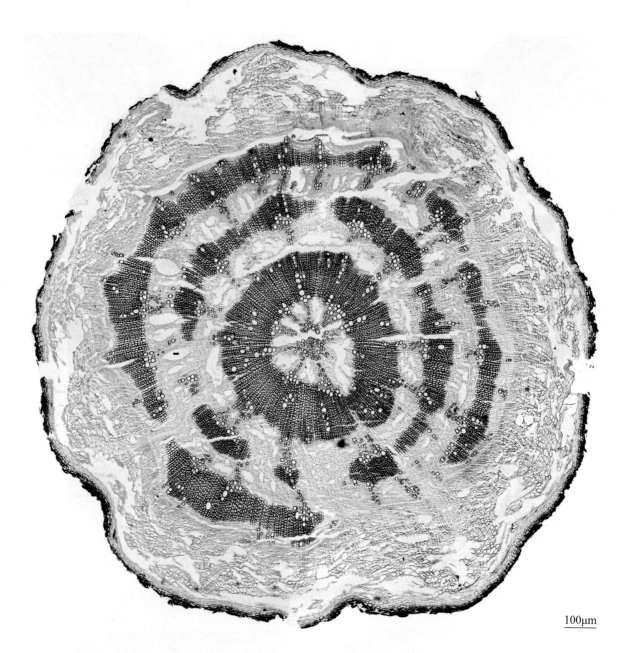

100μm

图 15-29　大叶柴胡根横切面全息（普通光）

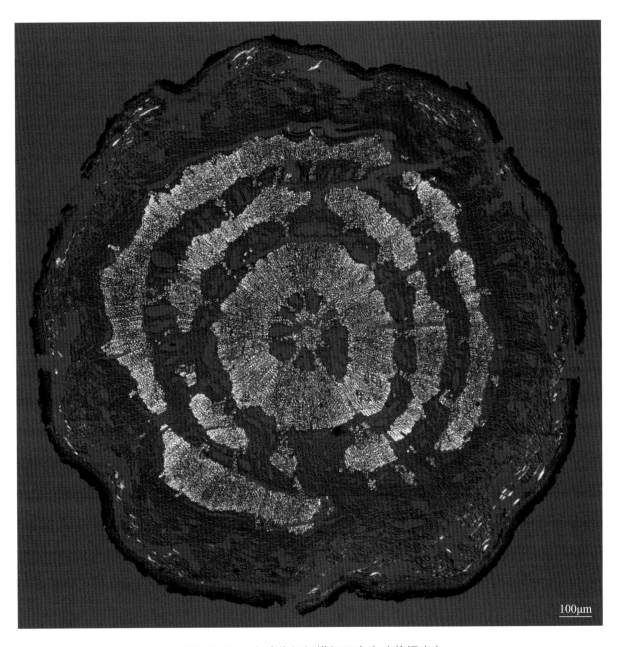

100μm

图 15-30　大叶柴胡根横切面全息（偏振光）

**根茎横切面**　木栓细胞 5 ～ 9 列，类长方形，长 20 ～ 40μm，宽 10 ～ 18μm。皮层窄，有大型油室断续环列，少数油管散在。韧皮部较宽，约占横切面的 1/3，油管偶见。形成层环状。木质部发达，约占横切面的 2/3；导管较少，径向排列或断续成环列；木纤维发达，与木薄壁细胞交互排列成 3 ～ 5 轮断续的同心环状；初生木射线呈辐射状；髓部外侧可见油管。（图 15-31 ～图 15-36）

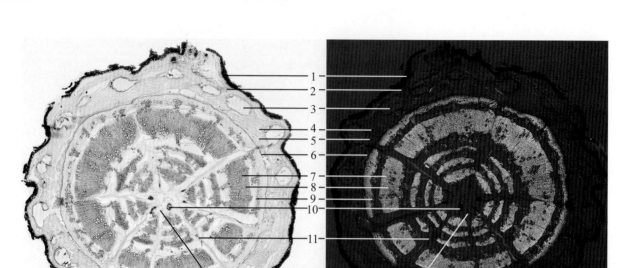

图 15-31　大叶柴胡根茎横切面全息普通光（左）与偏振光（右）对比

1.木栓层　2.皮层　3.油室　4.裂隙　5.韧皮部　6.形成层　7.木质部

8.木纤维　9.导管　10.油管　11.木射线　12.髓部

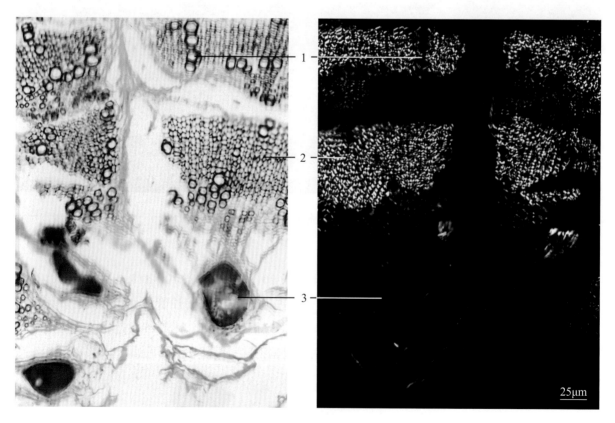

图 15-32　大叶柴胡根茎横切面木质部普通光（左）与偏振光（右）对比

1.导管　2.纤维　3.油管

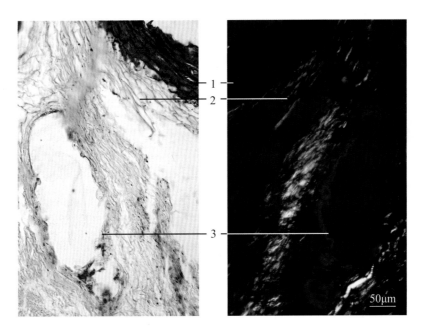

图 15-33 大叶柴胡根茎横切面皮层部位普通光（左）与偏振光（右）对比

1.木栓层 2.皮层 3.油室

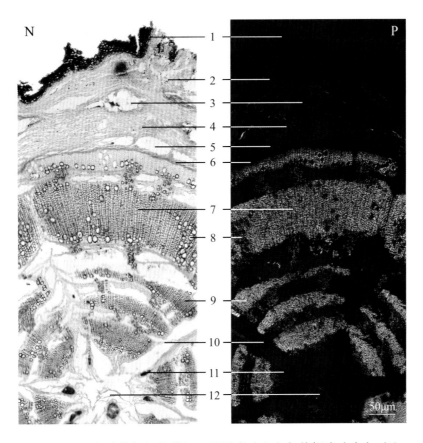

图 15-34 大叶柴胡根茎横切面普通光（左）与偏振光（右）对比

1.木栓层 2.皮层 3.油室 4.韧皮部 5.裂隙 6.形成层 7.木质部

8.导管 9.木纤维 10.木射线 11.油管 12.髓部

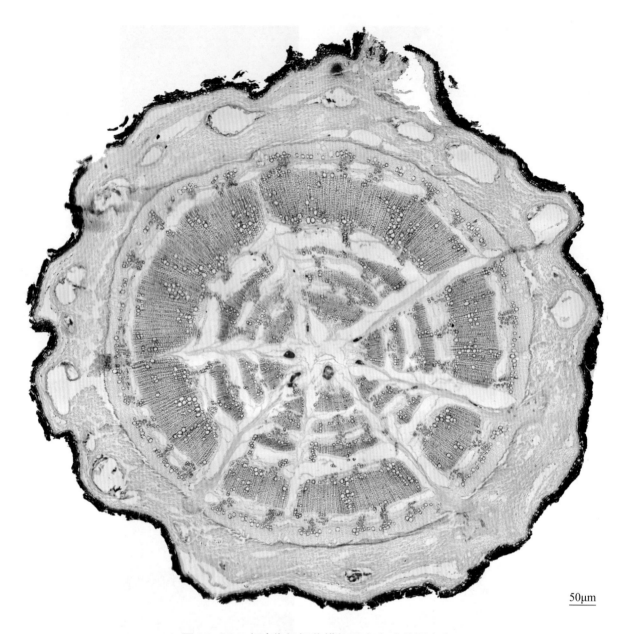

50μm

图 15-35　大叶柴胡根茎横切面全息（普通光）

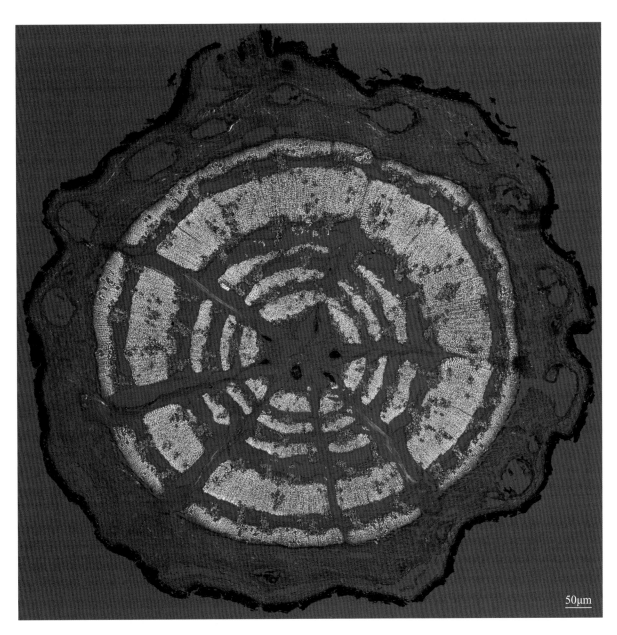

图 15-36　大叶柴胡根茎横切面全息（偏振光）

附 4：锥叶柴胡

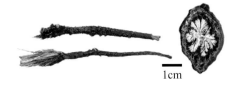

锥叶柴胡为伞形科植物锥叶柴胡 *Bupleurum bicaule* Helm 的干燥根。为柴胡易混品。

**根横切面**　木栓细胞 15 ～ 22 列，狭长方形，长 25 ～ 67μm，宽 5 ～ 10μm。皮层较窄，少数油管散在。韧皮部较窄，约占横切面的 1/6，油管较多，散在。射线部位形成层不明显。木质部较宽，约占横切面的 2/3；导管较多，多径向排列；木纤维较少；次生木射线呈多歧状分支，微弯曲，使木化的导管及木纤维构成"凤尾状花瓣"。（图 15-37 ～ 图 15-42）

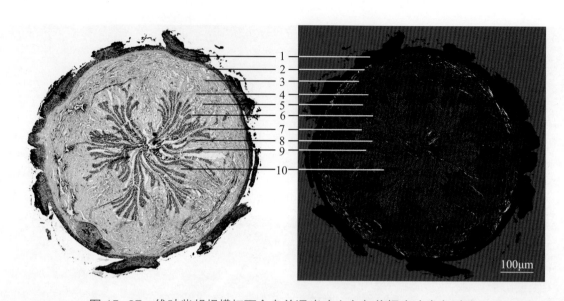

图 15-37　锥叶柴胡根横切面全息普通光（左）与偏振光（右）对比

1.木栓层　2.皮层　3.裂隙　4.油管　5.韧皮部　6.形成层　7.木质部　8.木纤维　9.导管　10.木射线

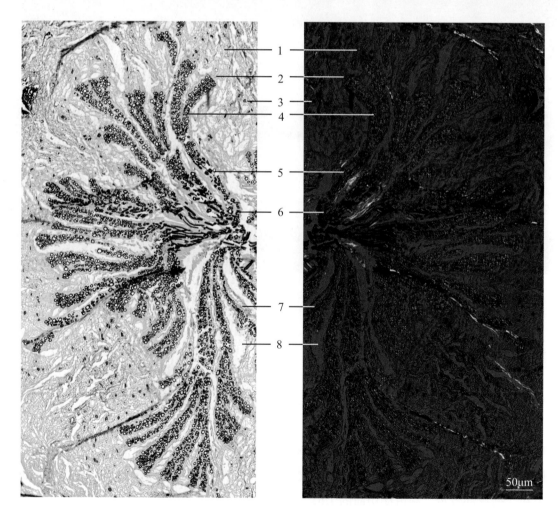

图 15-38　锥叶柴胡根横切面木质部普通光（左）与偏振光（右）对比

1.韧皮部　2.形成层　3.油管　4.木质部　5.导管　6.木纤维　7.木射线　8.裂隙

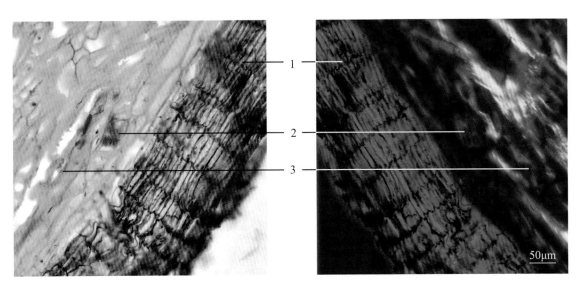

图 15-39 锥叶柴胡根横切面皮层部位普通光（左）与偏振光（右）对比

1.木栓层　2.油管　3.皮层

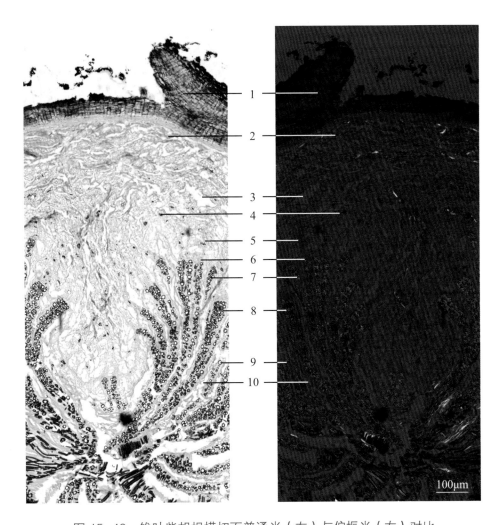

图 15-40 锥叶柴胡根横切面普通光（左）与偏振光（右）对比

1.木栓层　2.皮层　3.裂隙　4.油管　5.韧皮部　6.形成层　7.木质部　8.木纤维　9.导管　10.木射线

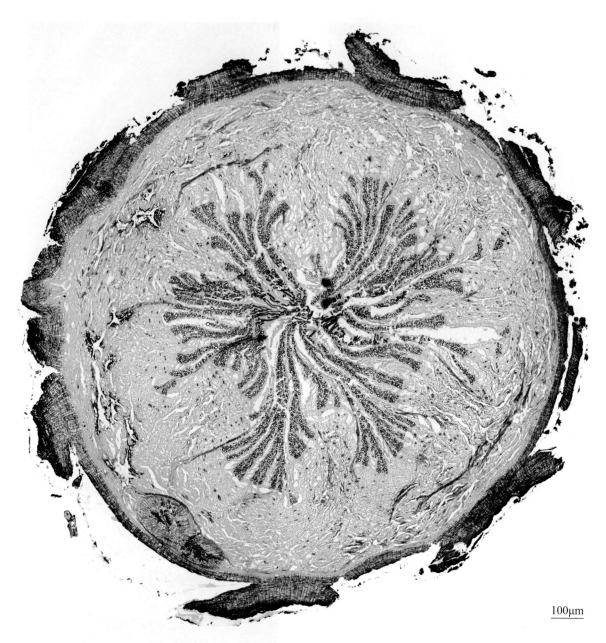

100μm

图 15-41　锥叶柴胡根横切面全息（普通光）

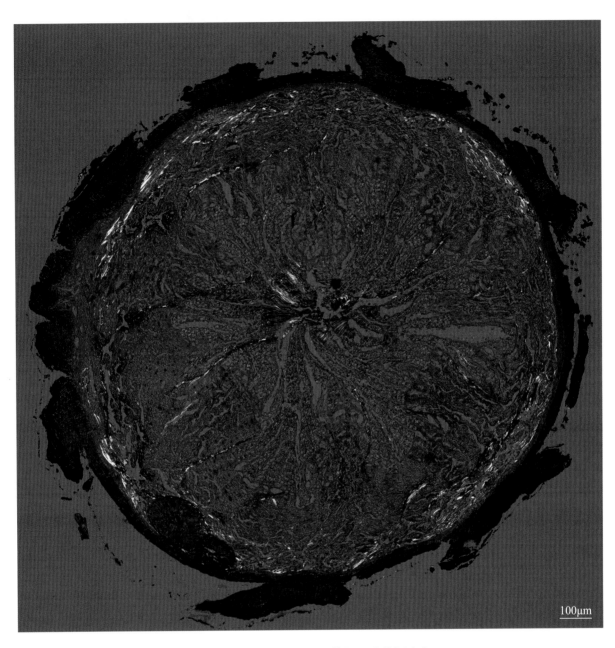

图 15-42 锥叶柴胡根横切面（偏振光）

附注 柴胡多产于西北与西南高原地区，其他地区亦有少量分布。柴胡和狭叶柴胡是
《中国药典》收载的正品柴胡，但药材需求量巨大，野生资源日益匮乏，种植柴胡杂交现
象严重，故柴胡药材市场混乱情况较严重。由于材料收集困难，本书选取了市场上常见的
6 种柴胡混乱品种进行了研究，且取材部位为特征分化较明显的靠近根茎的部位，其他柴
胡混乱品种及种植柴胡的杂交情况有待进一步的研究。

表15-1　柴胡及常见混淆品横切面显微主要鉴别特征对比

| 中药 | 木栓细胞 | 皮层 | 韧皮部油管 | 导管 | 纤维 |
|---|---|---|---|---|---|
| 柴胡 | 6～10列 | 少数油管散在 | 3～7轮，稀疏环状排列 | 导管较少，单个散在或径向排列 | 发达，与木薄壁细胞成3～8个环状 |
| 狭叶柴胡 | 8～16列 | 少数油管散在 | 1～3轮，稀疏环状排列 | 数量众多，径向排列，次生木质部呈2到多歧状分支，与木薄壁细胞排列成单环状 | 木纤维较少 |
| 竹叶柴胡 | 4～7列 | 少数油管散在 | 3～5轮，稀疏环状排列 | 导管较少，单个散在或径向排列 | 较发达，排列成单环 |
| 窄竹叶柴胡 | 4～8列 | 少数油管散在 | 5～8轮，密集环状排列 | 导管较少，单个散在或径向排列 | 极发达，排列成单环 |
| 大叶柴胡 | 5～9列 | 根茎：大型油室环列，少数油管散在。根：少数油管散在 | 稀少，散在 | 导管较少，径向排列或断续成环列 | 发达，与木薄壁细胞成多3～5个断续环状 |
| 锥叶柴胡 | 15～22列 | 少数油管散在 | 较多，散在 | 导管多，径向排列，外侧多歧状分支，呈"凤尾状花瓣"样 | 木纤维较少 |

## 参考文献

［1］国家药典委员会. 中华人民共和国药典（2020年版）·一部［M］. 北京：中国医药科技出版社，2020.

［2］香港特别行政区卫生署中医药事务部. 香港中药材标准第二期［S］. 香港：香港特别行政区卫生署，2005.

［3］黄璐琦. 中草药与民族药药材图谱［M］. 北京：北京医科大学出版社，2005.

［4］徐国钧，徐珞珊. 常用中药材品种整理和质量研究（南方协作组，第二册）［M］. 福州：福建科学技术出版社，1994.

［5］雷岚芬，孟祥龙. 黑柴胡与柴胡的生药学比较研究［J］. 山西中医学院学报，2011，12（5）：21-22.

［6］杨汝峯，张凯，李桂兰. 三岛柴胡的鉴定［J］. 中草药，1996（3）：177-178.

［7］肖英华. 竹叶柴胡的性状与形态组织鉴定［J］. 中药材，2006（4）：327-328.

Huangqin
SCUTELLARIAE RADIX

# 黄 芩

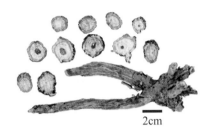

2cm

本品为唇形科植物黄芩 *Scutellaria baicalensis* Georgi 的干燥根。老根中间枯朽状或已成空洞者称为"枯芩"，新根称为"子芩"或"条芩"。

**根横切面**　木栓层外部多破裂，木栓细胞中有石细胞散在。皮层与韧皮部界限不明显，有多数石细胞与韧皮纤维，单个或成群散在，石细胞多分布于外侧，韧皮纤维多分布于内侧。形成层成环。木质部在老根中央有栓化细胞环形成，栓化细胞形成单环或数个同心环。薄壁细胞中含有淀粉粒。（图 16-1 ～ 图 16-4）

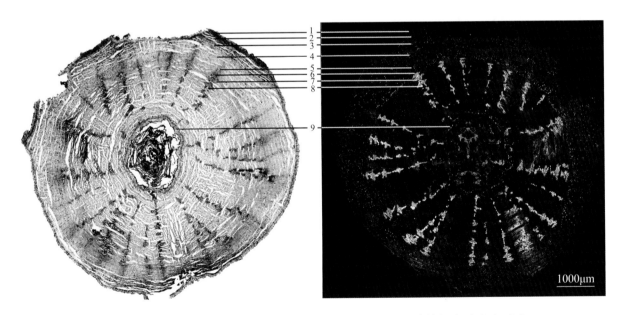

1000μm

图 16-1　黄芩根（枯芩）横切面普通光（左）与 λ 干涉偏振光（右）对比
1. 木栓层　2. 栓内层　3. 皮层　4. 韧皮部石细胞　5. 韧皮部　6. 形成层
7. 导管　8. 木质部　9. 栓化细胞环

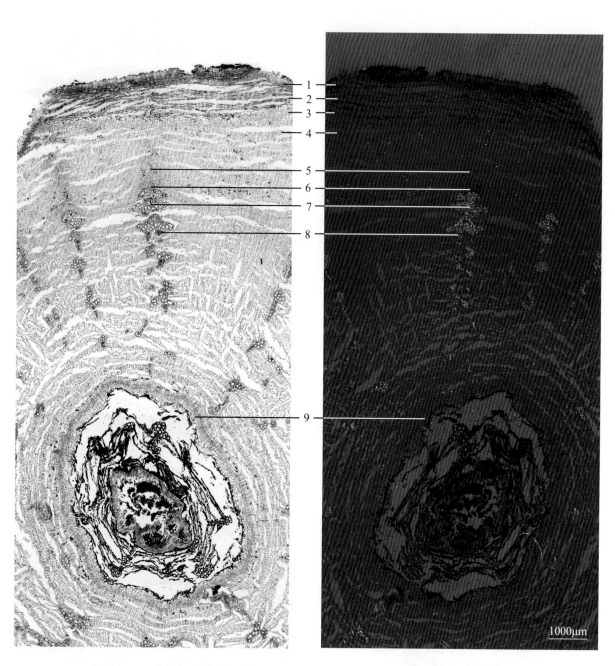

图 16-2　黄芩根（枯芩）横切面普通光（左）与 λ 干涉偏振光（右）对比

1.木栓层　2.栓内层　3.皮层　4.韧皮部石细胞　5.韧皮部　6.形成层　7.导管　8.木质部　9.栓化细胞

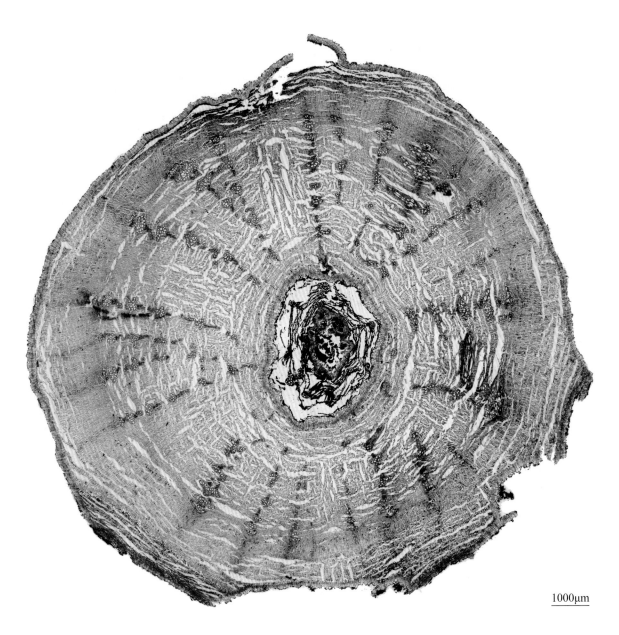

1000μm

图 16-3　黄芩根（枯芩）横切面全息（普通光）

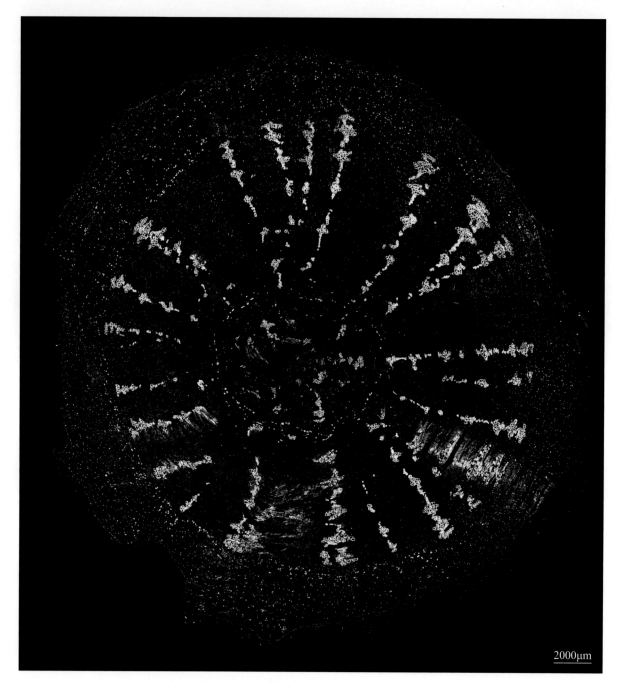

2000μm

图 16-4　黄芩根（枯芩）横切面全息（偏振光）

## 参考文献

［1］国家药典委员会. 中华人民共和国药典（2020 年版）· 一部［M］. 北京：中国医药科技出版社，2020.

［2］楼之岑，秦波. 常用中药材品种整理和质量研究（北方编，第 2 册）［M］. 北京：北京医科大学中国协和医科大学联合出版社，1995.

# 桔 梗

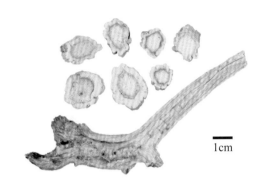

1cm

本品为桔梗科植物桔梗 *Platycodon grandiflorum*（Jacq.）A. DC. 的干燥根。

**横切面** 木栓细胞有时残存，不去外皮者可见木栓层，木栓细胞中含草酸钙小棱晶。栓内层狭窄。韧皮部乳管群散在，乳管壁略厚，内含微细颗粒状黄棕色物。形成层成环。木质部导管单个散在或数个相聚，呈放射状排列。薄壁细胞含菊糖。（图 17-1 ～ 图 17-4）

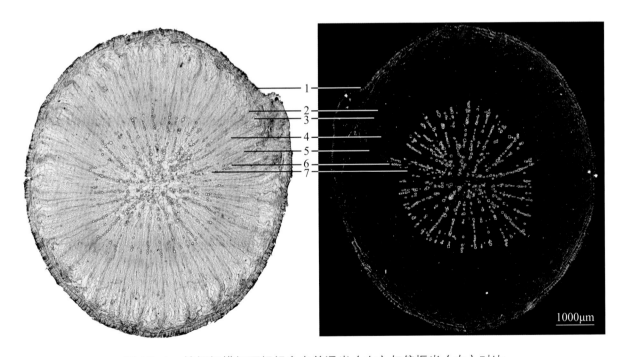

1000μm

图 17-1 桔梗根横切面组织全息普通光（左）与偏振光（右）对比
1.木栓层 2.乳管群 3.裂隙 4.韧皮射线 5.韧皮部 6.形成层 7.木质部

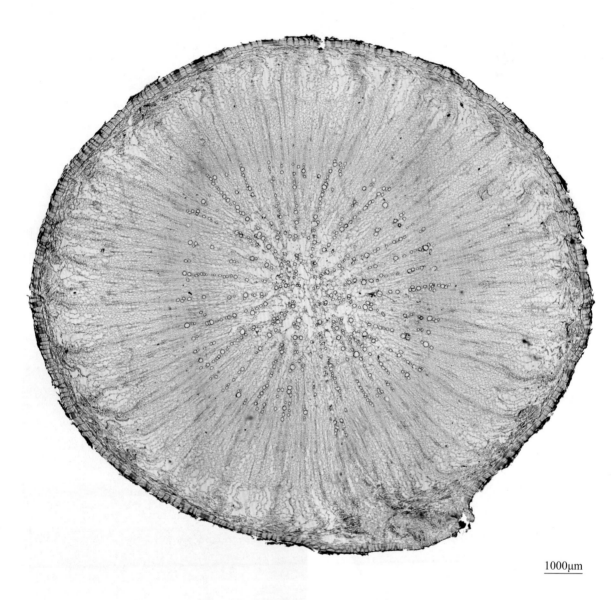

1000μm

图 17-2　桔梗根横切面全息（普通光）

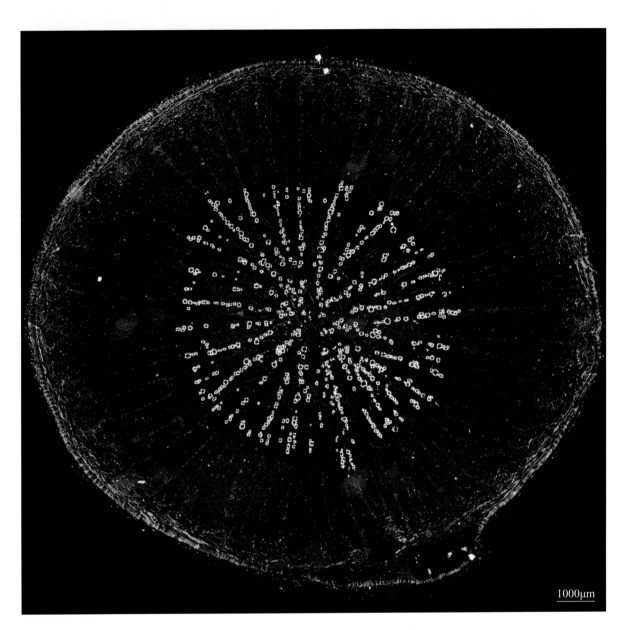

1000μm

图 17-3 桔梗根横切面全息（偏振光）

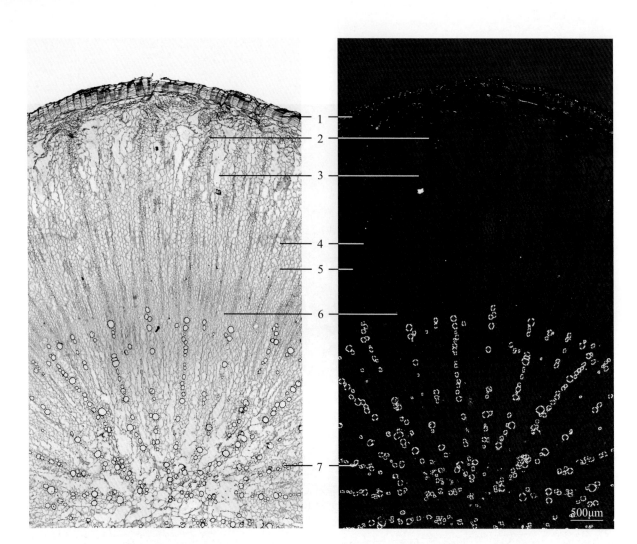

图 17-4　桔梗根横切面组织普通光（左）与 λ 干涉偏振光（右）对比

1.木栓层　2.乳管群　3.裂隙　4.韧皮射线　5.韧皮部　6.形成层　7.木质部

## 参考文献

[1] 国家药典委员会. 中华人民共和国药典（2020 年版）·一部［M］. 北京：中国医药科技出版社，2020.

[2] 徐国钧，徐珞珊. 常用中药材品种整理和质量研究（南方协作组，第一册）［M］. 福州：福建科学技术出版社，1994.

Shichangpu
ACORI TATARINOWII RHIZOMA

# 石菖蒲

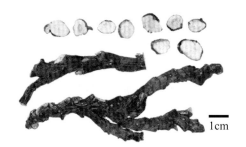

1cm

本品为天南星科植物石菖蒲 *Acorus tatarinowii* Schott 的干燥根茎。

**根茎横切面** 表皮细胞外壁增厚，棕色，有的含红棕色物。皮层宽广，散有纤维束和叶迹维管束；叶迹维管束外韧型，维管束鞘纤维成环，木化；内皮层明显。中柱维管束周木型及外韧型，维管束鞘纤维较少。纤维束和维管束鞘纤维周围细胞中含草酸钙方晶，形成晶纤维。薄壁组织中散有类圆形油细胞；并含淀粉粒。（图 18-1 ～ 图 18-5）

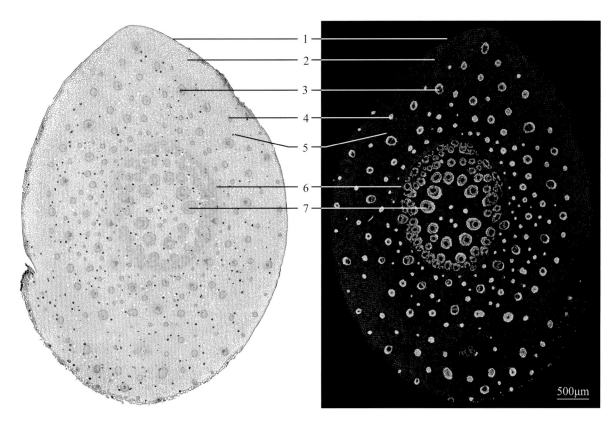

图 18-1 石菖蒲根茎横切面全息普通光（左）与偏振光（右）对比

1.表皮 2.皮层 3.叶迹维管束 4.纤维束 5.油细胞 6.内皮层 7.中柱维管束

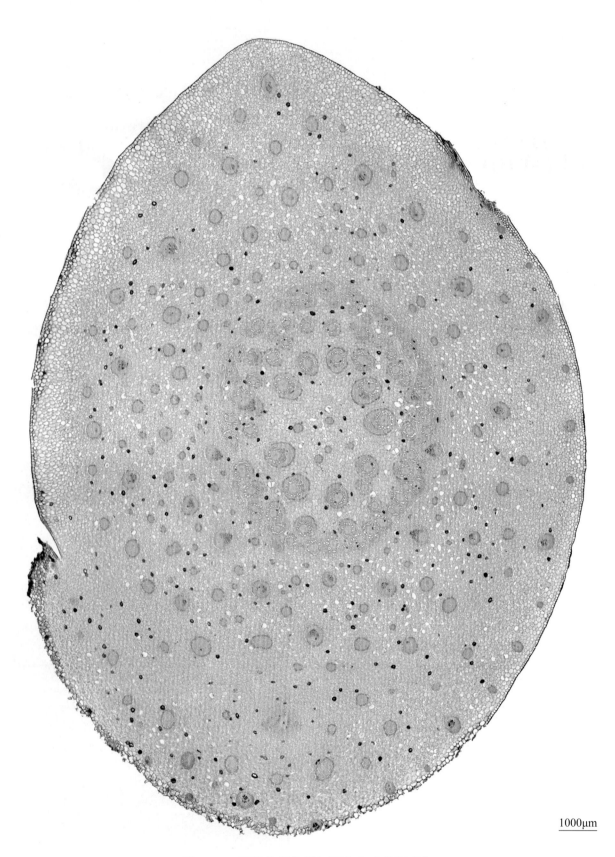

1000μm

图 18-2　石菖蒲根茎横切面全息（普通光）

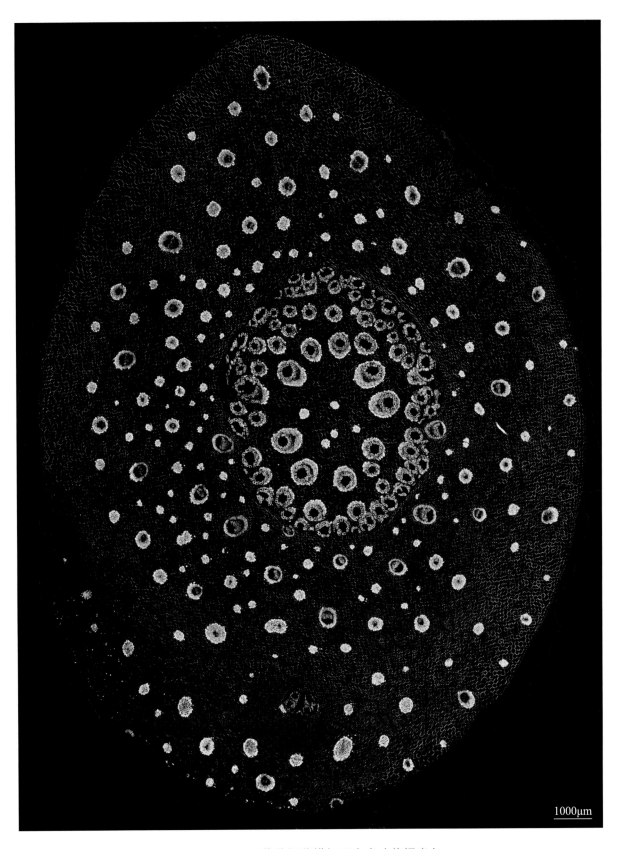

图 18-3　石菖蒲根茎横切面全息（偏振光）

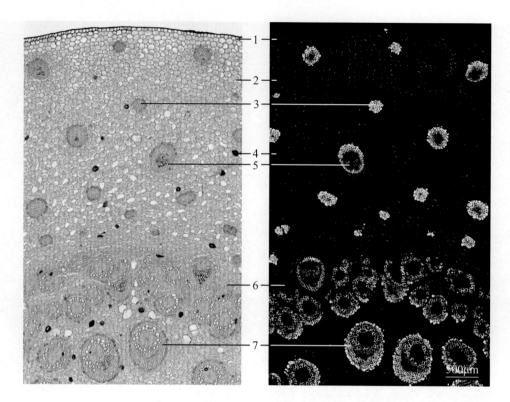

图 18-4　石菖蒲根茎横切面普通光（左）与偏振光（右）对比

1.表皮　2.皮层　3.纤维束　4.油细胞　5.叶迹维管束　6.内皮层　7.中柱维管束

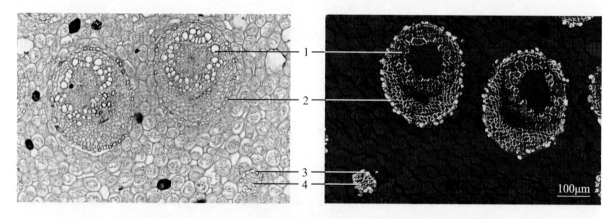

图 18-5　石菖蒲根茎横切面周木型维管束部位普通光（左）与 λ 干涉偏振光（右）对比

1.导管　2.维管束鞘（周围薄壁细胞含草酸钙方晶）　3.纤维束部位草酸钙方晶　4.纤维束

## 参考文献

[1] 国家药典委员会. 中华人民共和国药典（2020 年版）·一部［M］. 北京：中国医药科技出版社，2020.

[2] 徐国钧，徐珞珊. 常用中药材品种整理和质量研究（南方协作组，第一册）［M］. 福建：福建科学技术出版社，1994.

[3] 国家药典委员会. 中华人民共和国药典中药材显微鉴别彩色图鉴［M］. 北京：人民卫生出版社，2009.

[4] 赵中振，陈虎彪. 中药显微鉴定图典［M］. 福州：福建科学技术出版社，2016.

Zangchangpu

ACORI CALAMI RHIZOMA

# 藏菖蒲

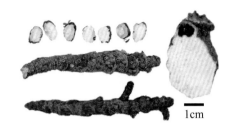

1cm

本品为天南星科植物藏菖蒲 *Acorus calamus* L. 的干燥根茎。又称水菖蒲。

**根茎横切面**　表皮细胞 1 列，类方形，外壁增厚，棕褐色。皮层宽广，薄壁细胞类圆形，6 ～ 8 个作圈连状排列，中间形成了大型空腔，即通气组织；分泌细胞内常含红棕色团块；纤维束和叶迹维管束稀疏呈环状散布，叶迹维管束的外圈有 1 ～ 3 列厚壁细胞。内皮层明显。中柱散生多数维管束，周木型和外韧型。薄壁细胞中含有大量淀粉粒，散布少量草酸钙方晶，方晶呈不规则多面体。（图 19-1 ～ 图 19-5）

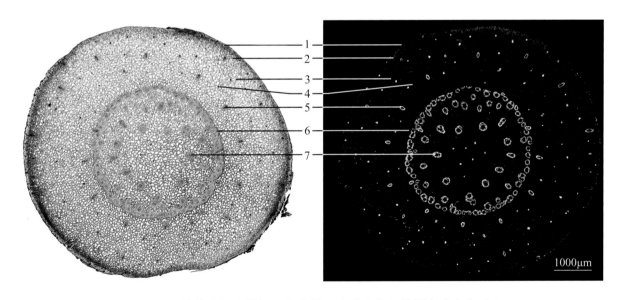

图 19-1　藏菖蒲根茎横切面全息普通光（左）与偏振光（右）对比
1. 表皮　2. 皮层　3. 通气组织　4. 分泌细胞　5. 叶迹维管束　6. 内皮层　7. 中柱维管束

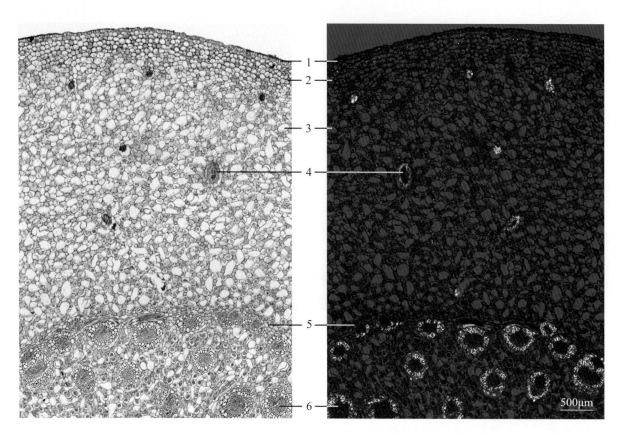

图 19-2　藏菖蒲根茎横切面普通光（左）与偏振光（右）对比

1.表皮　2.皮层　3.通气组织　4.叶迹维管束　5.内皮层　6.中柱维管束

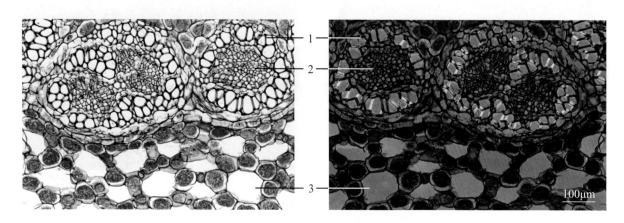

图 19-3　藏菖蒲根茎横切面周木型维管束部位普通光（左）与偏振光（右）对比

1.木质部　2.韧皮部　3.通气组织大型空腔

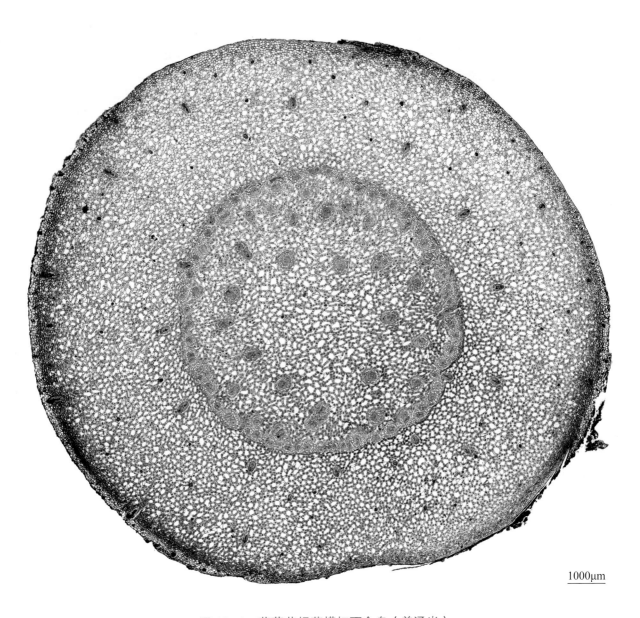

1000μm

图 19-4　藏菖蒲根茎横切面全息（普通光）

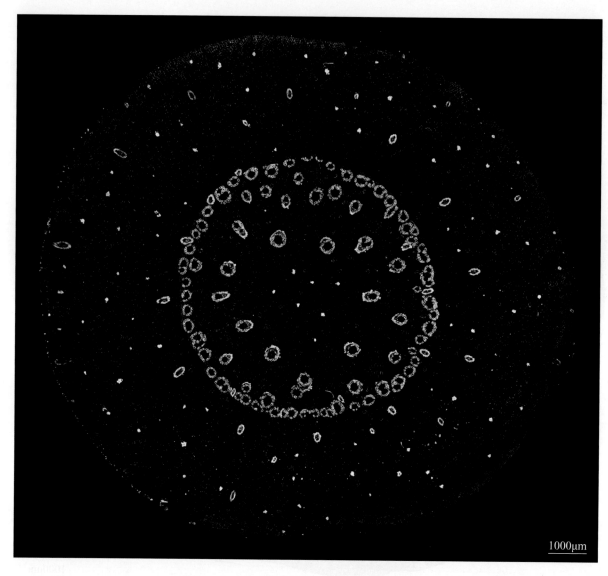

图 19-5 藏菖蒲根茎横切面全息（偏振光）

参考文献

同石菖蒲项下。

Maidong
OPHIOPOGONIS RADIX

# 麦 冬

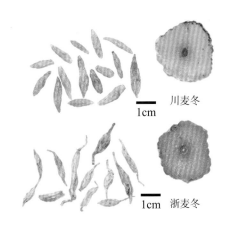

川麦冬

1cm

浙麦冬

1cm

本品为百合科植物麦冬 *Ophiopogon japonicus*（L. f）Ker-Gawl. 的干燥块根。主产于四川者称为川麦冬，主产于浙江者称为浙麦冬，二者形态学差异较大，显微特征也具有差异，因此分别描述。

## 1. 麦冬（川麦冬）

**块根横切面** 表皮细胞1列或脱落，根被为3～5列木化细胞。皮层宽广，散有含草酸钙针晶束的黏液细胞，有的针晶直径至10μm；内皮层细胞壁均匀增厚，木化，有通道细胞，外侧为1列石细胞，其内壁及侧壁增厚，纹孔细密。中柱较小，韧皮部束16～22个，木质部由导管、管胞、木纤维以及内侧的木化细胞连结成环层。髓小，薄壁细胞类圆形。（图20-1～图20-5）

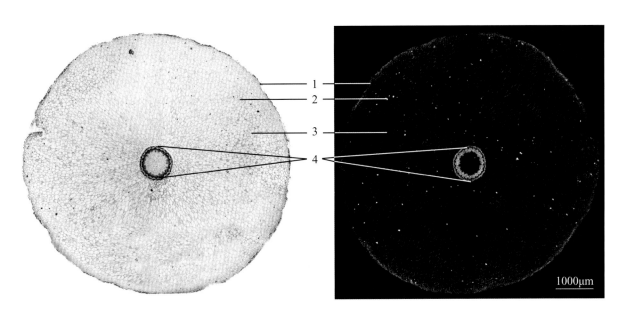

图 20-1　麦冬（川麦冬）块根横切面全息普通光（左）与偏振光（右）对比

1.根被　2.草酸钙针晶束　3.皮层　4.石细胞－内皮层－中柱

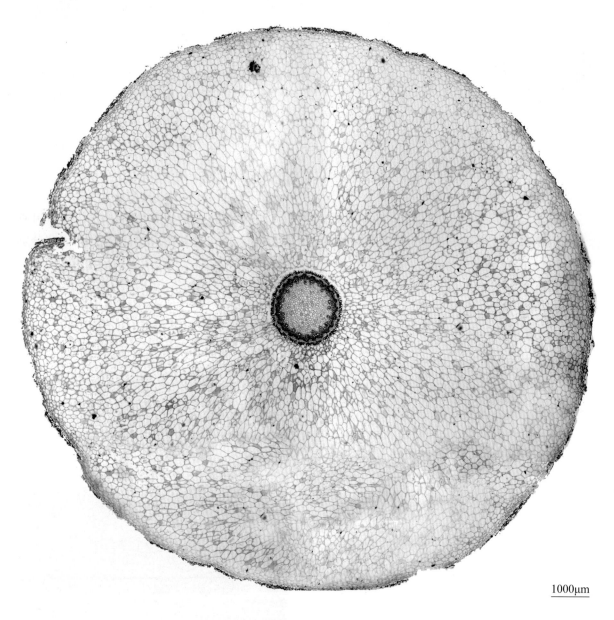

1000μm

图 20-2　麦冬（川麦冬）块根横切面全息（普通光）

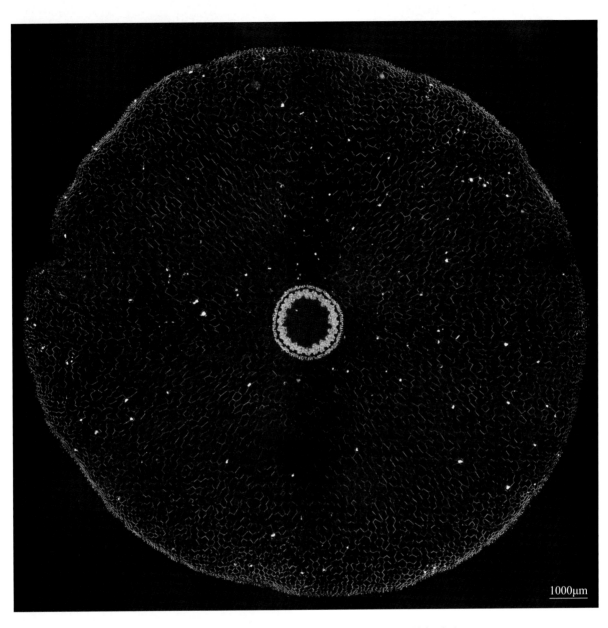

图 20-3　麦冬（川麦冬）块根横切面全息（偏振光）

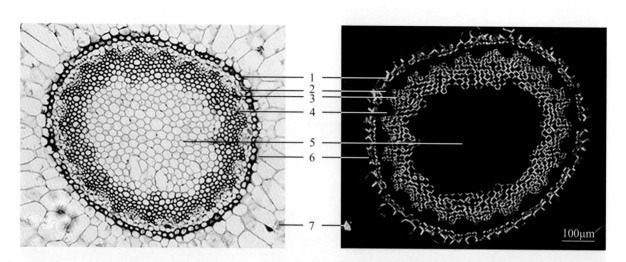

图 20-4　麦冬（川麦冬）块根横切面石细胞 – 内皮层 – 中柱部位普通光（左）与偏振光（右）对比
1.内皮层　2.中柱鞘　3.木质部　4.韧皮部　5.髓部　6.石细胞　7.草酸钙针晶束

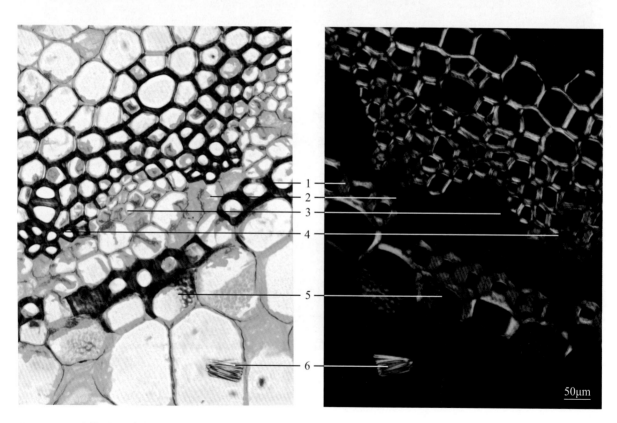

图 20-5　麦冬（川麦冬）块根横切面石细胞 – 内皮层 – 中柱部位局部普通光（左）与偏振光（右）对比
1.内皮层　2.中柱鞘　3.韧皮部　4.木质部　5.石细胞　6.草酸钙针晶束

## 2. 麦冬（浙麦冬）

**块根横切面**　与川麦冬横切面显微特征相似，主要区别点为浙麦冬内皮层外侧石细胞内壁明显增厚，强烈木化。（图 20-6 ～ 图 20-11）

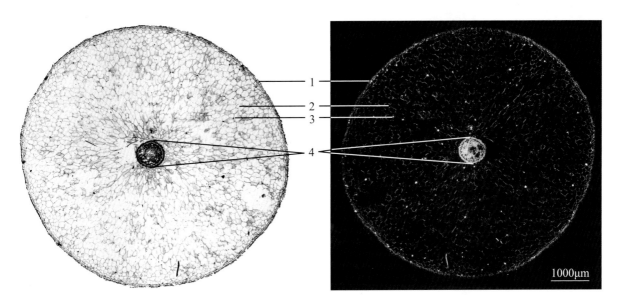

图 20-6　麦冬（川麦冬）块根横切面全息普通光（左）与偏振光（右）对比

1.根被　2.皮层　3.草酸钙针晶束　4.石细胞 – 内皮层 – 中柱

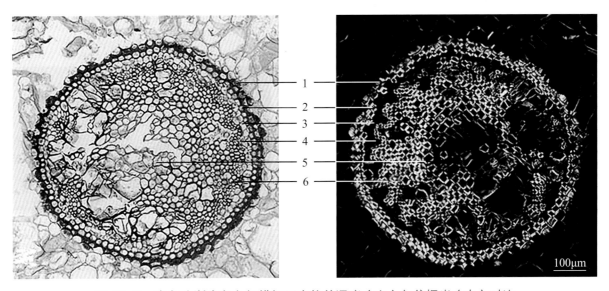

图 20-7　麦冬（浙麦冬）根横切面中柱普通光（左）与偏振光（右）对比

1.石细胞　2.内皮层　3.中柱鞘　4.韧皮部　5.髓　6.木质部

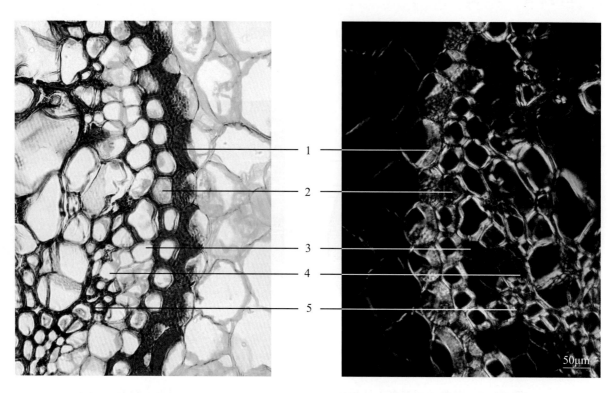

图 20-8　麦冬（浙麦冬）根横切面石细胞 – 内皮层 – 中柱鞘 – 韧皮部 – 木质部部位普通光（左）与偏振光（右）对比

1.石细胞　2.内皮层　3.中柱鞘　4.韧皮部　5.木质部

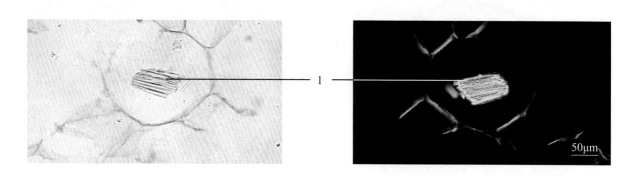

图 20-9　麦冬（浙麦冬）根横切面草酸钙针晶束普通光（左）与偏振光（右）对比

1.草酸钙针晶束

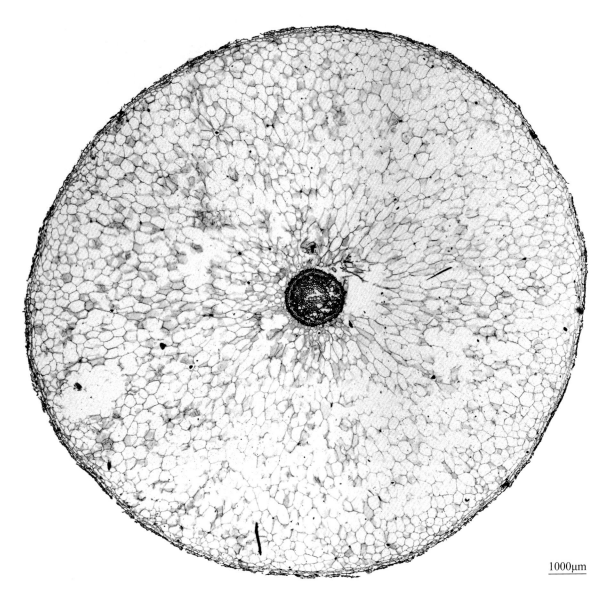

1000μm

图 20-10　麦冬（浙麦冬）块根横切面全息（普通光）

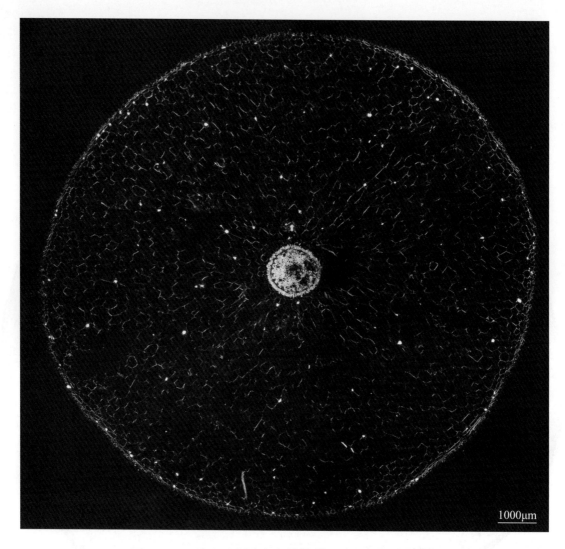

1000μm

图 20-11　麦冬（浙麦冬）块根横切面全息（偏振光）

　　附注　《中国药典（2020 年版）》一部分别收载了麦冬和山麦冬两个品种药材，由于中药用药习惯及历史原因常有麦冬与山麦冬混用现象出现，另有百合科山麦冬属植物阔叶山麦冬 *Liriope muscari*（Decne.）L. H. Bailey 及金边阔叶麦冬 *Liriope platyphylla* Wang et Tang var. *variegata* Hort. 的干燥块根作为麦冬及山麦冬的混淆品出现。麦冬、山麦冬及混淆品植物组织显微鉴别主要异同点见山麦冬项下表 21-1。

## 参考文献

［1］国家药典委员会. 中华人民共和国药典（2020 年版）·一部［M］. 北京：中国医药科技出版社，2020.

［2］陈爽. 阔叶山麦冬与麦冬的鉴别比较［J］. 海峡药学，2012，24（5）：29-31.

［3］赵中振，陈虎彪. 中药显微鉴定图典［M］. 福州：福建科学技术出版社，2016.

［4］马双成，魏锋. 实用中药材传统鉴别手册（第一册）［M］. 北京：人民卫生出版社，2019.

［5］康廷国. 中药鉴定学［M］. 北京：中国中医药出版社，2016.

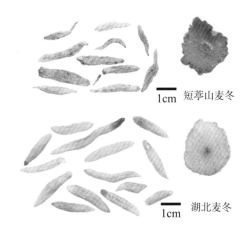

Shanmaidong
LIRIOPES RADIX

# 山麦冬

1cm 短葶山麦冬

1cm 湖北麦冬

本品为百合科植物短葶山麦冬 *Liriope muscari* (Decne.) Baily 或湖北麦冬 *Liriope spicata* (Thunb.) Lour. var. *prolifera* Y. T. Ma 的干燥块根。

## 1. 短葶山麦冬

**块根横切面**　表皮细胞 1 列或脱落，根被由 3 ～ 6 列木化细胞薄壁组成；皮层宽广，薄壁细胞含少数草酸钙针晶束；内皮层细胞外壁及侧壁增厚，外侧为 1 列石细胞，内壁及侧壁增厚，纹孔细密，有通道细胞；木质部导管层数为 2 ～ 7 层，韧皮部束 16 ～ 20 个；中柱甚小。（图 21-1 ～ 图 21-6）

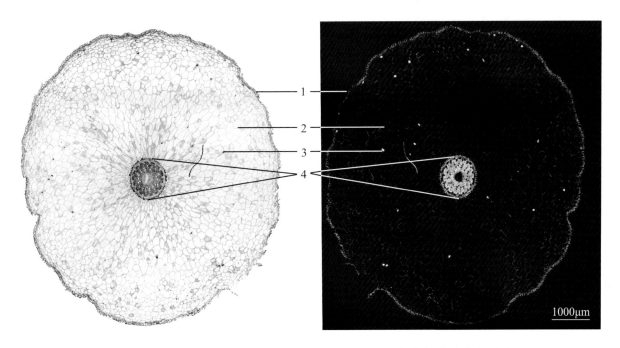

1000μm

图 21-1　短葶山麦冬块根横切面全息普通光（左）与偏振光（右）对比

1.根被　2.皮层　3.草酸钙针晶束　4.石细胞 – 内皮层 – 中柱

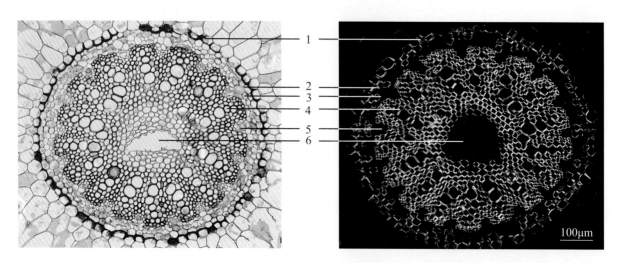

图 21-2　短葶山麦冬石细胞 – 内皮层 – 中柱部位普通光（左）与偏振光（右）对比

1.石细胞　2.内皮层　3.中柱鞘　4.木质部　5.韧皮部　6.髓

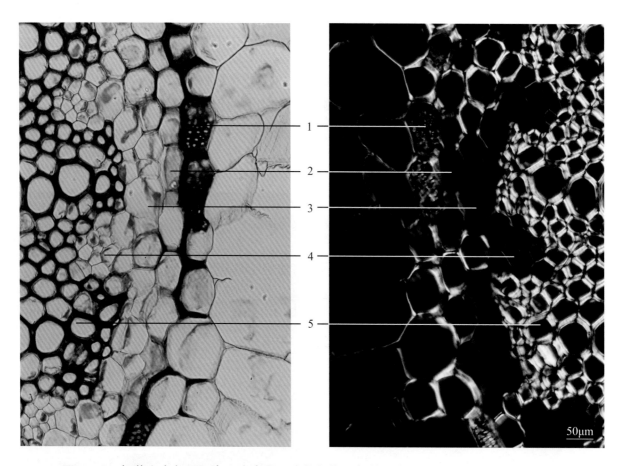

图 21-3　短葶山麦冬石细胞 – 内皮层 – 中柱部位局部普通光（左）与偏振光（右）对比

1.石细胞　2.内皮层　3.中柱鞘　4.韧皮部　5.木质部

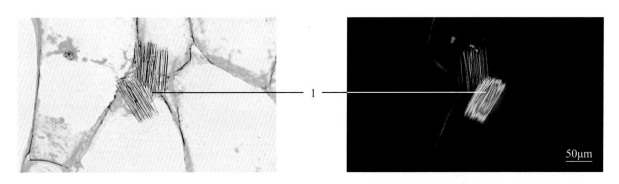

图 21-4 短葶山麦冬草酸钙针晶束普通光（左）与偏振光（右）对比

1.草酸钙针晶束

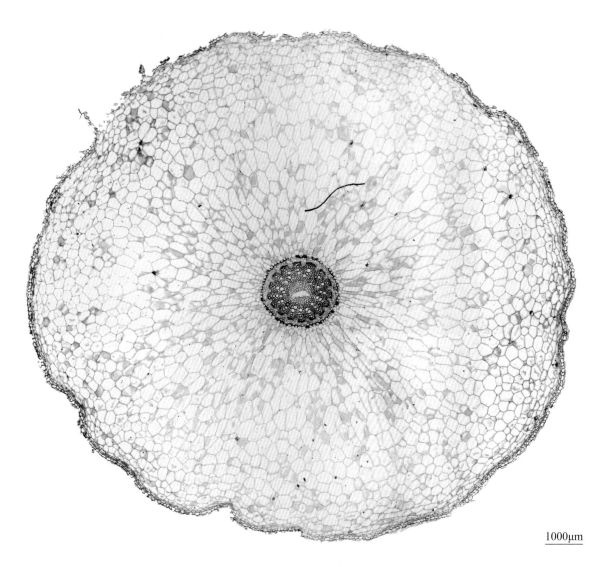

图 21-5 短葶山麦冬块根横切面全息（普通光）

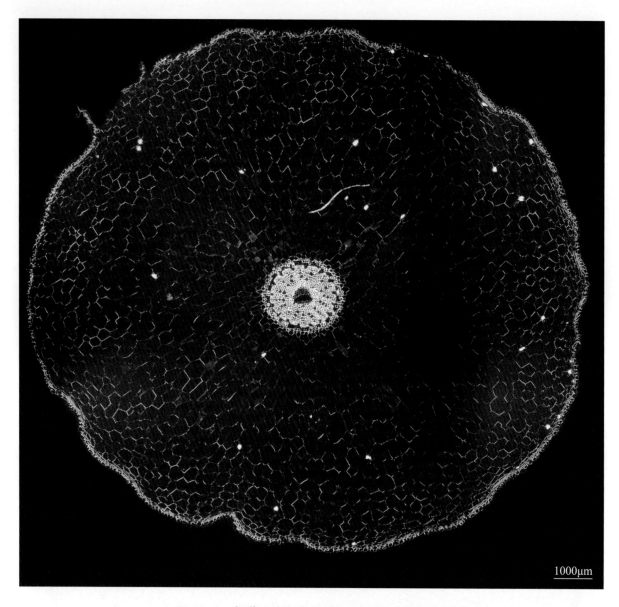

图 21-6　短葶山麦冬块根横切面全息（偏振光）

## 2. 湖北麦冬

**块根横切面**　表皮细胞 1 列，常脱落；根被为 1 列细胞。皮层宽广，薄壁细胞含少量草酸钙针晶束；内皮层细胞壁内壁及侧壁增厚，外侧为 1 ～ 2 列石细胞，其内壁及侧壁微增厚，纹孔细密，有通道细胞；中柱甚小，木质部导管层数为 2 ～ 3 层，韧皮部束为 7 ～ 15 个，位于木质部束的星角间，木质部束内侧的木化细胞连结成环层；髓小。（图 21-7 ～ 图 21-12）

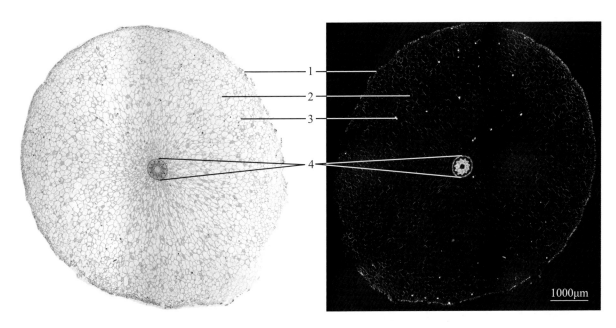

图 21-7　湖北麦冬块根横切面全息普通光（左）与偏振光（右）对比

1. 根被　2. 皮层　3. 草酸钙针晶束　4. 石细胞 – 内皮层 – 中柱

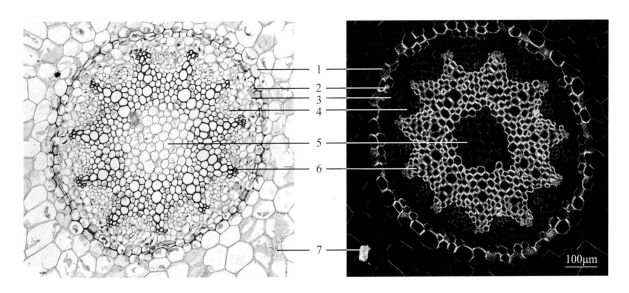

图 21-8　湖北麦冬块根横切面石细胞 – 内皮层 – 中柱部位普通光（左）与偏振光（右）对比

1. 石细胞　2. 内皮层　3. 中柱鞘　4. 韧皮部　5. 髓　6. 木质部　7. 草酸钙针晶束

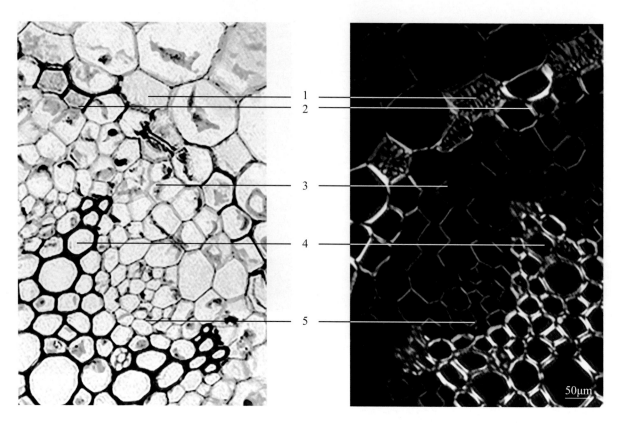

图 21-9　湖北麦冬块根横切面石细胞 – 内皮层 – 中柱部位局部普通光（左）与偏振光（右）对比

1.石细胞　2.内皮层　3.中柱鞘　4.木质部　5.韧皮部

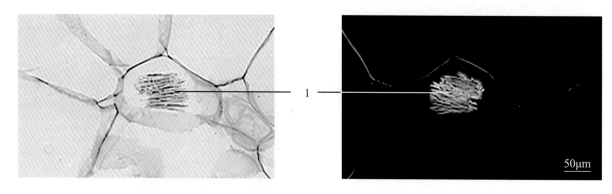

图 21-10　湖北麦冬块根横切面草酸钙针晶束普通光（左）与偏振光（右）对比

1.草酸钙针晶束

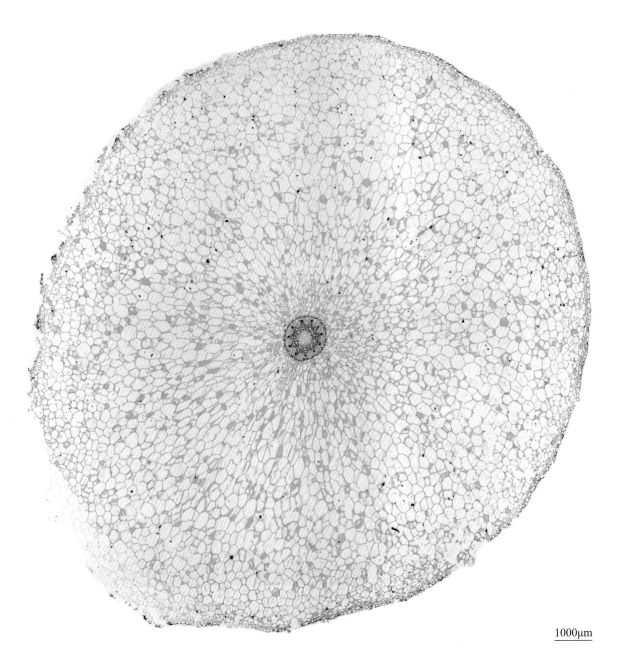

1000μm

图 21-11 湖北麦冬块根横切面全息（普通光）

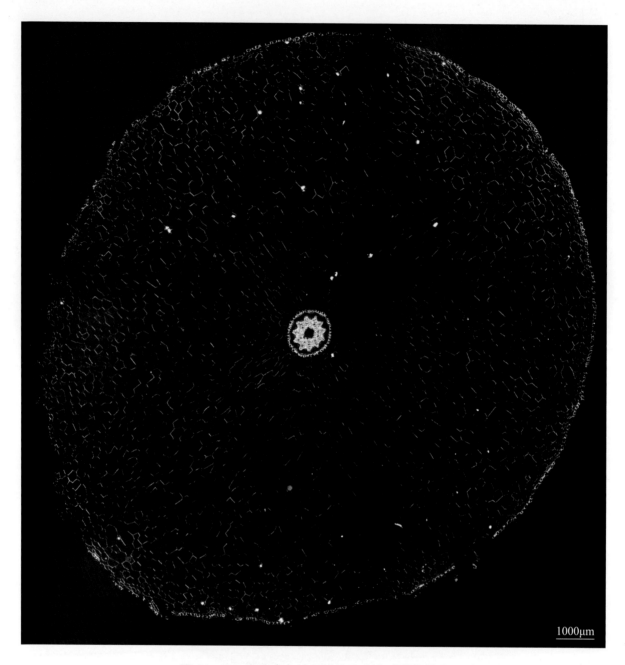

图 21-12　湖北麦冬块根横切面全息（偏振光）

## 附1：阔叶山麦冬

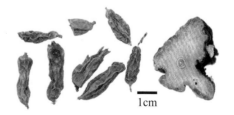

　　本品为百合科山麦冬属植物阔叶山麦冬 *Liriope muscari*（Decne.）L. H. Bailey 的干燥块根。为麦冬及山麦冬易混品。

**块根横切面**　表皮细胞1列，常脱落；根被为3～6列细胞，壁木化；皮层宽广，针晶束稀少；内皮层细胞壁均匀增厚，木化，内皮层外侧为2列石细胞，呈类方形，侧壁及内壁增厚；中柱较粗，维管束辐射型，木质部导管层数为3～5层，韧皮部束20～21个，木质部由木化组织连成环，髓小。（图21-13～图21-18）

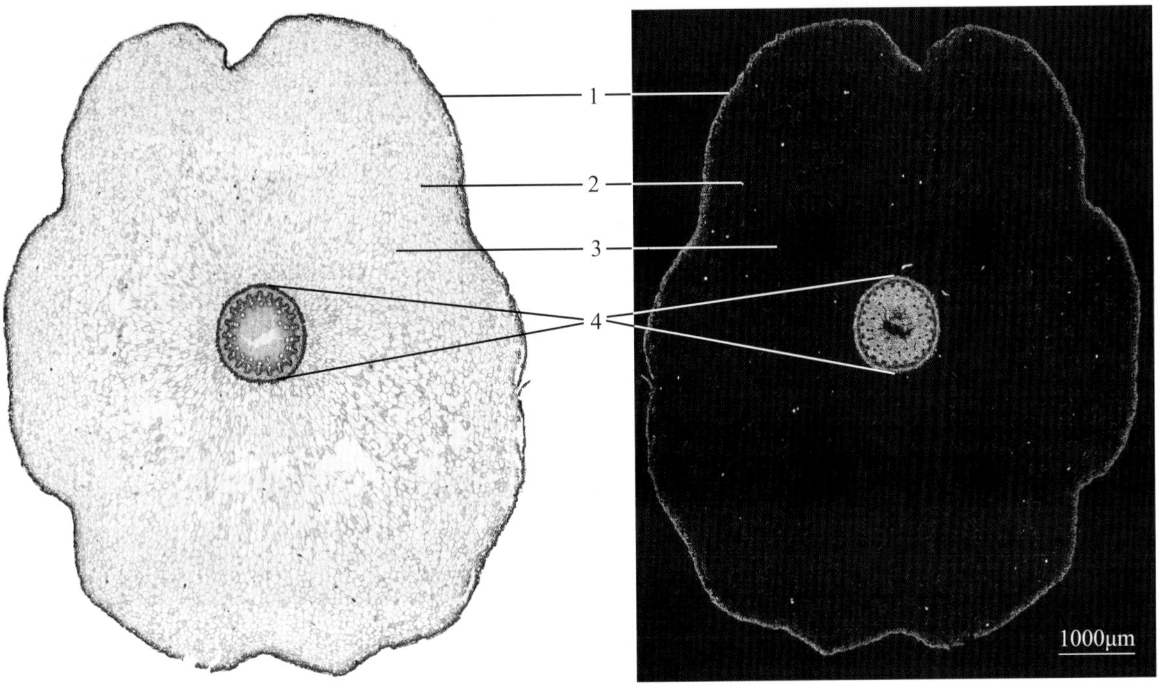


图21-13　阔叶山麦冬块根横切面全息普通光（左）与偏振光（右）对比

1. 根被　2. 草酸钙针晶束　3. 皮层　4. 石细胞 - 内皮层 - 中柱

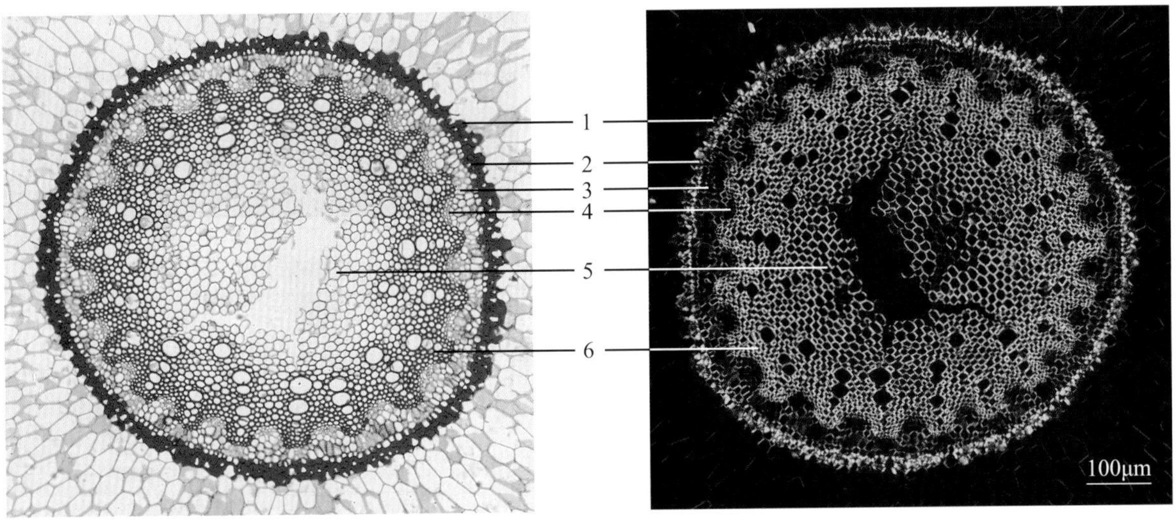


图21-14　阔叶山麦冬块根横切面石细胞 - 内皮层 - 中柱部位普通光（左）与偏振光（右）对比

1. 石细胞　2. 内皮层　3. 中柱鞘　4. 韧皮部　5. 髓　6. 木质部

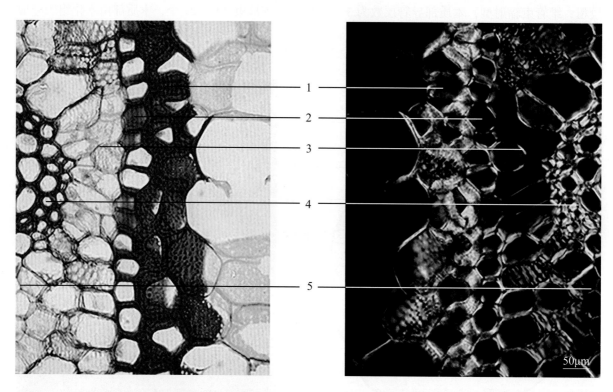

图 21-15　阔叶山麦冬块根横切面石细胞 – 内皮层 – 中柱部位局部普通光（左）与偏振光（右）对比

1.石细胞　2.内皮层　3.中柱鞘　4.木质部　5.韧皮部

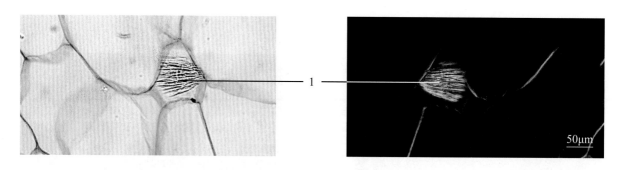

图 21-16　阔叶山麦冬块根横切面草酸钙针晶束普通光（左）与偏振光（右）对比

1.草酸钙针晶束

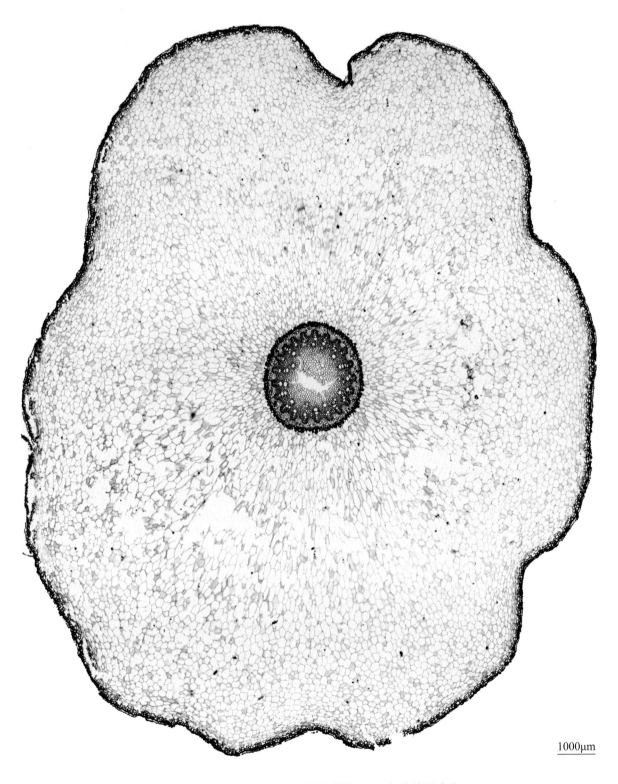

1000μm

图 21-17 阔叶山麦冬块根横切面全息（普通光）

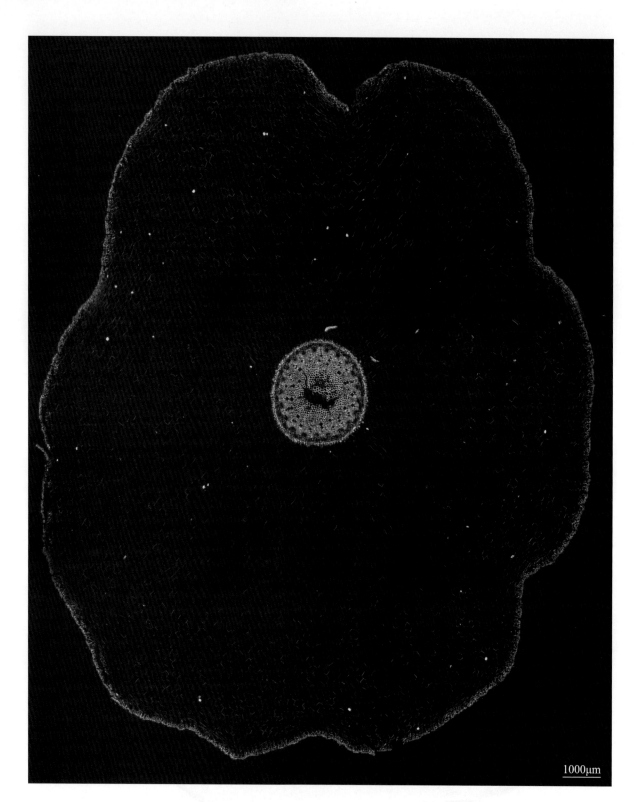

图 21-18　阔叶山麦冬块根横切面全息（偏振光）

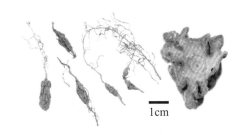

1cm

## 附 2：金边阔叶麦冬

本品为百合科山麦冬属植物金边阔叶麦冬 *Liriope platyphylla* Wang et Tang var. *variegata* Hort. 的干燥块根。为麦冬及山麦冬易混品。

**块根横切面**　表皮为 1 列细胞，常脱落；根被为 3 ～ 6 列细胞，壁木化；皮层宽广，草酸钙针晶较少；内皮层外侧为 2 列石细胞，呈类方形，侧壁及内壁增厚；内皮层细胞壁均匀增厚，木化，有通道细胞；中柱较粗，中柱鞘为 1 ～ 2 列薄壁细胞；维管束辐射型，木质部导管层数为 3 ～ 5 层，韧皮部束 11 ～ 12 个，木质部由木化组织连成环，中柱细小；髓小。（图 21-19 ～图 21-24）

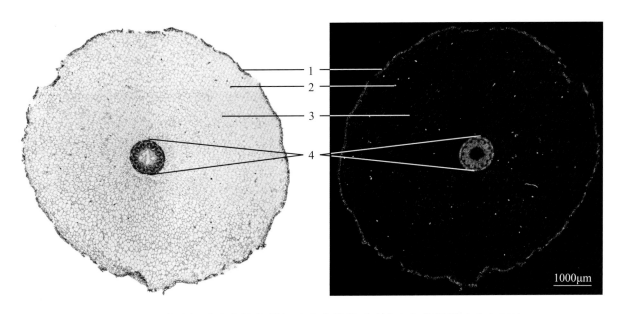

图 21-19　金边阔叶麦冬块根横切面全息普通光（左）与偏振光（右）对比

1. 根被　2. 草酸钙针晶束　3. 皮层　4. 石细胞 – 内皮层 – 中柱

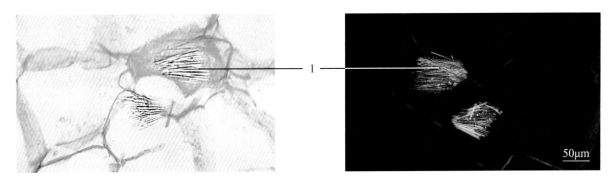

图 21-20　金边阔叶麦冬块根横切面草酸钙针晶束普通光（左）与偏振光（右）对比

1. 草酸钙针晶束

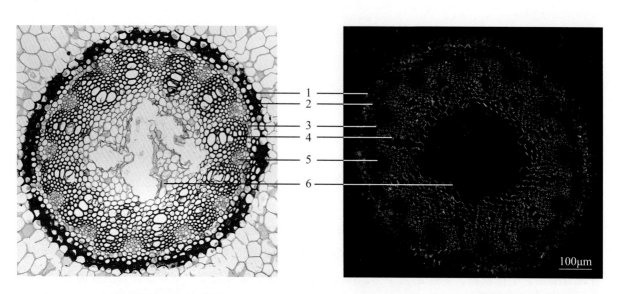

图21-21　金边阔叶麦冬块根横切面石细胞－内皮层－中柱普通光（左）与偏振光（右）对比

1.石细胞　2.内皮层　3.中柱鞘　4.木质部　5.韧皮部　6.髓

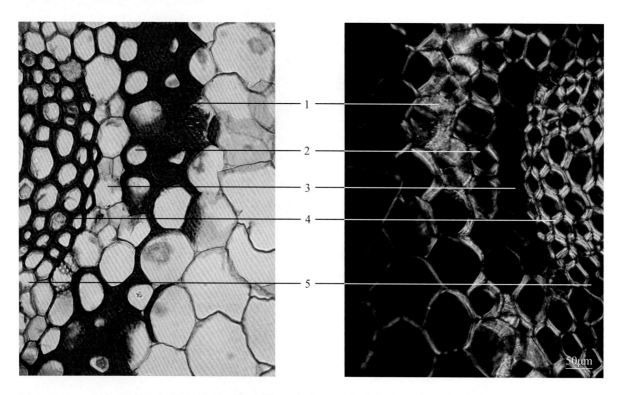

图21-22　金边阔叶麦冬块根横切面石细胞－内皮层－中柱部位局部普通光（左）与偏振光（右）
对比

1.石细胞　2.内皮层　3.中柱鞘　4.木质部　5.韧皮部

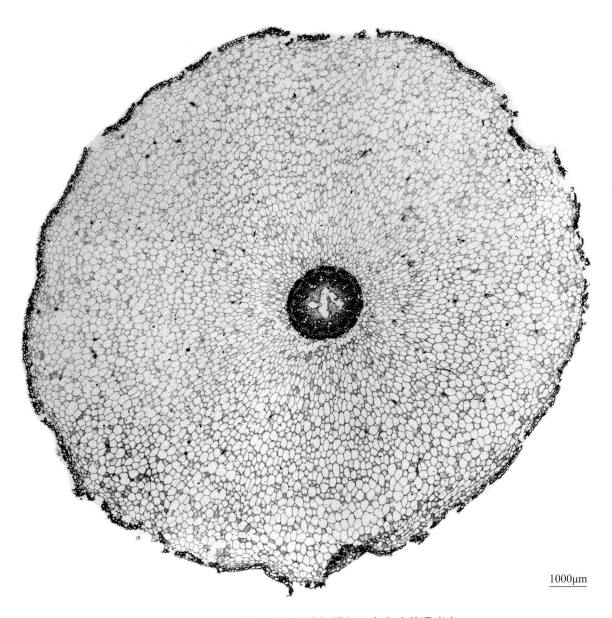

1000μm

图 21-23　金边阔叶麦冬块根横切面全息（普通光）

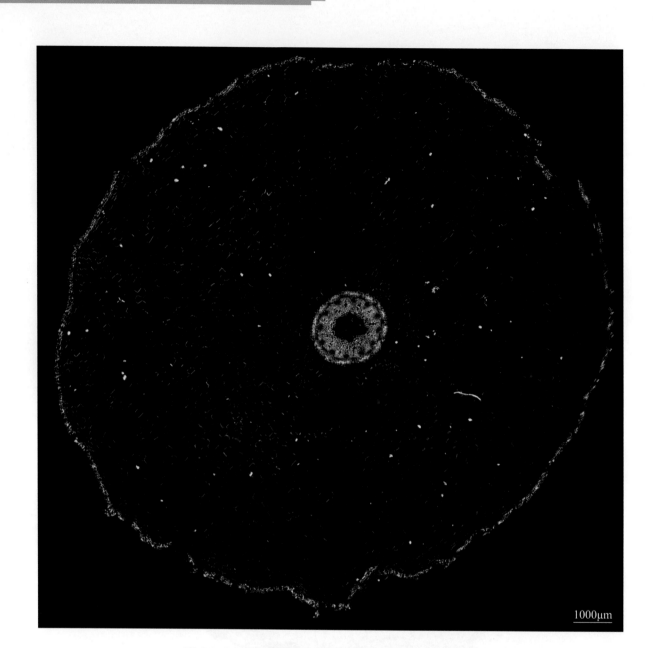

图 21-24　金边阔叶麦冬块根横切面全息（偏振光）

　　附注　《中国药典（2020年版）》一部分别收载了山麦冬和麦冬两个品种药材，由于中药用药习惯及历史原因常有山麦冬和麦冬混用现象出现，另有百合科山麦冬属植物阔叶山麦冬 *Liriope muscari*（Decne.）L. H. Bailey 及金边阔叶麦冬 *Liriope platyphylla* Wang et Tang var. *variegata* Hort. 的干燥块根作为山麦冬及麦冬的混淆品出现。山麦冬、麦冬及混淆品植物组织显微鉴别主要异同点见表 21-1。

表 21-1　麦冬及其混淆品块根横切面显微特征比较

| 药材名 | 基原植物 | 皮层 | 中柱 | | | |
|---|---|---|---|---|---|---|
| | | | 内皮层及石细胞增厚情况 | 石细胞层数 | 韧皮部束数 | 木质部导管层数 |
| 麦冬 | 川麦冬 | 宽广，草酸钙针晶束较多 | 内皮层细胞全部增厚，石细胞内壁及侧壁微增厚 | 1 | 16～22 | 1～2 |
| | 浙麦冬 | 同川麦冬 | 内皮层细胞全部增厚，石细胞内壁及侧壁增厚明显 | 同川麦冬 | 同川麦冬 | 同川麦冬 |
| 山麦冬 | 短葶山麦冬 | 宽广，草酸钙针晶束甚少 | 内皮层细胞只有内壁及侧壁增厚，石细胞内壁及侧壁微增厚 | 1 | 16～20 | 2～7 |
| | 湖北麦冬 | 宽广，草酸钙针晶束较少 | 内皮层细胞内壁及侧壁增厚，石细胞内壁及侧壁微增厚 | 1 | 7～15 | 2～3 |
| 混淆品 | 阔叶山麦冬 | 宽广，草酸钙针晶束较少 | 内皮层细胞壁全部增厚，石细胞内壁及侧壁增厚明显 | 2 | 20～21 | 3～5 |
| | 金边阔叶麦冬 | 宽广，草酸钙针晶束较少 | 内皮层细胞壁全部增厚，石细胞内壁及侧壁增厚明显 | 2 | 11～12 | 3～5 |

## 参考文献

［1］国家药典委员会. 中华人民共和国药典（2020 年版）· 一部［M］. 北京：中国医药科技出版社，2020.

［2］陈爽. 阔叶山麦冬与麦冬的鉴别比较［J］. 海峡药学，2012，24（5）：29-31.

［3］赵中振，陈虎彪. 中药显微鉴定图典［M］. 福州：福建科学技术出版社，2016.

［4］马双成，魏锋. 实用中药材传统鉴别手册（第一册）［M］. 北京：人民卫生出版社，2019.

［5］康廷国. 中药鉴定学［M］. 北京：中国中医药出版社，2016.

茎木类中药

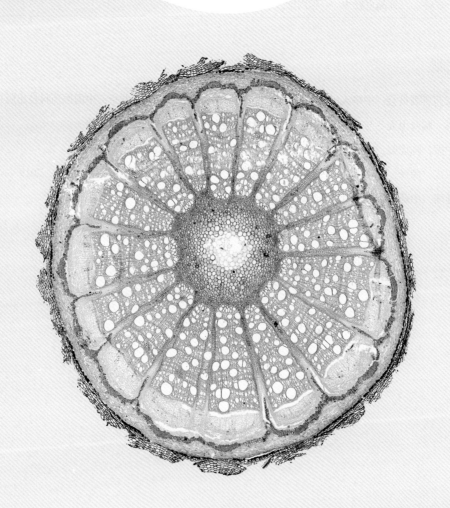

Shouwuteng
POLYGONI MULTIFLORI CAULIS

# 首乌藤

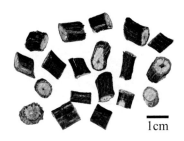

1cm

本品为蓼科植物何首乌 *Polygonum multiflorum* Thunb. 的干燥藤茎。

**藤茎横切面** 表皮细胞有时残存。木栓细胞3～4列，含棕色色素。皮层较窄。中柱鞘纤维束断续排列成环，纤维壁甚厚，木化；在纤维束间时有石细胞群。韧皮部较宽。形成层成环。木质部导管类圆形，直径约至204μm，单个散列或数个相聚。髓较小。薄壁细胞含草酸钙簇晶。（图22-1～图22-6）

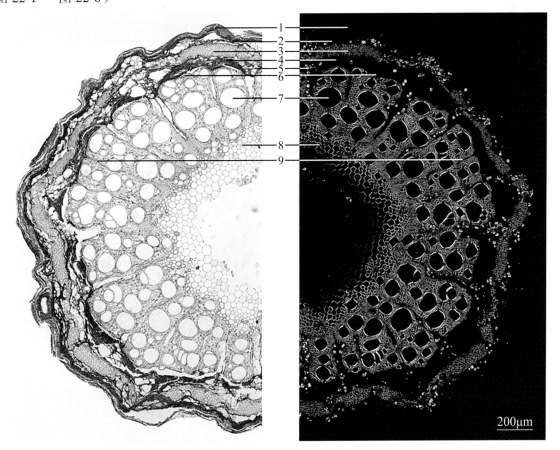

200μm

图22-1 首乌藤藤茎（老茎）横切面全息普通光（左）与偏振光（右）对比

1.木栓层 2.皮层 3.中柱鞘纤维束 4.韧皮部 5.草酸钙簇晶 6.形成层 7.木质部 8.髓部 9.射线

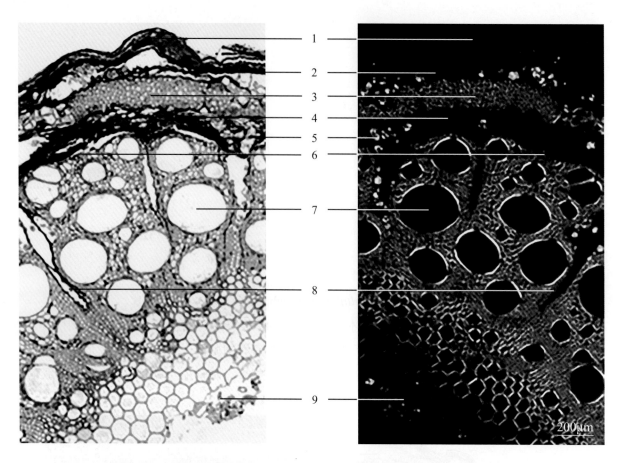

图 22-2  首乌藤藤茎（老茎）横切面普通光（左）与偏振光（右）对比

1. 木栓层  2. 皮层  3. 中柱鞘纤维束  4. 韧皮部  5. 草酸钙簇晶  6. 形成层  7. 木质部  8. 射线  9. 髓部

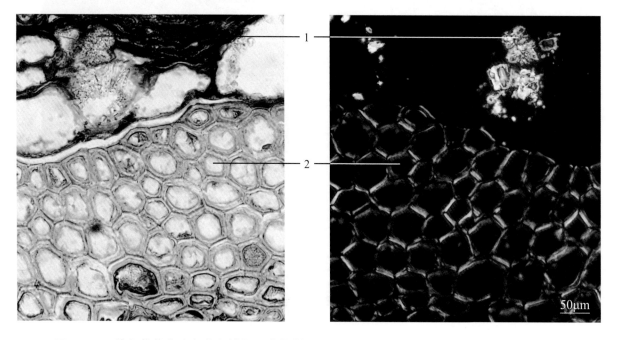

图 22-3  首乌藤藤茎（老茎）横切面中柱鞘纤维束部位普通光（左）与偏振光（右）对比

1. 草酸钙簇晶  2. 纤维束

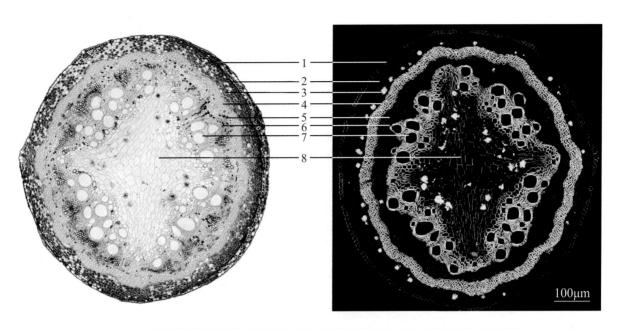

图 22-4　首乌藤藤茎（嫩茎）横切面全息正常光（左）与偏振光（右）对比

1.木栓层　2.皮层　3.草酸钙簇晶　4.中柱鞘纤维束　5.韧皮部　6.形成层　7.木质部　8.髓部

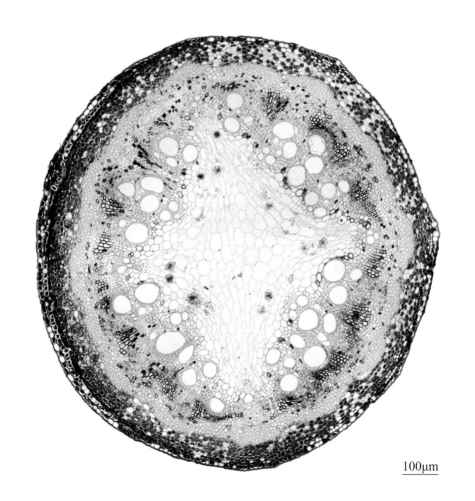

图 22-5　首乌藤藤茎（嫩茎）横切面全息（普通光）

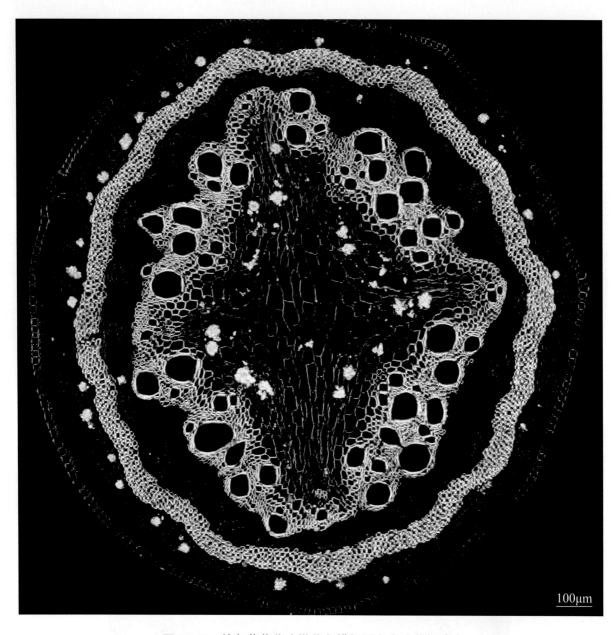

图 22-6　首乌藤藤茎（嫩茎）横切面全息（偏振光）

## 参考文献

［1］国家药典委员会. 中华人民共和国药典（2020 年版）· 一部［M］. 北京：中国医药科技出版社，2020.

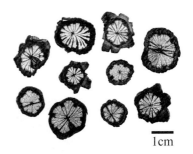

Daxueteng

SARGENTODOXAE CAULIS

# 大血藤

1cm

本品为木通科植物大血藤 *Sargentodoxa cuneata* (Oliv) Rehd. et Wils. 的干燥藤茎。

**藤茎横切面**　木栓层为多列细胞，含棕红色物。皮层石细胞常数个成群，有的含草酸钙方晶。维管束外韧型。韧皮部分泌细胞常切向排列，与筛管群相间隔；有少数石细胞群散在。束内形成层明显。木质部导管多单个散在，类圆形，直径约至 400μm，周围有木纤维。射线宽广，外侧石细胞较多，有的含数个草酸钙方晶，部分草酸钙方晶破碎，几乎呈砂晶状。髓部偶见石细胞群。薄壁细胞含棕色或棕红色物。（图 23-1 ～ 图 23-8）

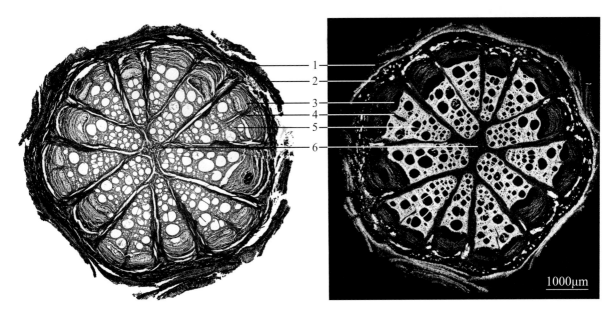

图 23-1　大血藤藤茎横切面全息普通光（左）与偏振光（右）对比

1. 木栓层　2. 皮层　3. 韧皮部　4. 射线　5. 木质部　6. 髓

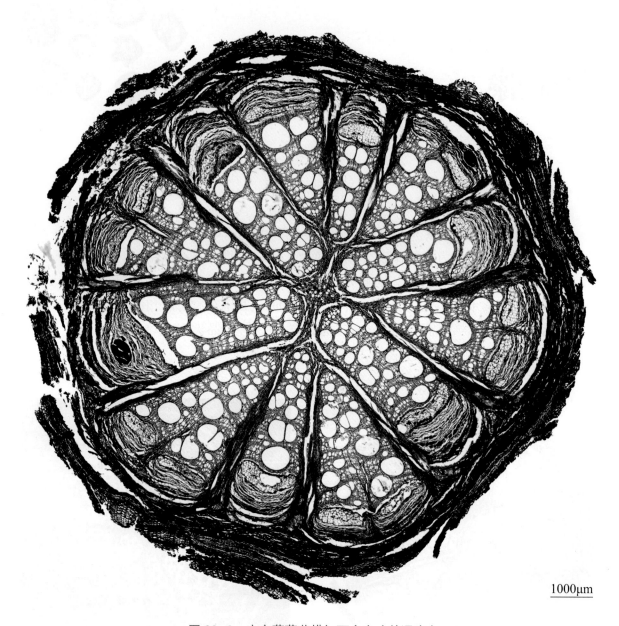

1000μm

图 23-2　大血藤藤茎横切面全息（普通光）

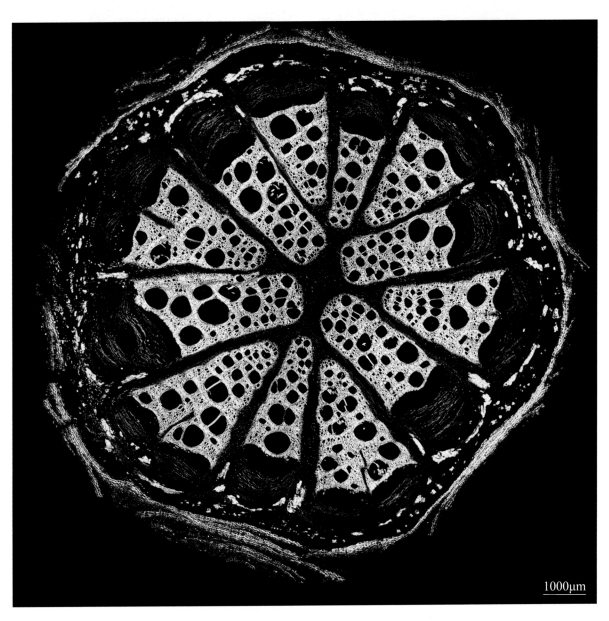

1000μm

图 23-3　大血藤藤茎横切面全息（偏振光）

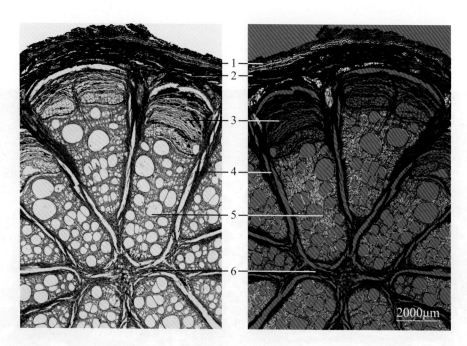

图 23-4　大血藤藤茎横切面普通光（左）与 λ 干涉偏振光（右）对比

1.木栓层　2.皮层　3.韧皮部　4.射线　5.木质部　6.髓

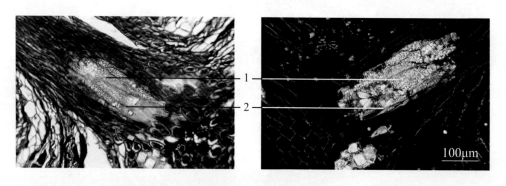

图 23-5　大血藤藤茎横切面韧皮射线部位普通光（左）与偏振光（右）对比

1.破碎草酸钙方晶　2.含晶石细胞

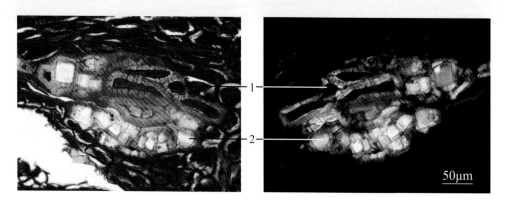

图 23-6　大血藤藤茎横切面皮层部位含晶石细胞普通光（左）与偏振光（右）对比

1.石细胞　2.草酸钙方晶

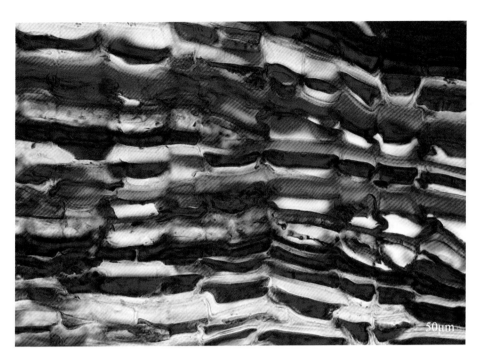

图 23-7　大血藤藤茎横切面木栓层部位（内含棕红色分泌物）（普通光）

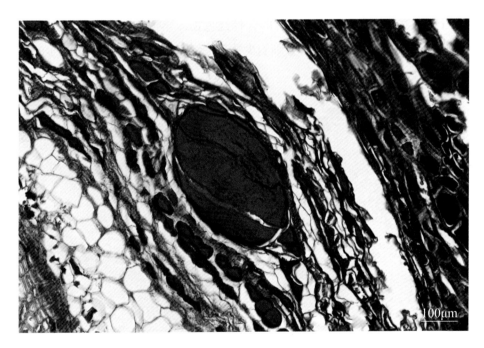

图 23-8　大血藤藤茎横切面皮层部位（内含棕红色分泌物）（普通光）

## 参考文献

[1] 国家药典委员会. 中华人民共和国药典（2020 年版）·一部 [M]. 北京：中国医药科技出版社，2020.

Jixueteng
SPATHOLOBI CAULIS

# 鸡血藤

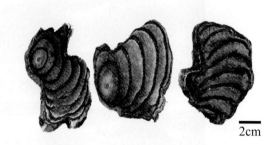

2cm

本品为豆科植物密花豆 *Spatholobus suberectus* Dunn 的干燥藤茎。

**藤茎横切面**　木栓细胞数列，含棕红色物。皮层较窄，散有石细胞群，胞腔内充满棕红色物；薄壁细胞含草酸钙方晶。维管束异型，由韧皮部与木质部相间排列成数轮。韧皮部最外侧为石细胞群与纤维束组成的厚壁细胞层；射线多被挤压；分泌细胞甚多，充满棕红色物，常数个至 10 多个切向排列成带状；纤维束较多，非木化至微木化，周围细胞含草酸钙方晶，形成晶纤维，含晶细胞壁木化增厚；石细胞群散在。木质部射线有的含棕红色物；导管多单个散在，类圆形，直径约至 400μm；木纤维束亦均形成晶纤维；木薄壁细胞少数含棕红色物。（图 24-1～图 24-8）

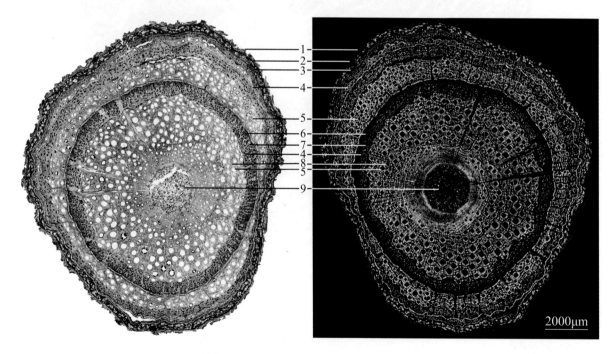

图 24-1　鸡血藤藤茎横切面全息普通光（左）与偏振光（右）对比

1. 木栓层　2. 皮层　3. 厚壁细胞层　4. 韧皮部　5. 木质部　6. 韧皮纤维　7. 分泌细胞　8. 木纤维　9. 髓

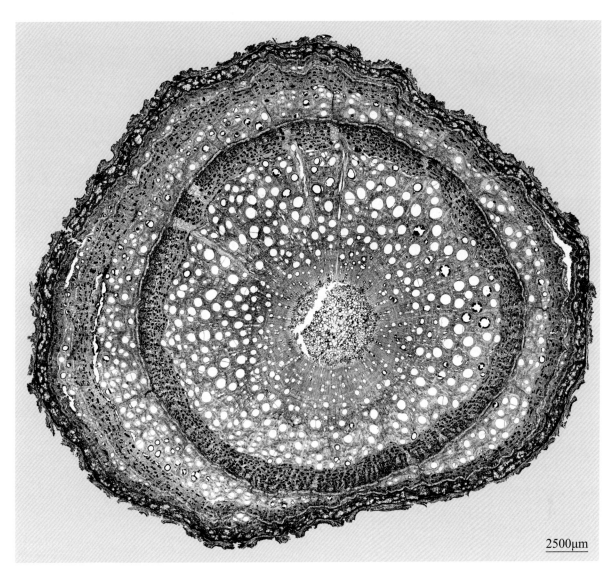

图 24-2 鸡血藤藤茎横切面全息（普通光）

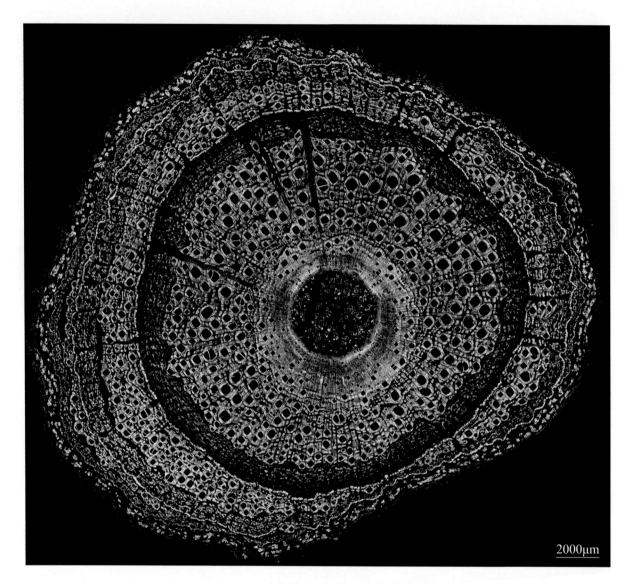

图 24-3　鸡血藤藤茎横切面全息（偏振光）

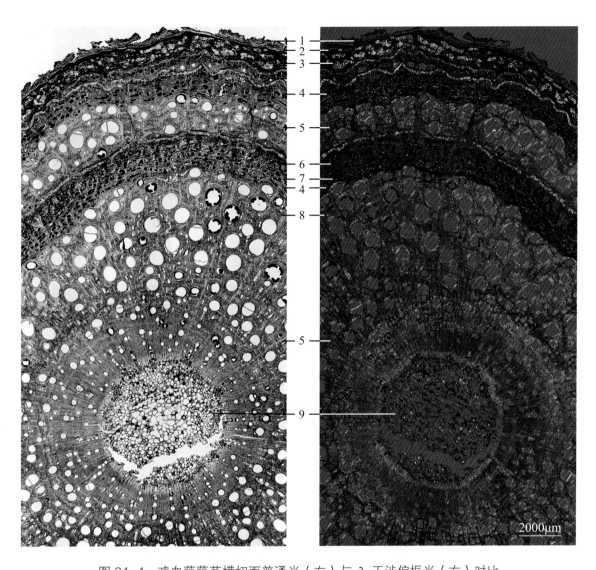

图 24-4　鸡血藤藤茎横切面普通光（左）与 λ 干涉偏振光（右）对比

1.木栓层　2.皮层　3.厚壁细胞层　4.韧皮部　5.木质部　6.韧皮纤维　7.分泌细胞　8.木纤维　9.髓

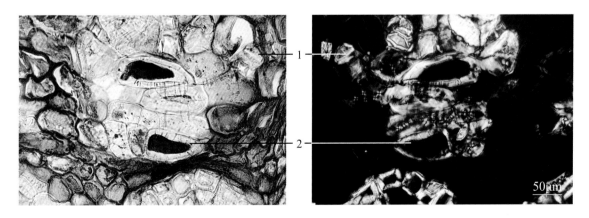

图 24-5　鸡血藤藤茎横切面皮层部位普通光（左）与偏振光（右）对比

1.草酸钙方晶　2.石细胞

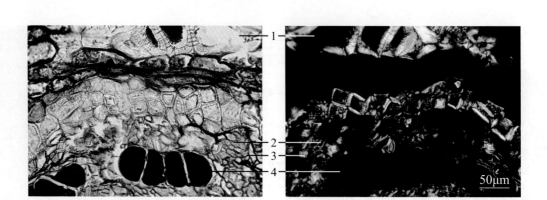

图 24-6　鸡血藤藤茎横切面韧皮部位普通光（左）与偏振光（右）对比

1.石细胞　2.韧皮纤维　3.草酸钙方晶　4.分泌细胞

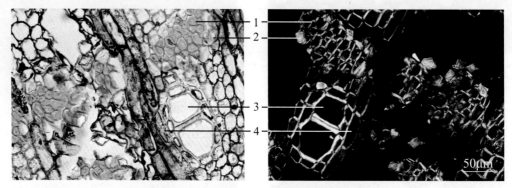

图 24-7　鸡血藤藤茎横切面木质部位普通光（左）与偏振光（右）对比

1.木纤维　2.草酸钙方晶　3.导管　4.木射线

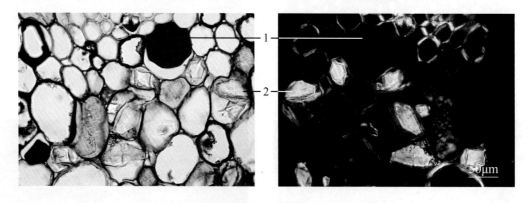

图 24-8　鸡血藤藤茎横切面髓部普通光（左）与偏振光（右）对比

1.分泌细胞　2.草酸钙方晶

## 参考文献

［1］国家药典委员会. 中华人民共和国药典（2020 年版）·一部［M］. 北京：中国医药科技出版社，2020.

［2］徐国钧，徐珞珊. 常用中药材品种整理和质量研究（南方协作组，第二册）［M］. 福州：福建科学技术出版社，1994.

Mutong

AKEBIAE CAULIS

# 木 通

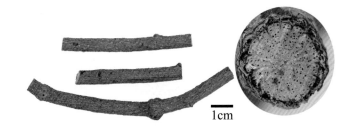

1cm

本品为木通科植物木通（五叶木通）*Akebia quinata* (Thunb.) Decne.、三叶木通 *Akebia trifoliata* (Thunb.) Koidz 或白木通 *Akebia trifoliata* (Thunb.) Koidz. var. *australis* (Diels) Rehd. 的干燥藤茎。

## 木通

**藤茎横切面**　木栓细胞数列，常含有褐色内含物；栓内层细胞有的含草酸钙小棱晶，含晶细胞壁不规则增厚，弱木化。皮层细胞有的含数个小棱晶。中柱鞘有含晶纤维束与含晶石细胞群交替排列成连续的浅波浪形环带。维管束多为 16 ～ 26 个。射线明显，全部为初生射线，无次生射线。髓周细胞木化，常含 1 至数个方晶或棱晶，中央有少量薄壁细胞，壁不木化。（图 25-1 ～ 图 25-6）

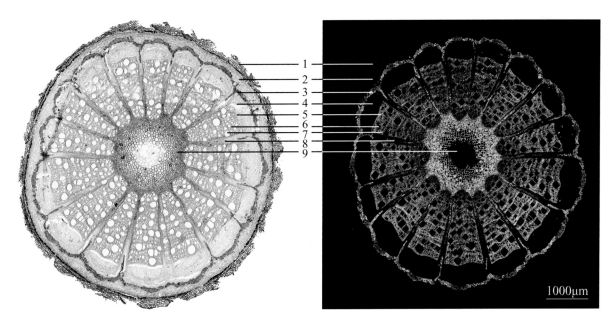

1000μm

图 25-1　木通藤茎横切面全息普通光（左）与偏振光（右）对比

1.木栓层　2.皮层　3.中柱鞘　4.韧皮部　5.形成层　6.木质部　7.导管　8.木射线　9.髓

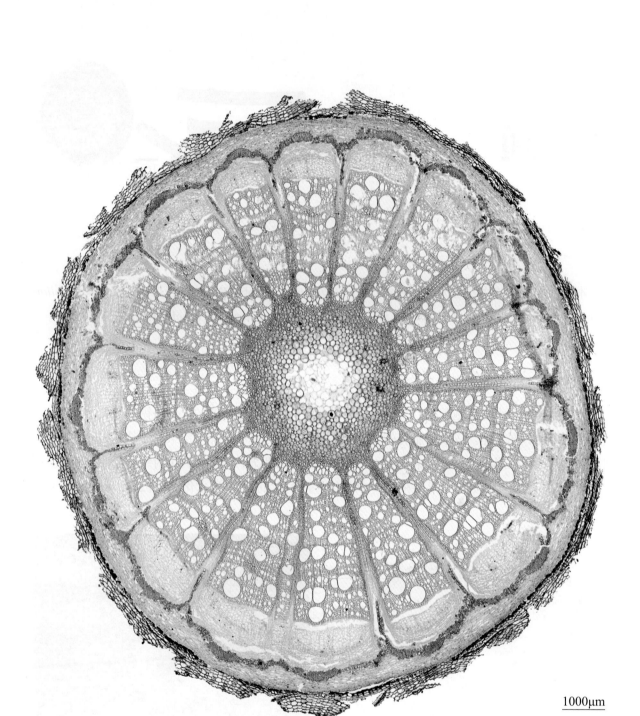

1000μm

图 25-2　木通藤茎横切面全息（普通光）

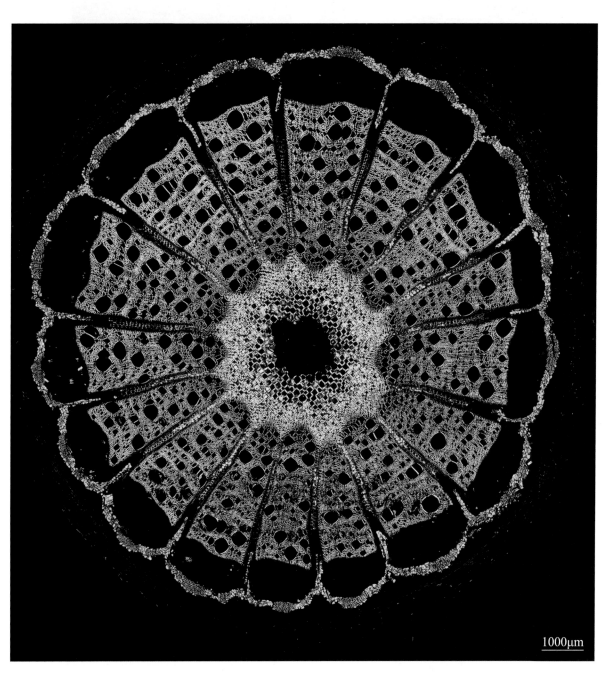

1000μm

图 25-3　木通藤茎横切面全息（偏振光）

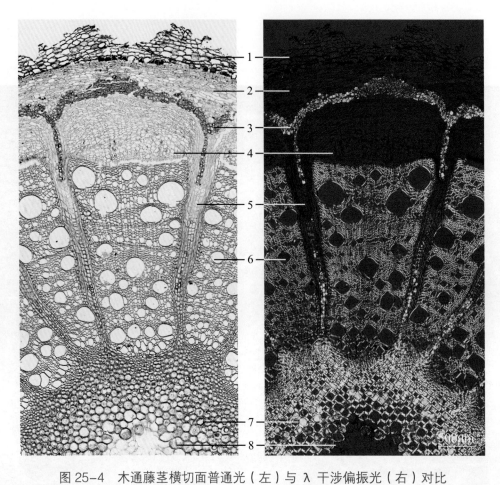

图 25-4　木通藤茎横切面普通光（左）与 λ 干涉偏振光（右）对比

1.木栓层　2.皮层　3.中柱鞘　4.韧皮部　5.木射线　6.木质部　7.髓周细胞（含草酸钙方晶）　8.髓

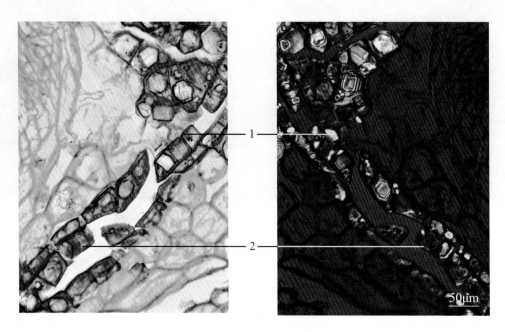

图 25-5　木通藤茎横切面中柱鞘－韧皮射线部位普通光（左）与 λ 干涉偏振光（右）对比

1.含晶石细胞　2.韧皮射线

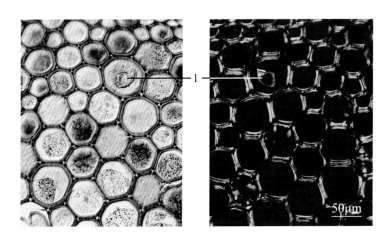

图 25-6　木通藤茎横切面髓部含晶细胞普通光（左）与 λ 干涉偏振光（右）对比
1.髓部细胞（含草酸钙方晶）

**附注**　三叶木通茎横切面与木通极相似，其主要区别为三叶木通维管束中柱鞘的含晶石细胞主要存在于射线对应处，髓部偶见含晶细胞，维管束多为 16 ～ 31 个。白木通茎横切面与三叶木通极相似，其主要区别为其维管束多为 13 个。

关于《中国药典（2020 年版）》收载的木通、三叶木通和白木通横切面维管束个数，不同研究资料记载有差异，与现在观察到的实际情况亦有出入，应该仅作为鉴定参考，不能作为绝对的鉴定种的依据。对于含晶石细胞存在部位的记载，三叶木通仅存在于射线对应处，白木通多存在于射线外侧，现研究发现含晶石细胞除在对应处，其余部位亦有零星分布，在正交偏正光显微镜下更加清晰可见，因此木通科三种木通的维管束个数及含晶石细胞存在部位作为鉴别依据仍有待商榷。

《中国药典（2000 年版）》一部分别收载了木通和川木通两个品种药材，由于中药用药习惯及历史原因常有木通和川木通混用现象出现，另有毛茛科植物粗齿铁线莲 *Clematis argenfilucida*（Levl. et Vant.）W. T. Wang，钝萼铁线莲 *C. peterae* Hand. -Mazz. 及马兜铃科植物东北马兜铃 *Aristolochia manshuriensis* Kom. 的干燥藤茎作为木通和川木通的混淆品出现。木通、川木通及混淆品植物组织显微鉴别主要异同点见川木通项下表 26-1。

## 参考文献

［1］国家药典委员会. 中华人民共和国药典（2020 年版）·一部［M］. 北京：中国医药科技出版社，2020.

［2］楼之岑，秦波. 常用中药材品种整理和质量研究（北方编，第 3 册）［M］. 北京：北京医科大学中国协和医科大学联合出版社，1995.

［3］马双成，魏锋. 实用中药材传统鉴别手册（第一册）［M］. 北京：人民卫生出版社，2019.

［4］陈代贤，郭月秋. 中药真伪质量快速影像检定（下册）［M］. 北京：人民卫生出版社，2017.

［5］康廷国. 中药鉴定学［M］. 北京：中国中医药出版社，2016.

Chuanmutong
CLEMATIDIS ARMANDII CAULIS
# 川木通

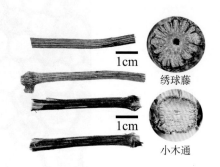

1cm

绣球藤

1cm

小木通

本品为毛茛科植物绣球藤 *Clematis montana* Buch. -Ham. ex DC. 或小木通 *Clematis armandii* Franch. 的干燥藤茎。

## 1. 绣球藤

**藤茎横切面**　　木栓层为 1 至数列细胞。韧皮部由韧皮纤维、射线厚壁细胞及韧皮薄壁组织构成。韧皮纤维与射线厚壁细胞相接构成呈波浪形的厚壁组织环带，两层，同心排列，其谷部常不连续。在两条环带之间的韧皮组织中有时可见切向排列的纤维束和颓废的薄壁组织。形成层不明显。木质部占横切面的绝大部分，由导管、管胞、木纤维、木薄壁细胞与木射线组成；除木射线外，壁均木化；早材有一层大型导管，整齐环状排列，构成环孔材，导管直径达 190μm；晚材主要为木纤维和木薄壁细胞，在靠近射线处有少数木纤维壁极厚并现层纹；木射线细胞一般不木化，只有靠近木质部束的少数射线细胞壁木化，木化细胞菱形，壁稍厚；初生射线约 12 条，次生射线少而短。髓细胞类圆形，有胞间隙，壁稍厚，木化，有明显单纹孔。(图 26-1 ～ 图 26-6)

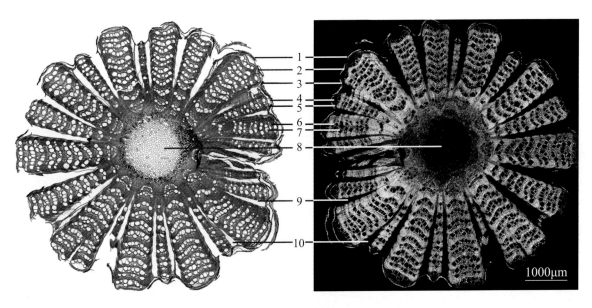

图 26-1 绣球藤藤茎横切面全息普通光（左）与偏振光（右）对比

1.木栓层 2.韧皮纤维 3.韧皮射线部位厚壁细胞 4.韧皮部 5.形成层 6.木质部 7.导管 8.髓部

9.次生射线 10.初生射线

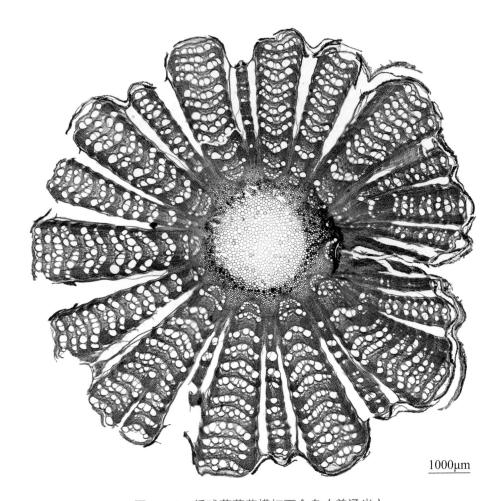

图 26-2 绣球藤藤茎横切面全息（普通光）

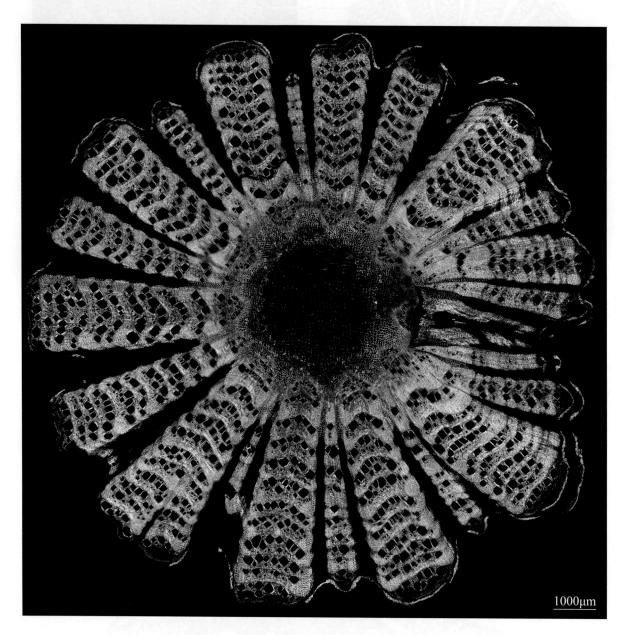

1000μm

图 26-3　绣球藤藤茎横切面全息（偏振光）

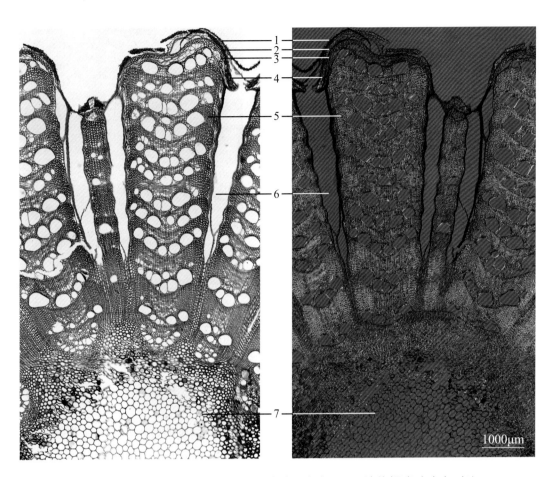

图 26-4 绣球藤藤茎横切面普通光（左）与 λ 干涉偏振光（右）对比

1.木栓层 2.韧皮纤维 3.韧皮部 4.韧皮射线部位厚壁细胞 5.木质部 6.初生射线 7.髓部

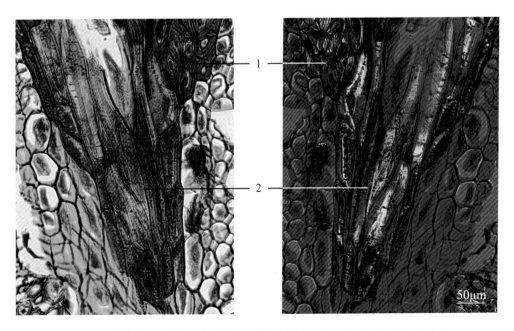

图 26-5 绣球藤藤茎横切面韧皮部普通光（左）与 λ 干涉偏振光（右）对比

1.环带韧皮纤维 2.韧皮射线部位厚壁细胞

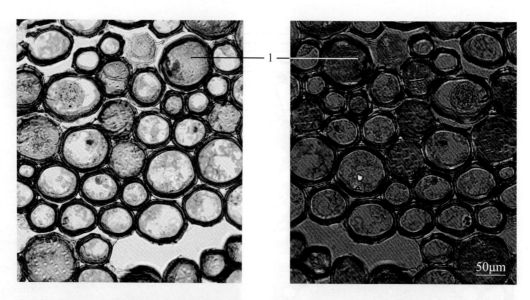

图26-6　绣球藤藤茎横切面髓部普通光（左）与 λ 干涉偏振光（右）
1.髓部细胞（具单纹孔）

## 2. 小木通

**藤茎横切面**　韧皮部有两条波浪状弯曲的厚壁组织环带与韧皮薄壁组织相间排列，环带的峰部为纤维束，谷部为厚壁细胞，处于射线部位；峰部的内侧有一条切向的韧皮纤维束带与弓形框径向排列，射线处厚壁细胞径向延长。形成层成环，初生木质部有规律地向髓部延伸。木质部年轮不明显，导管散在。其他同绣球藤。（图26-7～图26-13）

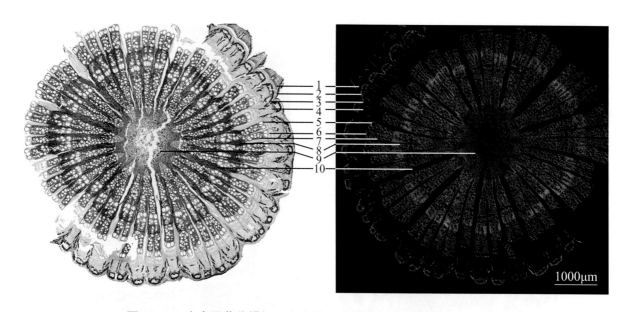

图26-7　小木通藤茎横切面全息普通光（左）与偏振光（右）对比
1.木栓层　2.韧皮纤维　3.韧皮射线部位厚壁细胞　4.韧皮部　5.导管　6.形成层　7.木质部
8.次生射线　9.髓部　10.初生射线

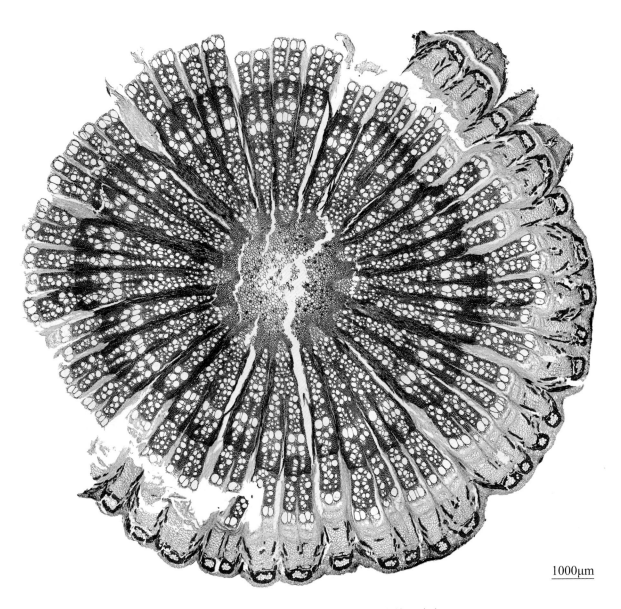

1000μm

图 26-8　小木通藤茎横切面全息（普通光）

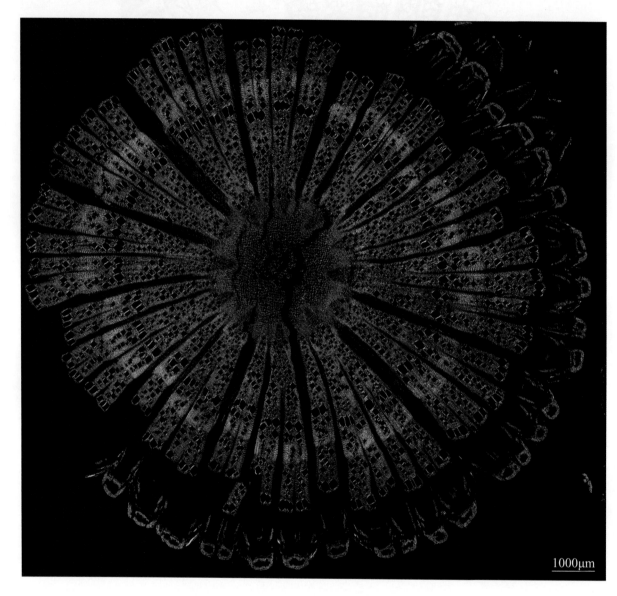

图 26-9　小木通藤茎横切面全息（偏振光）

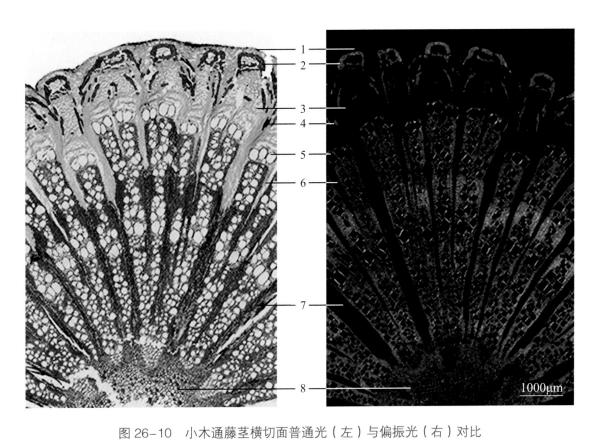

图 26-10　小木通藤茎横切面普通光（左）与偏振光（右）对比

1.木栓层　2.韧皮纤维　3.韧皮部　4.韧皮射线部位厚壁细胞　5.木质部　6.次生射线　7.初生射线　8.髓部

图 26-11　小木通藤茎横切面韧皮部普通光（左）与 λ 干涉偏振光（右）对比

1.环带韧皮纤维

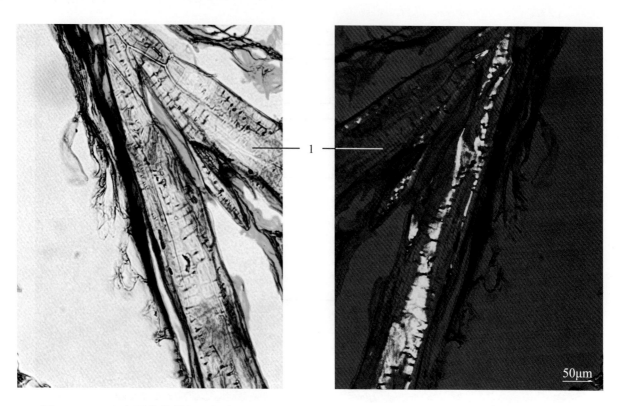

图 26-12  小木通藤茎横切面韧皮射线部位厚壁细胞普通光（左）与 λ 干涉偏振光（右）对比

1. 韧皮射线部位厚壁细胞

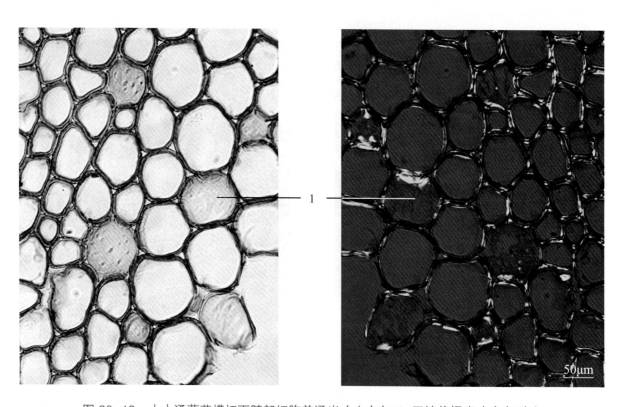

图 26-13  小木通藤茎横切面髓部细胞普通光（左）与 λ 干涉偏振光（右）对比

1. 髓部细胞（具单纹孔）

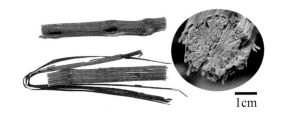

1cm

## 附1：粗齿铁线莲

本品为毛茛科植物粗齿铁线莲 *Clematis argenfilucida* (Levl. et Vant.) W. T. Wang 的干燥藤茎。为木通、川木通易混品。

**藤茎横切面**　韧皮纤维与射线厚壁细胞构成波浪形环带 1～2 条；大多具有初生射线 12 条，木质部束 6 大 6 小，6 长（大）6 短（小），略呈 6 梅花瓣状；大的木质部束外侧被次生射线再分割成多瓣，小的木质部束外侧多被次生射线分成 2 瓣；射线近髓侧部分细胞壁木化。其余同绣球藤。（图 26-14 ～ 图 26-19）

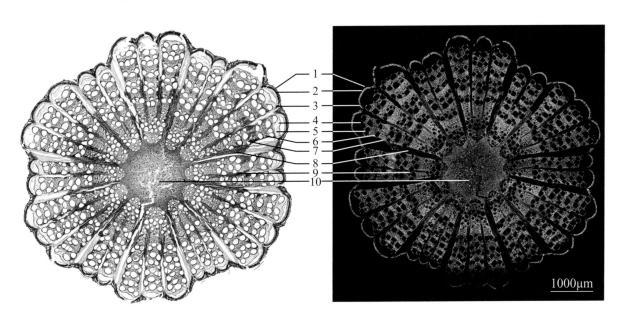

1000μm

图 26-14　粗齿铁线莲藤茎横切面全息普通光（左）与偏振光（右）对比

1.木栓层　2.韧皮纤维　3.韧皮射线部位厚壁细胞　4.韧皮部　5.形成层　6.导管　7.木质部

8.初生射线　9.次生射线　10.髓部

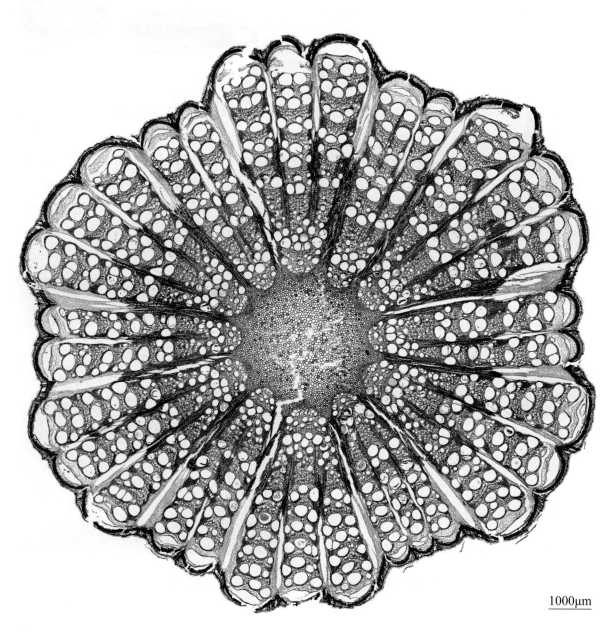

1000μm

图 26-15  粗齿铁线莲藤茎横切面全息（普通光）

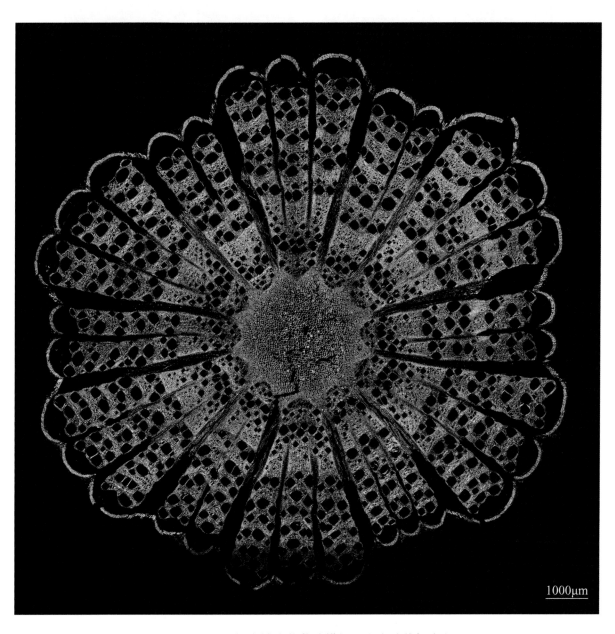

1000μm

图 26-16　粗齿铁线莲藤茎横切面全息（偏振光）

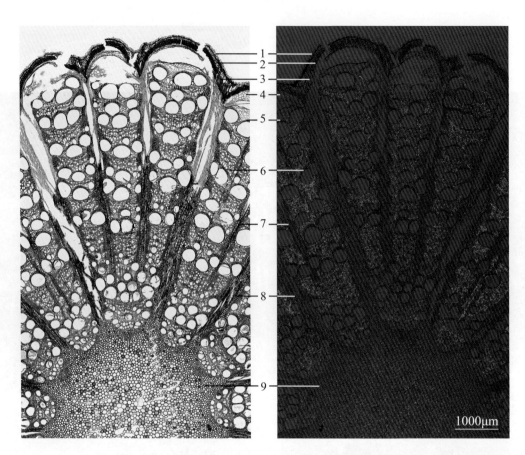

图 26-17　粗齿铁线莲藤茎横切面普通光（左）与 λ 干涉偏振光（右）对比

1.木栓层　2.韧皮纤维　3.韧皮射线部位厚壁细胞　4.韧皮部　5.形成层　6.木质部　7.次生射线

8.初生射线　9.髓部

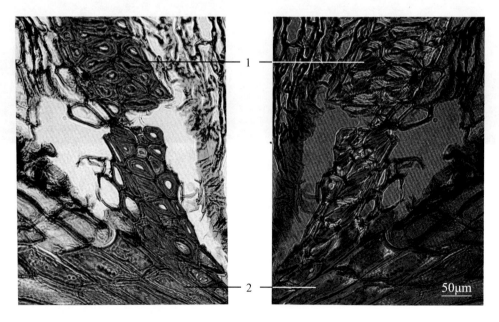

图 26-18　粗齿铁线莲藤茎横切面韧皮部普通光（左）与 λ 干涉偏振光（右）对比

1.环带韧皮纤维　2.韧皮射线部位厚壁细胞

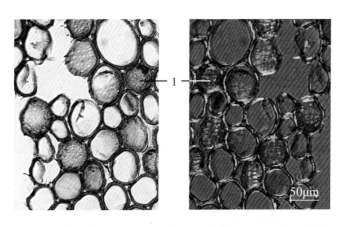

图 26-19  粗齿铁线莲藤茎横切面髓部细胞普通光（左）与 λ 干涉偏振光（右）对比

1. 髓部细胞（具有单纹孔）

## 附 2：钝萼铁线莲

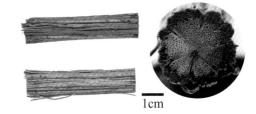

本品为毛茛科植物钝萼铁线莲 *Clematis peterae* Hand. -Mazz. 的干燥藤茎。为木通、川木通易混品。

**藤茎横切面**  韧皮纤维与射线厚壁细胞连接成波浪形环带 1 至数条，常脱落，短小维管束处明显凹陷；木质部年轮明显，每轮早材约有 2 层大型导管；初生射线多为 12 条，木质部束呈明显的 6 长（大）6 短（小）梅花瓣状，大的木质部束外侧再被次生射线分割成 5～8 条，小的木质部束外侧多被次生射线分成 2 瓣，初生射线与次生射线细胞壁均木化；髓中央有较大的不规则形细胞，微木化。其余同绣球藤。（图 26-20～图 26-25）

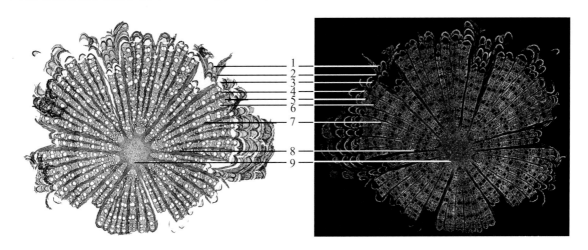

图 26-20  钝萼铁线莲藤茎横切面全息普通光（左）与偏振光（右）对比

1. 韧皮纤维  2. 韧皮射线部位厚壁细胞  3. 韧皮部  4. 形成层  5. 木质部  6. 导管  7. 次生射线

8. 初生射线  9. 髓部

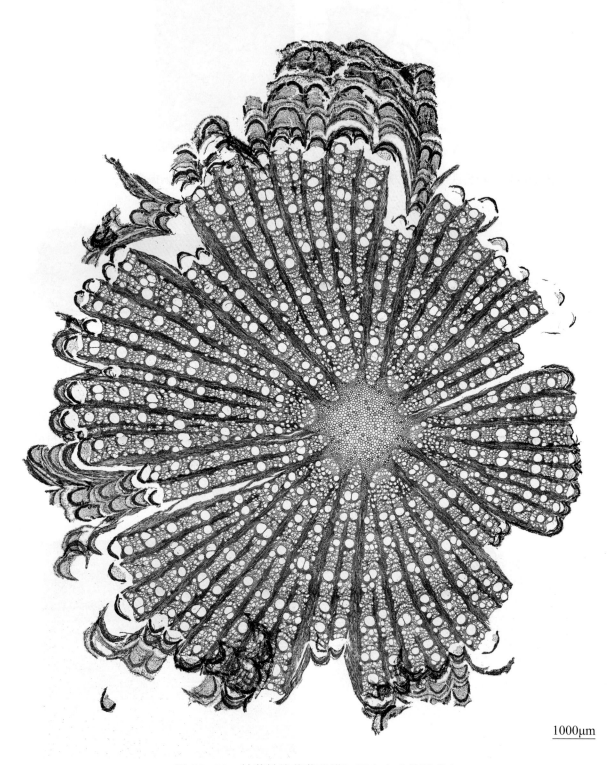

1000μm

图 26-21　钝萼铁线莲藤茎横切面全息（普通光）

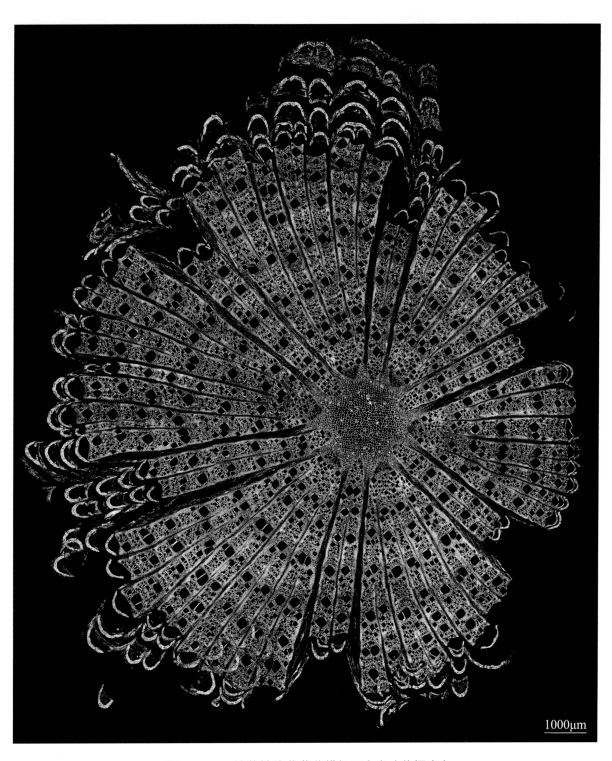

图 26-22　钝萼铁线莲藤茎横切面全息（偏振光）

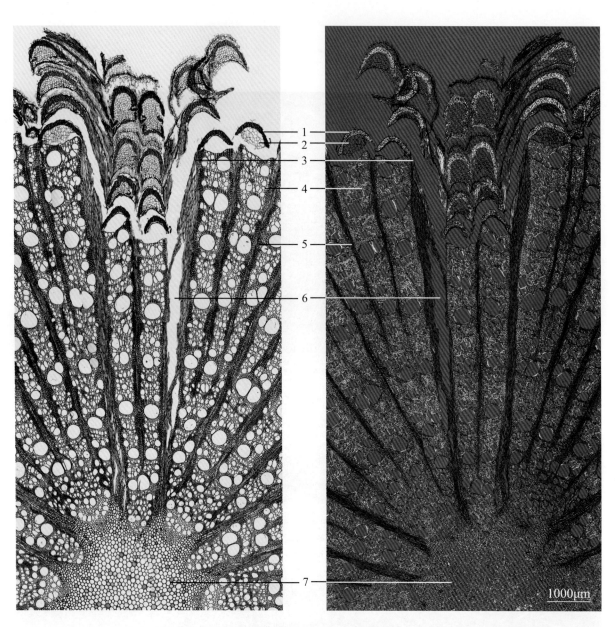

图 26-23　钝萼铁线莲藤茎横切面普通光（左）与 λ 干涉偏振光（右）对比

1. 韧皮纤维　2. 韧皮部　3. 韧皮射线部位厚壁细胞　4. 木质部　5. 次生射线　6. 初生射线　7. 髓部

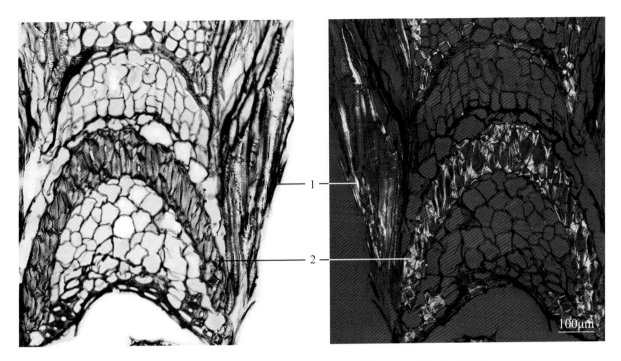

图 26-24　钝萼铁线莲藤茎韧皮部细胞普通光（左）与 λ 干涉偏振光（右）对比

1.韧皮射线部位厚壁细胞　2.环带韧皮纤维

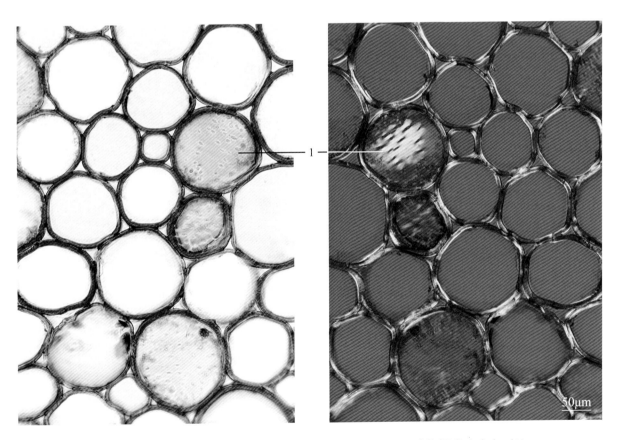

图 26-25　钝萼铁线莲藤茎髓细胞普通光（左）与 λ 干涉偏振光（右）对比

1.髓部细胞（具有单纹孔）

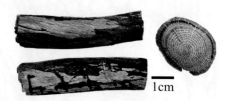

## 附3：关木通

本品为马兜铃科植物东北马兜铃 *Aristolochia manshuriensis* Kom. 的干燥藤茎。为木通、川木通易混品。该药收载于《中国药典》1963 年版至 2000 年版，其后《中国药典》不再收载。

**藤茎横切面** 木栓层为数列方形或长方形细胞，稍径向排列。栓内层为 30 ～ 40 列扁平的薄壁细胞；草酸钙簇晶多数存在于形成层外薄壁细胞中，散在。中柱鞘部位有微木化的帽状纤维束，断续环列，石细胞少见。韧皮部常有裂隙，被压缩的筛管群和韧皮薄壁细胞相间呈层状排列。形成层明显，连成环状。木质部宽广，除射线外细胞壁均木化。射线有初生射线和次生射线，排列规则，壁均不木化。初生射线由髓部伸出，外部呈喇叭口形，射线两侧细胞常呈类方形，其他细胞多径向延长，至喇叭口处，渐切向延长，形成特殊的马兜铃式结构。次生射线常在维管束的中部发生，较窄而短，稍长的其外端稍呈喇叭状。髓狭小而长，由薄壁细胞组成，壁不木化，细胞常因挤压而变形。（图 26-26 ～ 图 26-30 ）

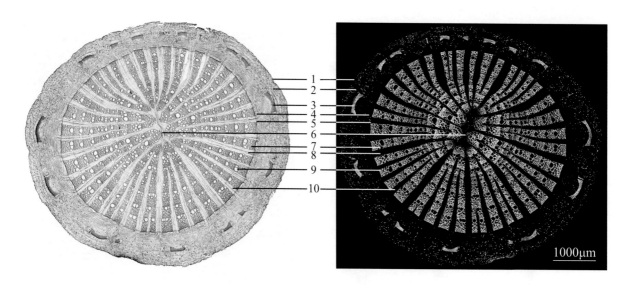

图 26-26　关木通藤茎横切面全息普通光（左）与偏振光（右）对比

1.木栓层　2.皮层　3.中柱鞘　4.韧皮部　5.形成层　6.髓部　7.木质部　8.初生射线　9.导管

10.次生射线

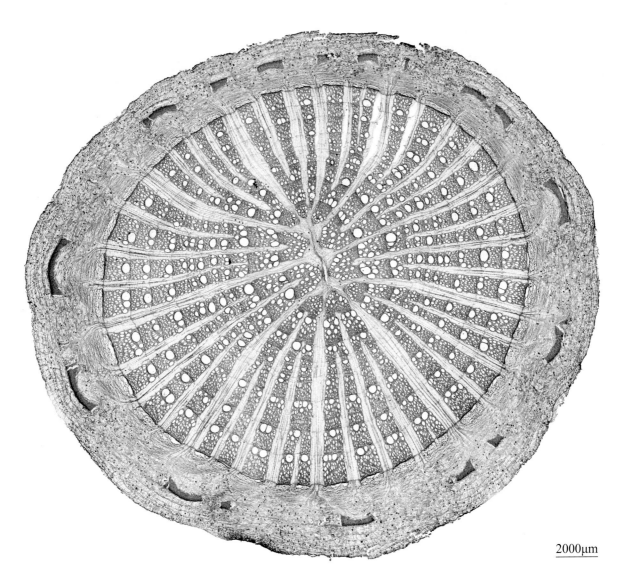

2000μm

图 26-27　关木通藤茎横切面全息（正常光）

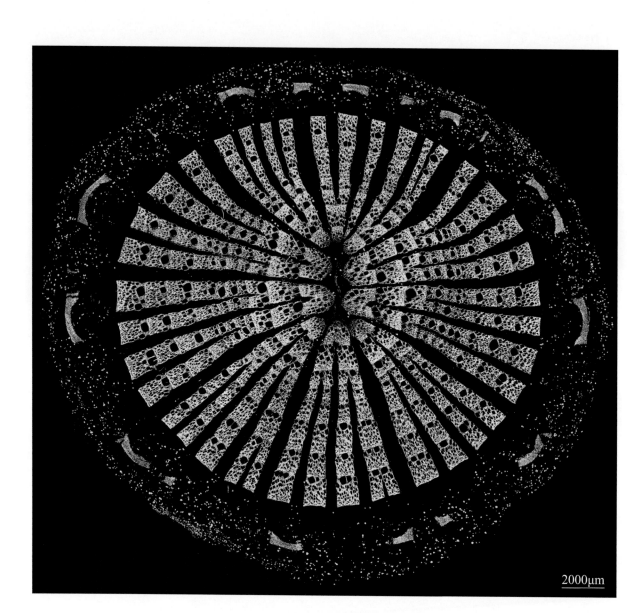

2000μm

图 26-28　关木通藤茎横切面全息（偏振光）

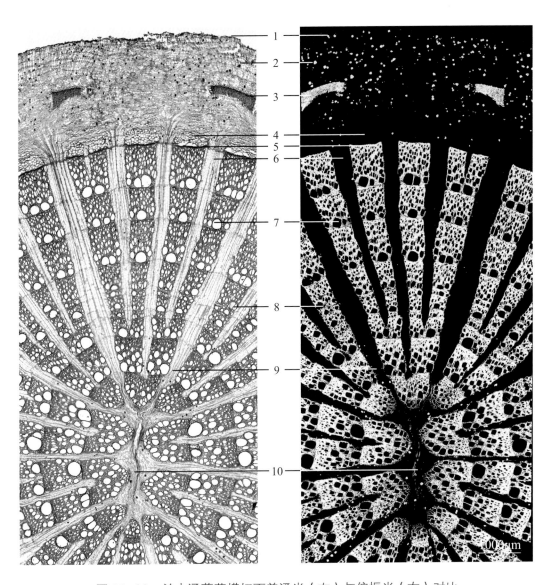

图 26-29　关木通藤茎横切面普通光（左）与偏振光（右）对比

1.木栓层　2.皮层　3.帽状纤维束　4.韧皮部　5.形成层　6.次生射线　7.导管　8.木质部

9.初生射线　10.髓部

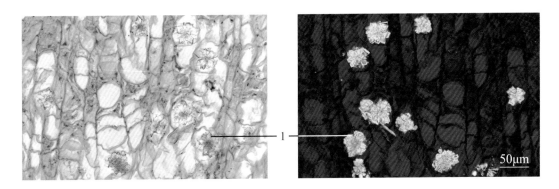

图 26-30　关木通藤茎横切面草酸钙簇晶普通光（左）与 λ 干涉偏振光（右）对比详图

1.草酸钙簇晶

附注 《中国药典（2020 年版）》一部分别收载了川木通和木通两个品种药材，由于中药用药习惯及历史原因常有木通和川木通混用现象出现，另有毛茛科植物粗齿铁线莲 *Clematis argenfilucida*（Levl. et Vant.）W. T. Wang，钝萼铁线莲 *Clematis peterae* Hand. -Mazz. 及马兜铃科植物东北马兜铃 *Aristolochia manshuriensis* Kom. 的干燥藤茎作为木通和川木通的混淆品出现。川木通、木通及混淆品植物组织显微鉴别主要异同点见表 26-1。

表 26-1　木通类药材横切面显微特征比较

| 药材名 | 基原植物 | 中柱鞘 | 韧皮部 | 形成层 | 木质部 | 草酸钙结晶 | 髓部 |
|---|---|---|---|---|---|---|---|
| 木通 | 木通 | 含晶纤维束与含晶石细胞群交替排列成连续的浅波浪形环带，含晶石细胞多仅存在于射线对应处 | 韧皮射线处含晶石细胞径向排列 | 束内形成层明显，束间形成层不明显 | 维管束 16～26 条，射线明显，均为初生射线。内侧木质部射线细胞壁木化；导管大小不一 | 方晶及棱晶，多嵌于石细胞或纤维中 | 髓薄壁细胞壁增厚，木化，有圆形单纹孔，常含 1 至数个棱晶 |
| 木通 | 三叶木通 | 含晶石细胞大多仅存在于射线对应处，少数不连续 | 同木通 | 同木通 | 维管 16～31 个，其他同木通 | 同木通 | 同木通 |
| 木通 | 白木通 | 含晶石细胞群大多数仅存在于射线外侧，少数不连续 | 同木通 | 同木通 | 维管束多为 13 个，其他同木通 | 同木通 | 同木通 |
| 川木通 | 绣球藤 | / | 韧皮纤维束与射线厚壁细胞相连接构成厚壁组织环带，通常为 2 层，同心排列，每条环带有 1～3 层细胞；射线厚壁细胞向内延伸，使整个厚壁组织环带呈波浪形。其余同小木通 | 形成层在束内较明显，束间不明显 | 木射线细胞一般不木化，只有靠近木质部束的少数射线细胞壁木化；初生射线约 12 条，次生射线少而短，呈放射状排列；大的木质部束外端又被次生射线纹理分为多束（小的木质部束偶被分离） | 无 | 同小木通 |

| 药材名 | 基原植物 | 中柱鞘 | 韧皮部 | 形成层 | 木质部 | 草酸钙结晶 | 髓部 |
|---|---|---|---|---|---|---|---|
| 川木通 | 小木通 | / | 韧皮部有 2 条木化的厚壁组织环带与韧皮薄壁组织相间排列形成的波浪形环带，环带的峰部为纤维束，谷部为厚壁细胞；处于射线部位，每一维管束中约有 2 个由峰部内侧的 1 条切向的韧皮纤维束带与峰的两端相连接而形成的弓形框 | 同绣球藤 | 初生射线 17～25 条，次生射线较短。木射线薄壁细胞微木化 | 无 | 中部有时呈空洞状，髓薄壁细胞类多角形，木化，有圆形单纹孔 |
| 川木通混淆品 | 粗齿铁线莲 | / | 韧皮纤维与射线厚壁细胞构成波浪形环带 1～2 条，其余同小木通 | 同绣球藤 | 大多具有初生射线 12 条，木质部束 6 大 6 小，6 长（大）6 短（小），略呈 6 梅花瓣状；大的木质部束外侧再被次生射线再分割成多瓣，小的木质部束外侧多被次生射线分成 2 瓣；射线近髓侧部分细胞壁木化。其余同小木通 | 无 | 同小木通 |
| | 钝萼铁线莲 | / | 韧皮纤维与射线厚壁细胞构成波浪形环带 1 至数条，于小维管束处明显凹陷，其余同小木通 | 同绣球藤 | 大的木质部束外侧再被次生射线 5～8 条分割，小的木质部束外侧多被次生射线分成 2 瓣，初生射线与次生射线细胞壁均木化，其余同粗齿铁线莲 | 无 | 同小木通 |

续表

| 药材名 | 基原植物 | 中柱鞘 | 韧皮部 | 形成层 | 木质部 | 草酸钙结晶 | 髓部 |
|---|---|---|---|---|---|---|---|
| 川木通混淆品 | 东北马兜铃 | 帽状纤维束断续环列，微木化 | 韧皮部常有裂隙，韧皮部中压缩的筛管群和韧皮薄壁细胞相间呈层状排列 | 形成层明显，连成环状 | 除射线外细胞壁均木化。射线有初生射线和次生射线，壁均不木化。初生射线由髓部伸出，宽可达40余列细胞，外部呈喇叭口形，射线两侧细胞常呈类方形，其他细胞多径向延长，至喇叭口处，渐切向延长，形成特殊的马兜铃式结构；次生射线常在维管束的中部发生，较窄而短，其外端稍呈喇叭状 | 草酸钙簇晶，存在于薄壁细胞中 | 髓狭小而长，由薄壁细胞组成，壁不木化，细胞常因挤压而变形 |
| 关木通 | 同上 | 同上 | 同上 | 同上 | 同上 | 同上 | 同上 |

## 参考文献

[1] 国家药典委员会. 中华人民共和国药典（2020年版）·一部[M]. 北京：中国医药科技出版社，2020.

[2] 楼之岑，秦波. 常用中药材品种整理和质量研究（北方编，第3册）[M]. 北京：北京医科大学中国协和医科大学联合出版社，1995.

[3] 马双成，魏锋. 实用中药材传统鉴别手册（第一册）[M]. 北京：人民卫生出版社，2019.

[4] 陈代贤，郭月秋. 中药真伪质量快速影像检定（下册）[M]. 北京：人民卫生出版社，2017.

[5] 康廷国. 中药鉴定学[M]. 北京：中国中医药出版社，2016.

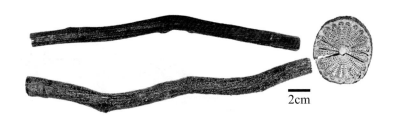

## Qingfengteng
## SINOMENII CAULIS
# 青风藤

2cm

本品为防己科植物青藤（风龙）*Sinomenium acutum*（Thunb.）Rehd. et Wils. 和毛青藤 *Sinomenium acutum*（Thunb.）Rehd. et Wils. var. *cinereum* Rehd. et Wils. 的干燥藤茎。

### 青藤

**藤茎横切面**　表皮细胞 1 列，外被角质层，皮孔处有栓化细胞数层。皮层薄壁细胞类圆形，石细胞散在，石细胞呈不规则分枝状、类方形等。中柱鞘纤维束呈月牙形，与韧皮射线外侧对应部位的中柱鞘石细胞连接成波浪形环纹。维管束外韧型，韧皮部外侧韧皮细胞颓废，射线向外渐宽。形成层明显。木质部导管环列，并切向排列或单个散在，木纤维多发达。髓外侧具有环髓纤维，髓薄壁细胞内含有草酸钙针晶。（图 27-1 ～ 图 27-7）

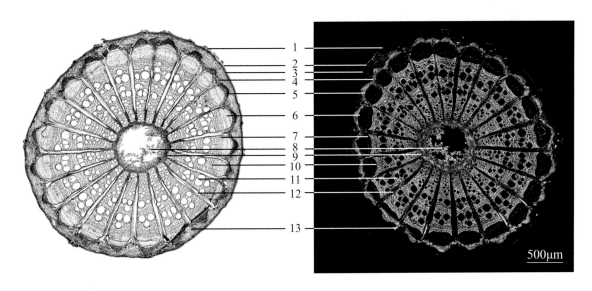

图 27-1　青藤藤茎横切面全息普通光（左）与偏振光（右）对比

1. 木栓层　2. 角质层　3. 表皮　4. 中柱鞘石细胞　5. 中柱鞘纤维束　6. 韧皮部颓废细胞　7. 韧皮部
8. 髓　9. 环髓纤维　10. 形成层　11. 木质部　12. 木射线　13. 皮层石细胞

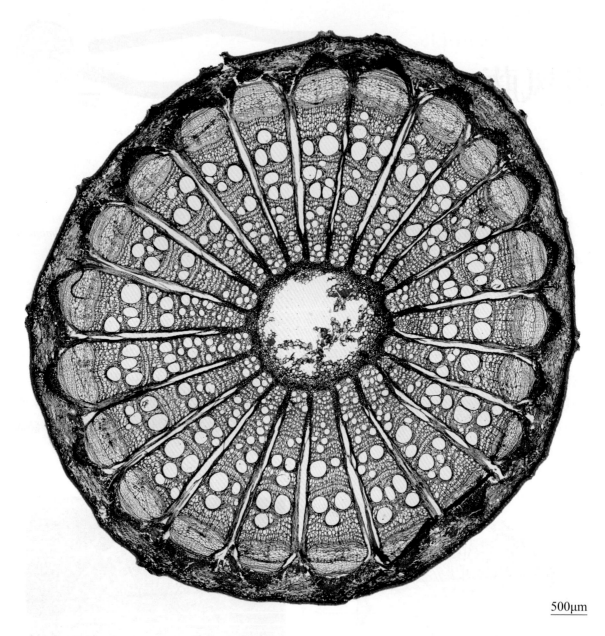

500μm

图 27-2　青藤藤茎横切面全息（普通光）

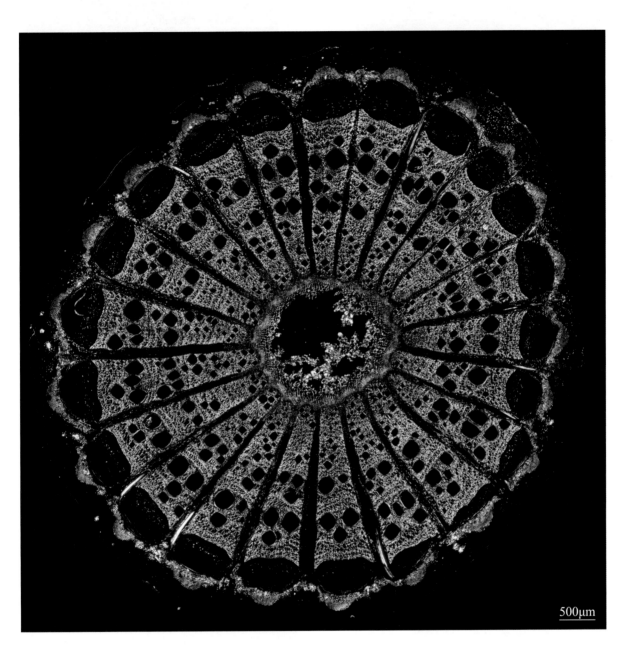

500μm

图 27-3 青藤藤茎横切面全息（偏振光）

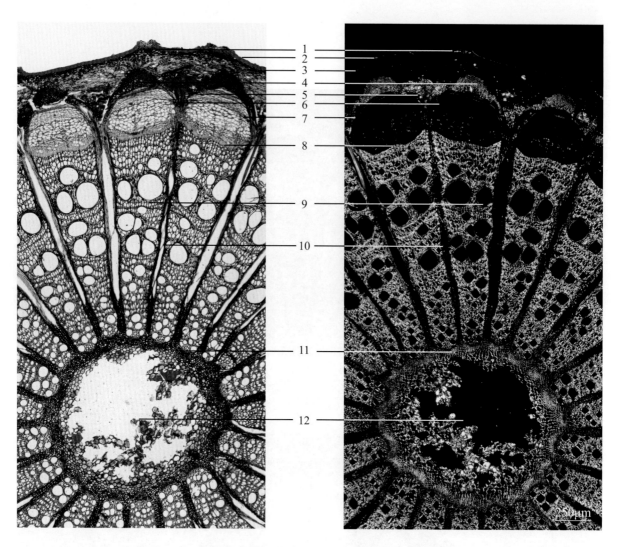

图 27-4　青藤藤茎横切面普通光（左）与偏振光（右）对比

1. 木栓层　2. 角质层　3. 表皮　4. 中柱鞘纤维　5. 中柱鞘石细胞　6. 韧皮部　7. 韧皮颓废细胞

8. 形成层　9. 木质部　10. 射线　11. 环髓纤维　12. 髓

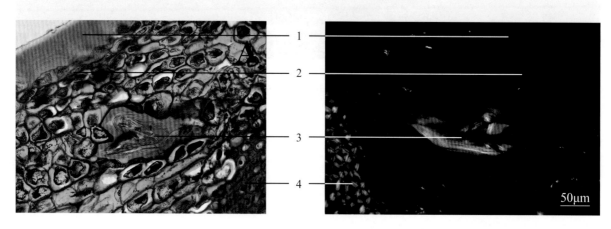

图 27-5　青藤藤茎横切面表皮及皮层部位普通光（左）与偏振光（右）对比

1. 角质层　2. 表皮　3. 石细胞　4. 中柱鞘纤维

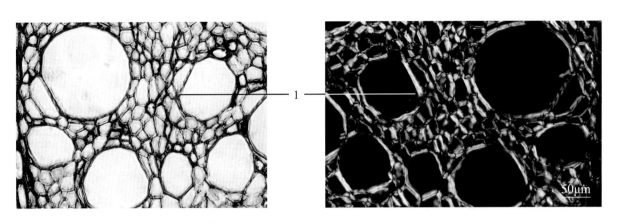

图 27-6　青藤藤茎横切面木质部普通光（左）与偏振光（右）对比

1. 导管

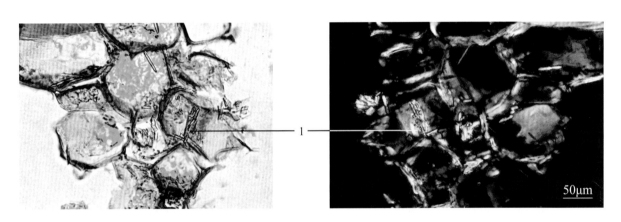

图 27-7　青藤藤茎横切面髓部普通光（左）与偏振光（右）对比

1. 草酸钙针晶

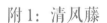附 1：清风藤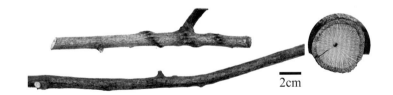

本品为清风藤科植物清风藤 *Sabia japonica* Maxim 的干燥藤茎。为青风藤易混品。

**藤茎横切面**　木栓层细胞数列。皮层薄壁细胞数列，细胞呈长椭圆形，有的细胞含棕黄色物。皮层内侧有一圈由含晶石细胞群和纤维束混合组成断续的环带。韧皮部较宽广，韧皮射线细胞类方形或长方形，胞腔内嵌有草酸钙方晶，射线外侧扩展呈倒喇叭口状。韧皮部多颓废，大型裂隙多见。木质部射线细胞呈长方形，排列整齐，宽多 2 ～ 3 列，多可达近 10 列，导管多单个散在。髓部有环髓纤维，可见草酸钙方晶。（图 27-8 ～ 图 27-13）

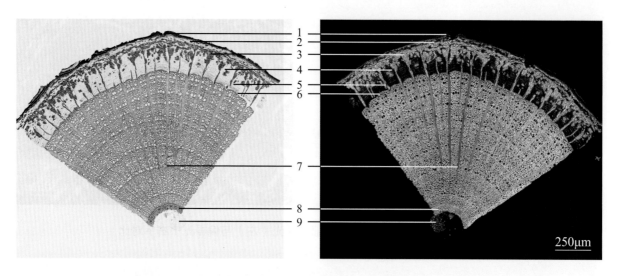

图 27-8　清风藤藤茎横切面普通光（左）与偏振光（右）对比

1.木栓层　2.皮层　3.石细胞环带　4.韧皮颓废细胞　5.韧皮射线　6.形成层　7.木射线

8.环髓纤维　9.髓

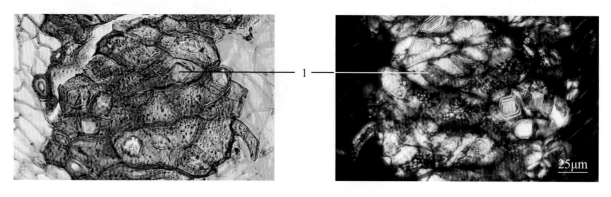

图 27-9　清风藤藤茎横切面皮层含晶石细胞部位普通光（左）与偏振光（右）对比

1.含晶石细胞

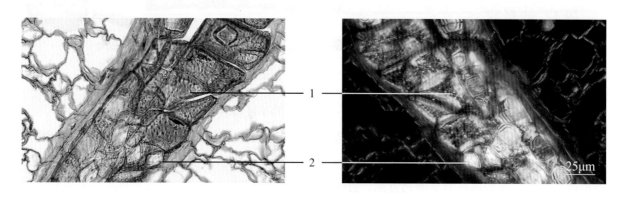

图 27-10　清风藤藤茎横切面韧皮射线部位普通光（左）与偏振光（右）对比

1.韧皮射线石细胞　2.韧皮射线含晶石细胞

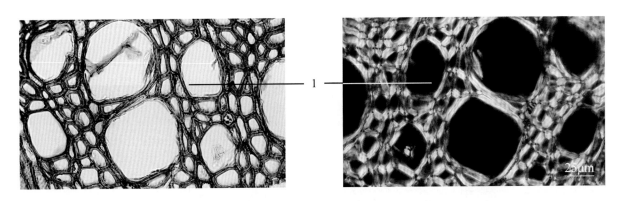

图 27-11　清风藤藤茎横切面木质部普通光（左）与偏振光（右）对比

1. 导管

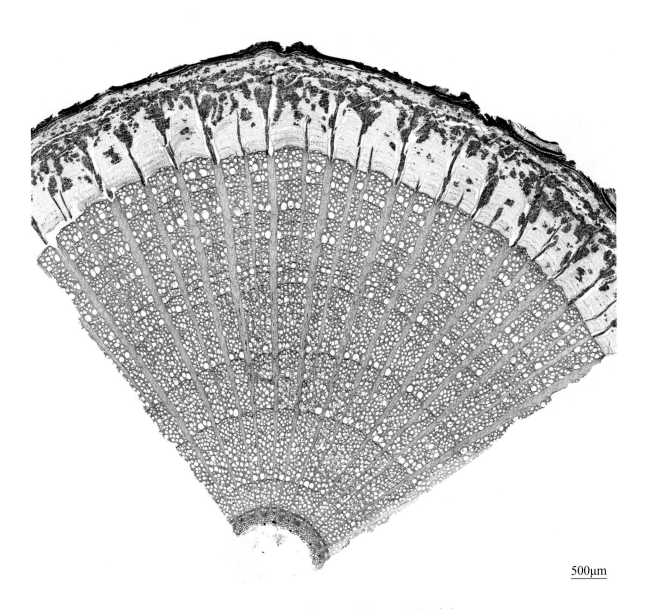

500μm

图 27-12　清风藤藤茎 1/4 横切面（普通光）

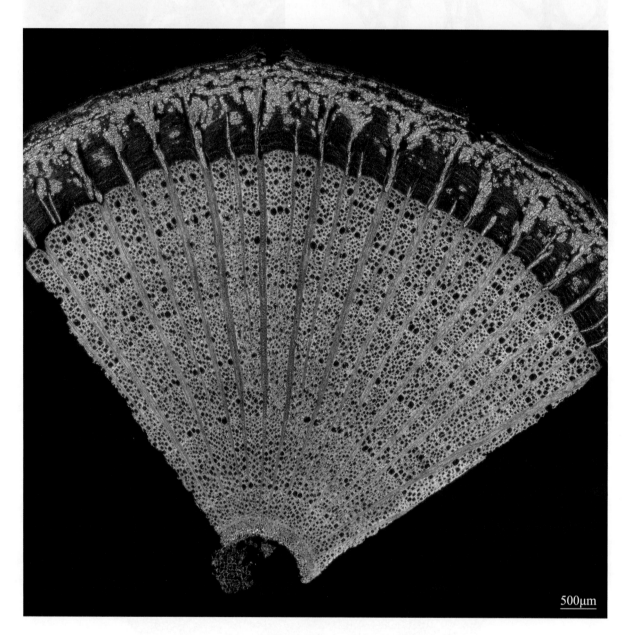

500μm

图 27-13　清风藤藤茎 1/4 横切面（偏振光）

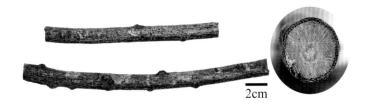

### 附 2：鄂西清风藤

本品为清风藤科植物鄂西清风藤 *Sabia campanulata* subsp. *ritchieae*（Rehd. et Wils.）Y. F. Wu 的干燥藤茎。为青风藤易混品。

**藤茎横切面**　木栓层为数列细胞。皮层薄壁细胞数列，细胞呈长椭圆形。韧皮外侧有石细胞群和纤维束混合组成的中柱鞘环带，部分石细胞腔内含草酸钙方晶；韧皮部射线细胞类方形或长方形，孔沟明显，胞腔内嵌有草酸钙方晶或草酸钙簇晶，韧皮部无大型裂隙。木质部宽广，木射线宽2～3列细胞，细胞呈长方形，整齐排列，导管多单个散在。髓外侧具有环髓纤维，有时呈空洞状。（图 27-14 ～ 图 27-20）

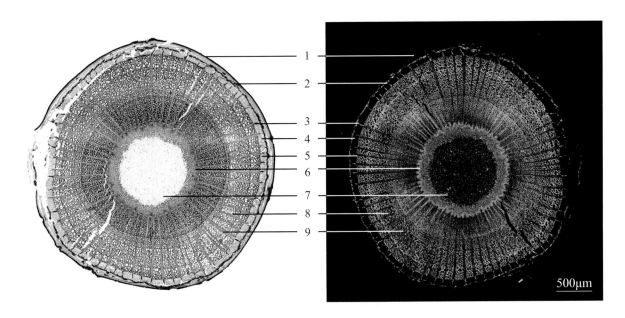

图 27-14　鄂西清风藤藤茎横切面全息普通光（左）与偏振光（右）对比

1.木栓层　2.中柱鞘石细胞环带　3.韧皮射线石细胞　4.韧皮部　5.形成层　6.环髓纤维

7.髓　8.木质部　9.木射线

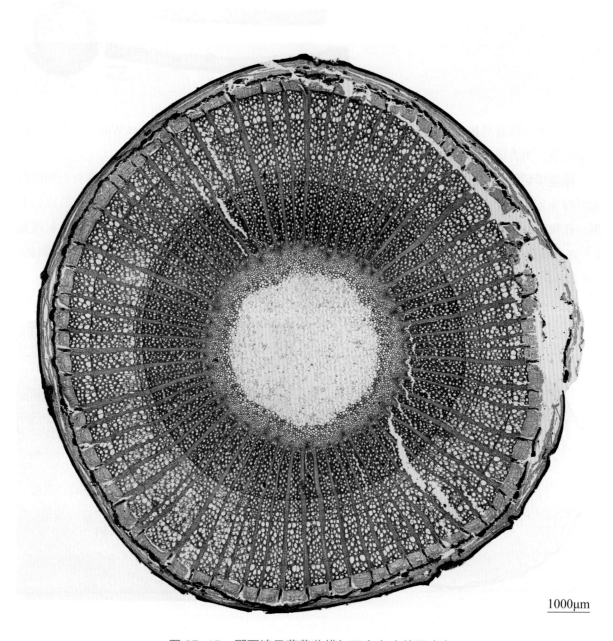

1000μm

图 27-15　鄂西清风藤藤茎横切面全息（普通光）

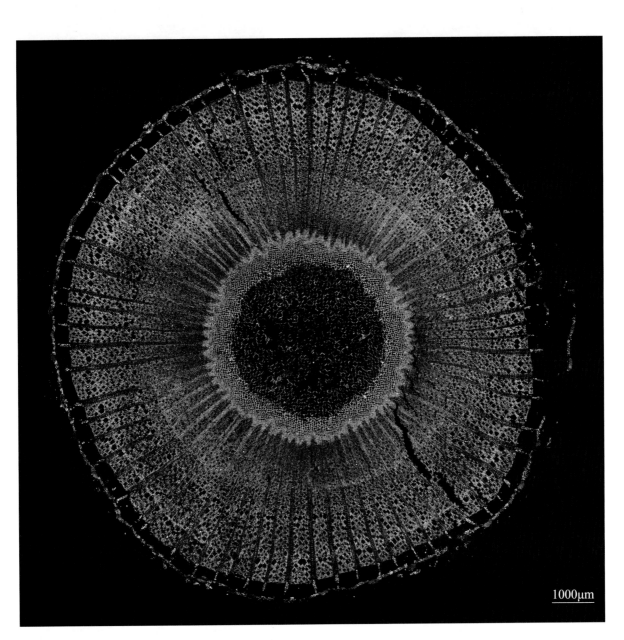

1000μm

图 27-16　鄂西清风藤藤茎横切面全息（偏振光）

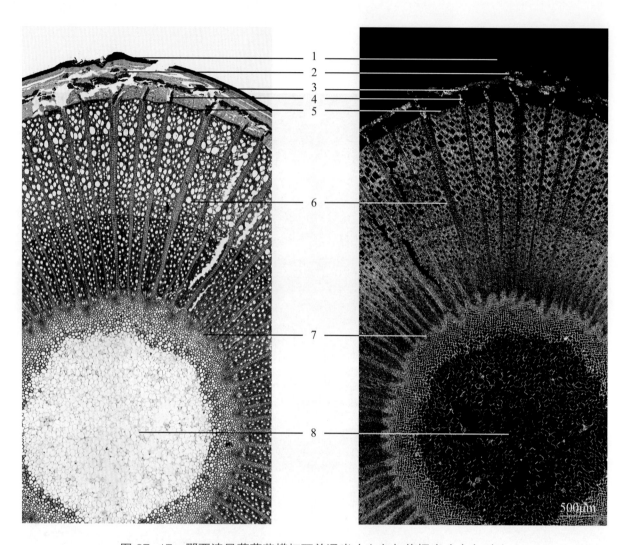

图 27-17　鄂西清风藤藤茎横切面普通光（左）与偏振光（右）对比

1.木栓层　2.皮层石细胞群　3.中柱鞘石细胞环带　4.韧皮射线石细胞　5.形成层　6.木质部

7.环髓纤维　8.髓

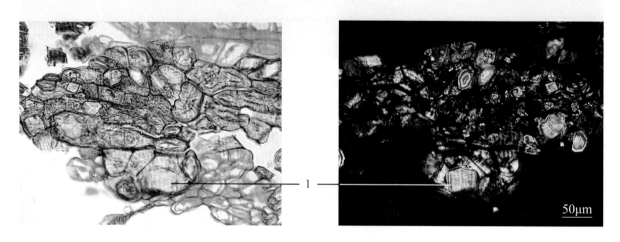

图 27-18　鄂西清风藤藤茎横切面皮层部位石细胞普通光（左）与偏振光（右）对比

1.含晶石细胞

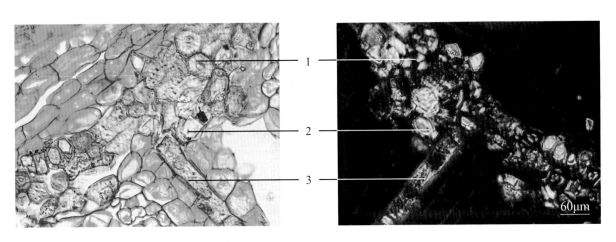

图 27-19  鄂西清风藤藤茎横切面中柱鞘部位普通光（左）与偏振光（右）对比

1.石细胞环带  2.含晶石细胞  3.韧皮射线石细胞

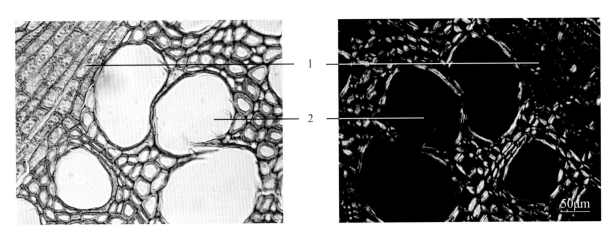

图 27-20  鄂西清风藤藤茎横切面木质部普通光（左）与偏振光（右）对比

1.木射线  2.导管

附 3：宽筋藤

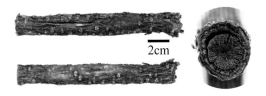

本品为防己科植物中华青牛胆 *Tinospora sinensis*（Lour.）Merr. 干燥藤茎。为青风藤易混品。

**藤茎横切面**  木栓层细胞 4～6 层，排列紧密。皮层外侧有石细胞群断续排列成环，部分石细胞腔内含有草酸钙方晶，薄壁组织中散有分泌腔。中柱鞘纤维束呈月牙形，维管束外韧型，形成层明显。木质部约占断面的 2/5，导管类圆形，呈放射状排列，木射线大多由 5～6 列薄壁细胞组成。髓及薄壁细胞中可见较多的淀粉粒。（图 27-21～图 27-28）

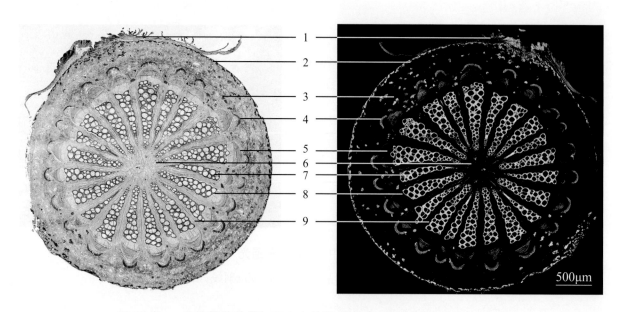

图 27-21　宽筋藤藤茎横切面全息普通光（左）与偏振光（右）对比

1.木栓层　2.石细胞环带　3.皮层　4.中柱鞘纤维　5.韧皮部　6.髓　7.木质部　8.形成层　9.木射线

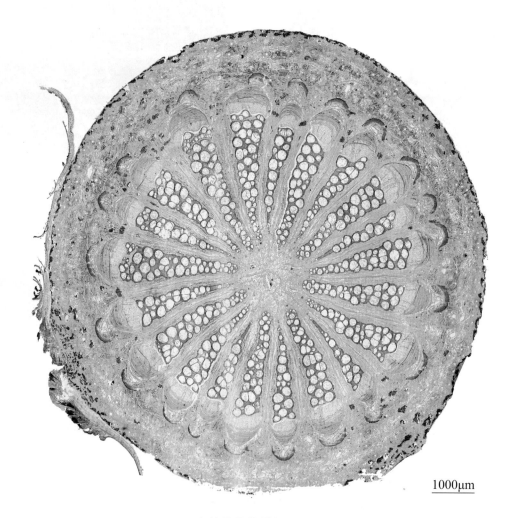

图 27-22　宽筋藤藤茎横切面全息（普通光）

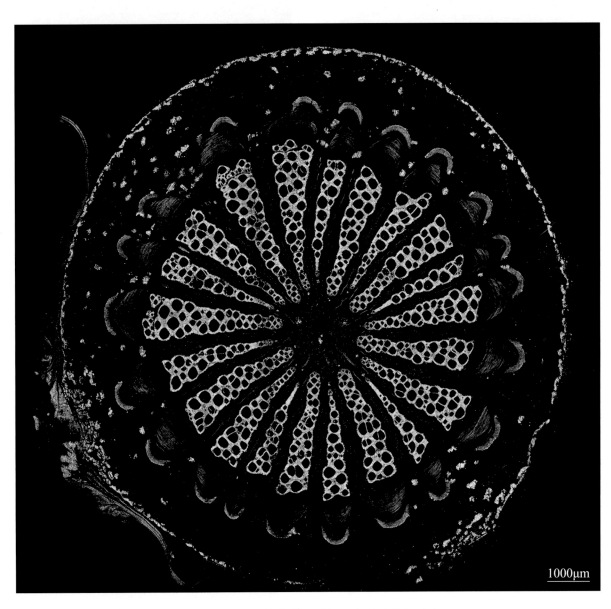

图 27-23　宽筋藤藤茎横切面全息（偏振光）

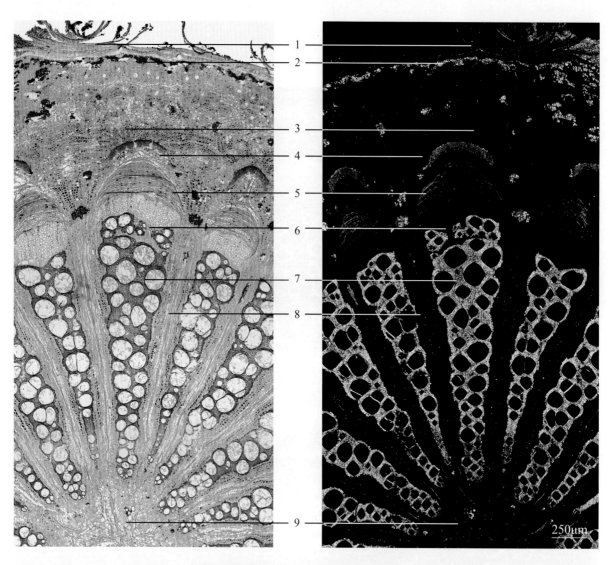

图 27-24　宽筋藤藤茎横切面普通光（左）与偏振光（右）对比

1.木栓层　2.石细胞　3.皮层　4.中柱鞘纤维　5.韧皮部　6.形成层　7.木质部　8.木射线　9.髓

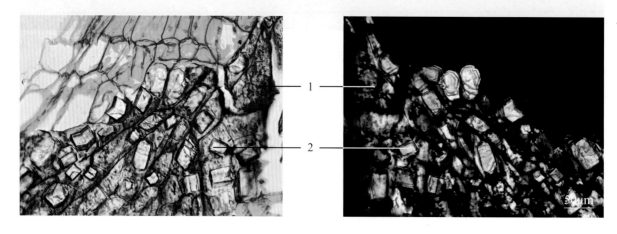

图 27-25　宽筋藤藤茎横切面皮层部位普通光（左）与偏振光（右）对比

1.石细胞　2.含晶石细胞

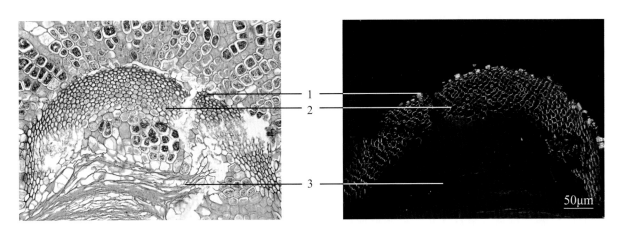

图 27-26　宽筋藤藤茎横切面中柱鞘部位 – 韧皮部普通光（左）与偏振光（右）对比

1. 草酸钙方晶　2. 中柱鞘纤维　3. 韧皮部

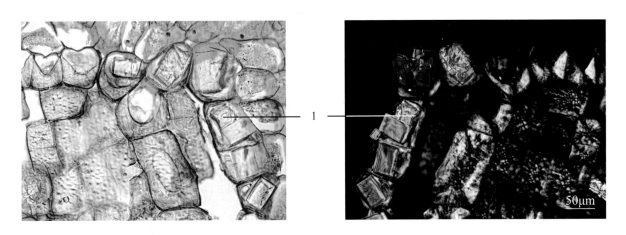

图 27-27　宽筋藤藤茎横切面韧皮射线部位石细胞普通光（左）与偏振光（右）对比

1. 含晶石细胞

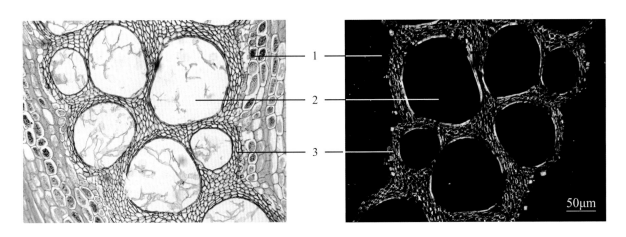

图 27-28　宽筋藤藤茎横切面木质部普通光（左）与偏振光（右）对比

1. 木射线　2. 导管　3. 木纤维

附4：蝙蝠葛

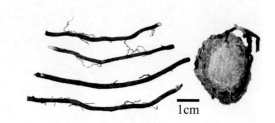

1cm

本品为防己科植物蝙蝠葛 *Mertispermum dauricum* DC. 的干燥藤茎。为青风藤易混品。

**藤茎横切面**　表皮细胞1列，外被角质层。皮层较宽，散在单个不规则状石细胞。韧皮部外侧有中柱鞘纤维束，呈月牙状。束间形成层不明显。木质部由导管、管胞、木纤维以及木薄壁细胞组成。髓部较大，细胞具有纹孔。薄壁细胞中可见细小淀粉粒及细小草酸钙砂晶。（图 27-29 ～图 27-36 ）

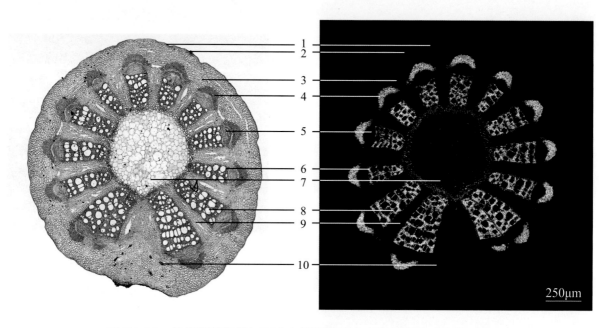

图 27-29　蝙蝠葛藤茎横切面全息普通光（左）与偏振光（右）对比

1. 角质层　2. 表皮　3. 皮层　4. 中柱鞘纤维　5. 韧皮部　6. 形成层　7. 髓　8. 木质部　9. 木射线

10. 皮层石细胞

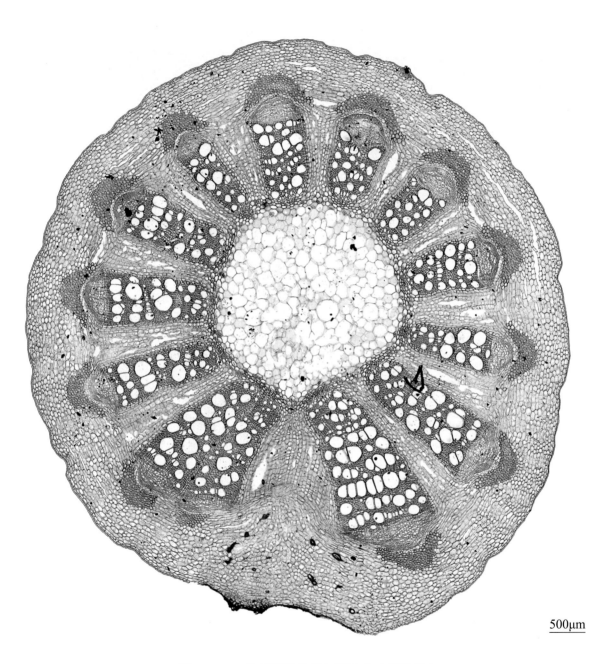

500μm

图 27-30 蝙蝠葛藤茎横切面全息（普通光）

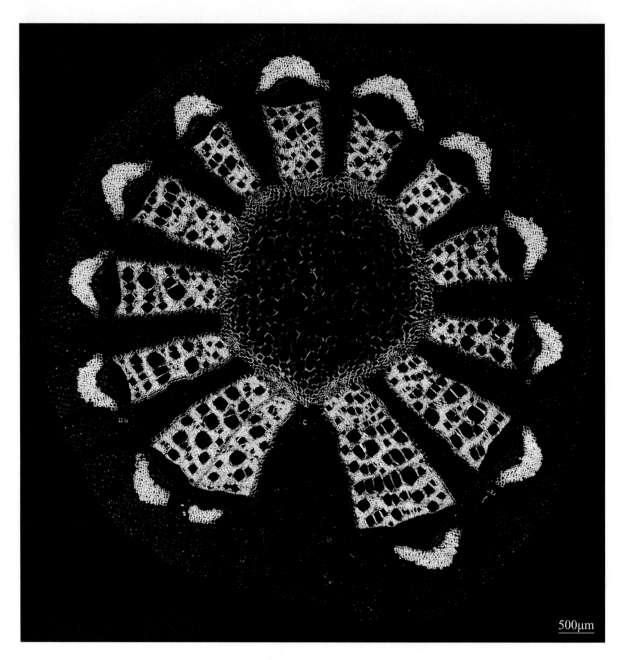

图 27-31　蝙蝠葛藤茎横切面全息（偏振光）

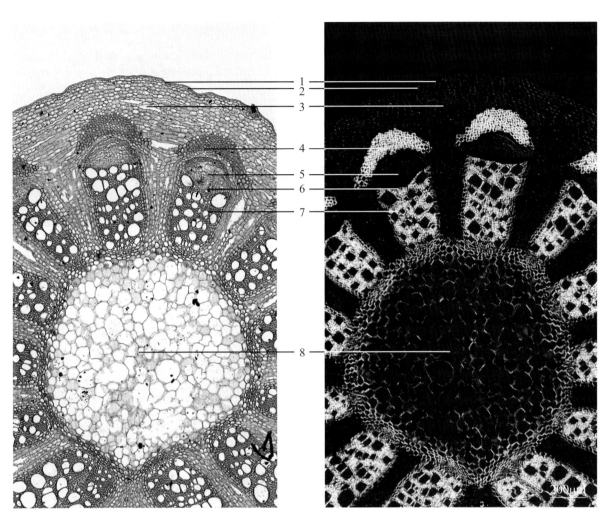

图 27-32　蝙蝠葛藤茎横切面普通光（左）与偏振光（右）对比

1.角质层　2.表皮　3.皮层　4.中柱鞘纤维　5.韧皮部　6.形成层　7.木质部　8.髓

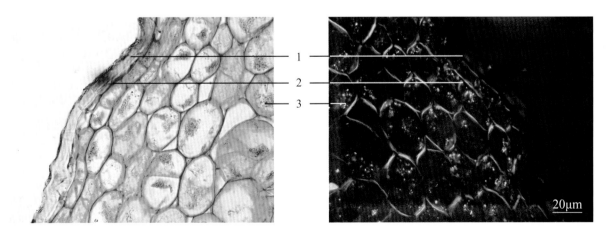

图 27-33　蝙蝠葛藤茎横切面表皮 – 皮层部位普通光（左）与偏振光（右）对比

1.角质层　2.表皮　3.皮层

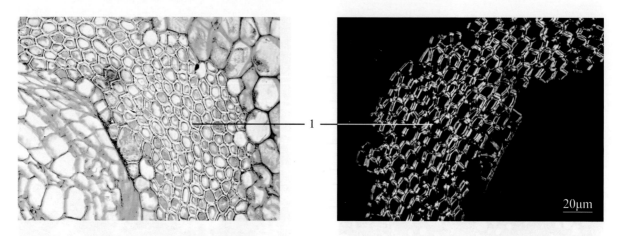

图 27-34　蝙蝠葛藤茎横切面中柱鞘部位普通光（左）与偏振光（右）对比

1. 中柱鞘纤维

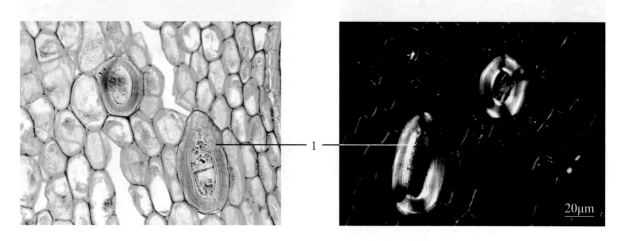

图 27-35　蝙蝠葛藤茎横切面皮层部位普通光（左）与偏振光（右）对比

1. 石细胞

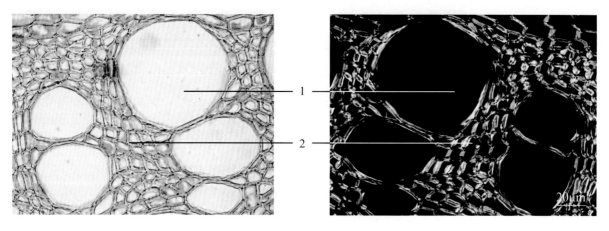

图 27-36　蝙蝠葛藤茎横切面木质部普通光（左）与偏振光（右）对比

1. 导管　2. 木纤维

附注　《中国药典（2020年版）》一部收载了青风藤药材，由于中药用药习惯及历史原因常有清风藤科植物清风藤 *Sabia japonica* Maxim、鄂西清风藤 *Sabia campanulata* subsp. *ritchieae*（Rehd. et Wils.）Y. F. Wu、防己科植物中华青牛胆 *Tinospora sinensis*（Lour.）Merr. 及防己科植物蝙蝠葛 *Mertispermum dauricum* DC. 的干燥藤茎作为青风藤的混淆品出现。青风藤及混淆品植物组织显微鉴别主要异同点见表27-1。

表 27-1　青风藤及其混淆品种横切面显微特征比较

| 部位 | 青藤 | 清风藤 | 鄂西清风藤 | 宽筋藤 | 蝙蝠葛 |
|---|---|---|---|---|---|
| 中柱鞘纤维 | 呈新月形 | 呈环带状 | 呈环带状 | 呈新月形 | 呈新月形 |
| 皮层 | 少量石细胞 | 可见含晶石细胞 | 可见含晶石细胞 | 外侧有含晶石细胞群 | 少量石细胞 |
| 韧皮部 | 见锥形或分支状石细胞 | 韧皮部多颓废 | 韧皮部部分颓废 | / | / |

**参考文献**

［1］国家药典委员会. 中华人民共和国药典（2020年版）·一部［M］. 北京：中国医药科技出版社，2020.

［2］楼之岑，秦波. 常用中药材品种整理和质量研究（北方编，第3册）［M］. 北京：北京医科大学中国协和医科大学联合出版社，1995.

Chenxiang

AQUILARIAE LIGNUM RESINATUM

# 沉　香

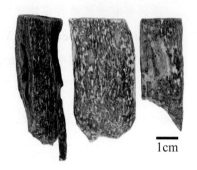

1cm

本品为瑞香科植物白木香 *Aquilaria sinensis*（Lour.）Gilg 含有树脂的木材。

**木材横切面**　射线宽 1～2 列细胞，充满棕色树脂。导管圆多角形，直径 42～128μm，有的含棕色树脂。木纤维多角形，直径 20～45μm，壁稍厚，木化。内涵韧皮部扁长椭圆状或条带状，常与射线相交，细胞壁薄，非木化，内含棕色树脂；其间散有少数纤维，有的薄壁细胞含草酸钙柱晶。（图 28-1～图 28-6）

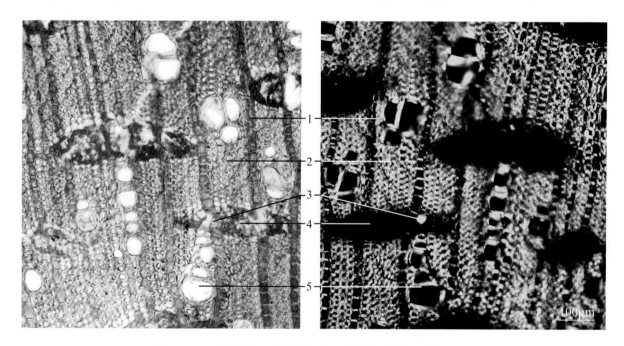

图 28-1　沉香横切面普通光（左）与偏振光（右）对比
1. 木射线　2. 木纤维　3. 草酸钙柱晶　4. 内涵韧皮部薄壁细胞　5. 导管

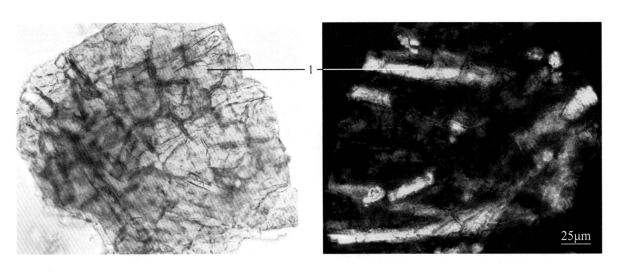

图 28-2　沉香粉末草酸钙柱晶普通光（左）与偏振光（右）对比

1. 草酸钙柱晶

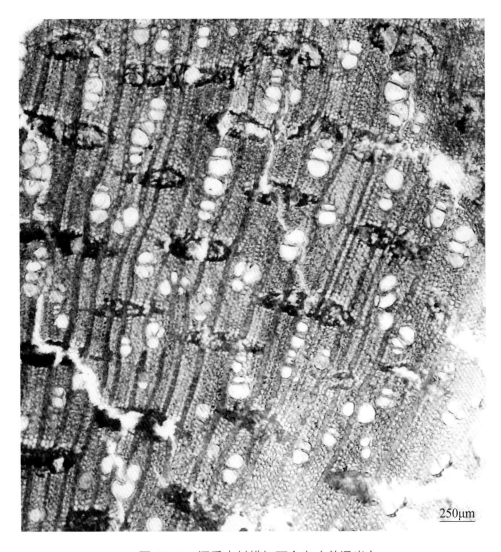

图 28-3　沉香木材横切面全息（普通光）

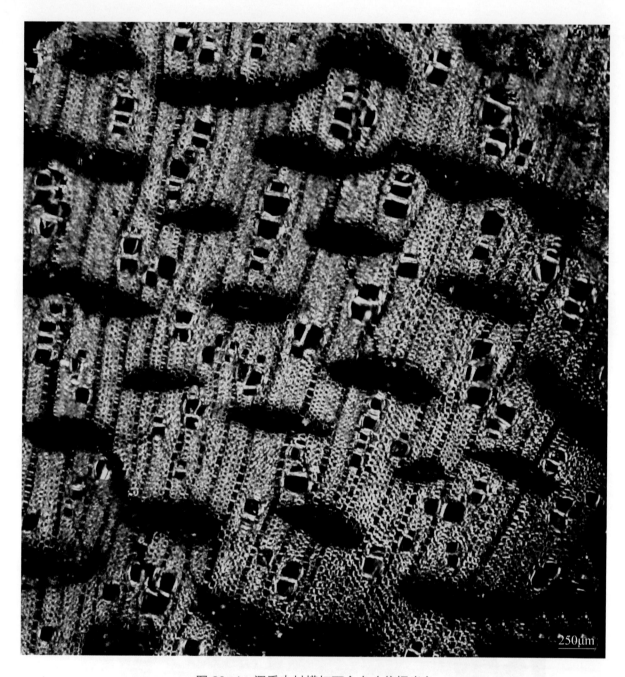

图 28-4　沉香木材横切面全息（偏振光）

**切向纵切面**　木射线细胞同型性，宽 1～2 列细胞，高多为 4～20 层细胞。导管为具缘纹孔导管，长短不一，多为短节导管，两端平截，具缘纹孔排列紧密，互列，导管直径 42～130μm，内含黄棕色树脂团块。纤维细长，直径 20～45μm，壁较薄，有单纹孔。内涵韧皮部薄壁细胞长方形。（图 28-5）

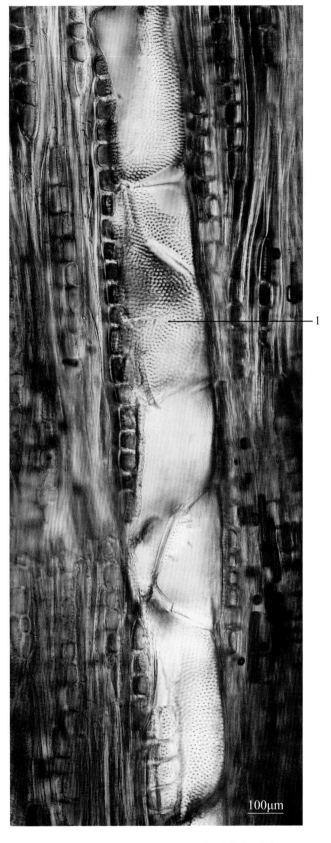

图 28-5　沉香切向纵切面导管（偏振光）

1. 导管

**径向纵切面**　木射线排列成横向带状，高多为 4～20 层细胞，细胞为方形或略长方形。纤维径向壁上有单纹孔。其余同切向纵切面。

沉香三切面见图 28-6。

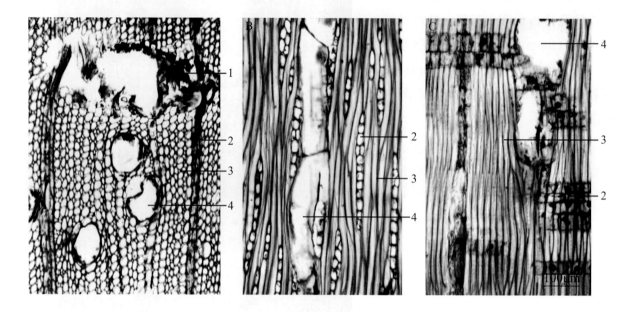

图 28-6　沉香三切面（普通光）

A. 横切面　B. 切向切面　C. 径向切面

1. 内涵韧皮部薄壁细胞　2. 木射线　3. 木纤维　4. 导管

## 参考文献

［1］国家药典委员会. 中华人民共和国药典（2020 年版）·一部［M］. 北京：中国医药科技出版社，2020.

［2］康廷国. 中药鉴定学［M］. 北京：中国中医药出版社，2016.

［3］胡浩彬. 名贵中药显微图鉴［M］. 南京：江苏科学技术出版社，2012.

皮类中药

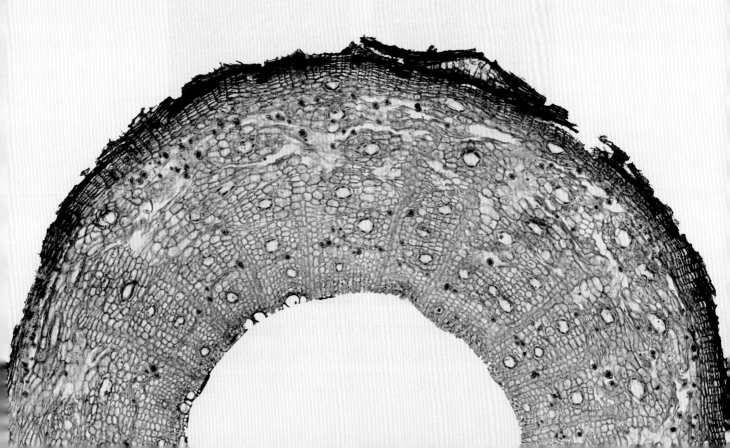

Sangbaipi
MORI CORTEX

# 桑白皮

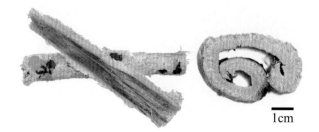

1cm

本品为桑科植物桑 *Morus alba* L. 的干燥根皮。

**根皮横切面** 木栓层细胞数列，多已除去。韧皮部射线明显，宽 2～6 列细胞。乳管散在。纤维单个散在或成束，非木化或微木化。薄壁细胞含淀粉粒，有的含草酸钙方晶。老根皮中在皮层有少数石细胞群，胞腔内大多含草酸钙方晶；韧皮部外侧有石细胞群断续排列成环带状。（图 29-1 ～图 29-4）

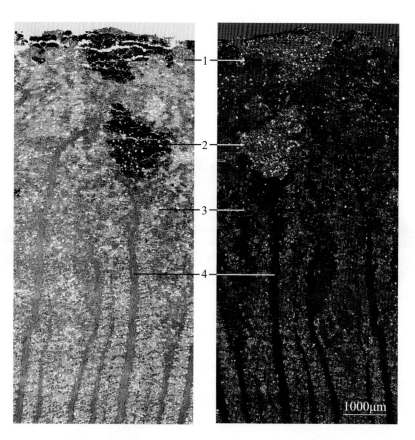

1000μm

图 29-1　桑白皮根皮横切面组织普通光（左）与 λ 干涉半偏振光（右）对比

1. 皮层　2. 石细胞及含晶石细胞　3. 乳管　4. 韧皮射线

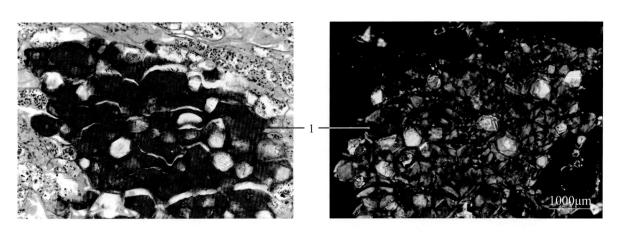

图 29-2 桑白皮根皮含晶石细胞普通光（左）与 λ 干涉半偏振光（右）对比

1.含晶石细胞群

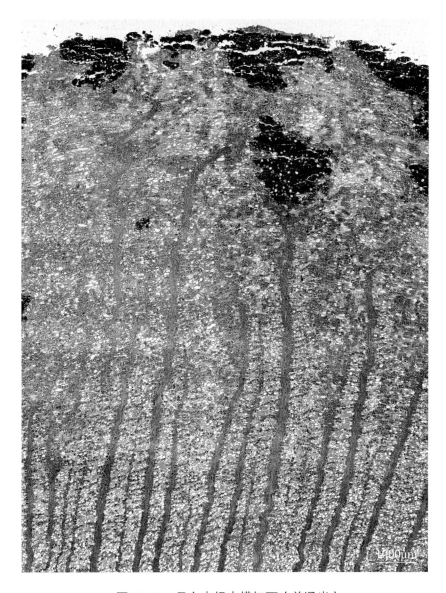

图 29-3 桑白皮根皮横切面（普通光）

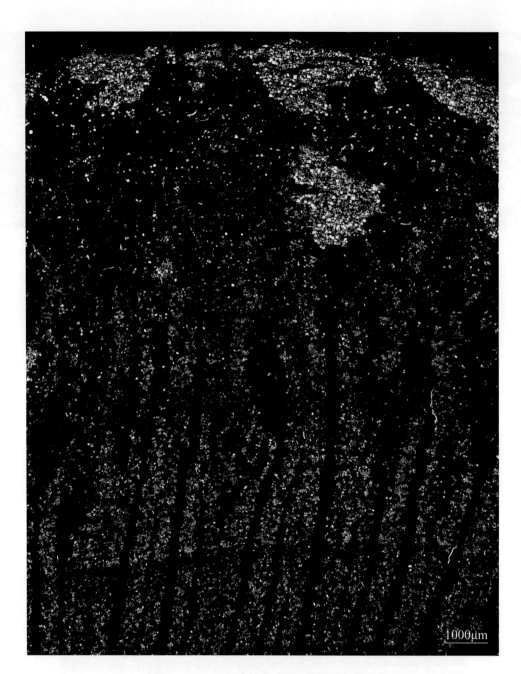

图 29-4　桑白皮根皮横切面（偏振光）

## 参考文献

［1］国家药典委员会. 中华人民共和国药典（2020 年版）·一部［M］. 北京：中国医药科技出版社，2020.

［2］赵中振，陈虎彪. 中药显微鉴定图典［M］. 福州：福建科学技术出版社，2016.

［3］蔡少青，李胜华. 常用中药材品种整理和质量研究（北方编，第 4 册）［M］. 北京：北京医科大学出版社，2001.

［4］康廷国. 中药鉴定学［M］. 北京：中国中医药出版社，2016.

Mudanpi
MOUTAN CORTEX

# 牡丹皮

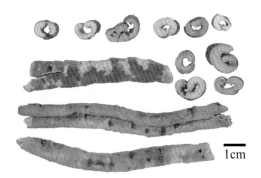

1cm

本品为毛茛科植物牡丹 *Paeonia suffruticosa* Andr. 的干燥根皮。

**根皮横切面** 木栓层由多列细胞组成，大多已经刮去。皮层为数列切向延长的薄壁细胞。韧皮部宽广，约占断面的 4/5。射线宽 1 ～ 3 列细胞。韧皮部、皮层薄壁细胞以及细胞间隙中含草酸钙簇晶，棱角稍钝；薄壁细胞和射线细胞中含色素及淀粉粒。（图 30-1 ～ 图 30-4）

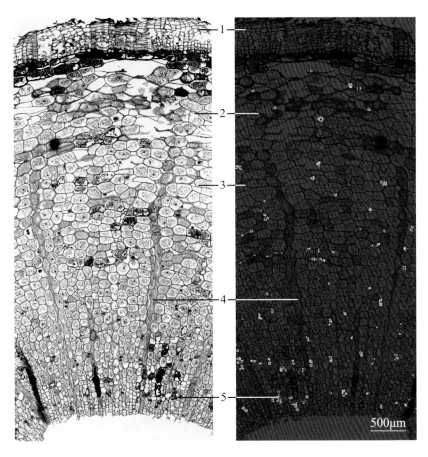

图 30-1　牡丹皮根皮横切面普通光（左）与 λ 干涉偏振光（右）对比

1.木栓层　2.皮层　3.韧皮部　4.韧皮射线　5.草酸钙簇晶

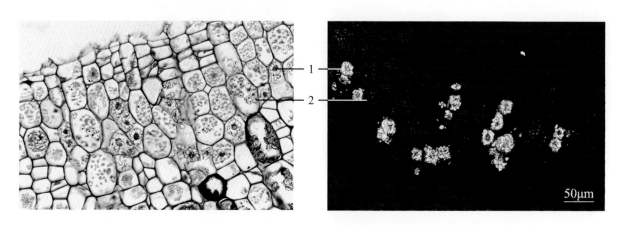

图 30-2　牡丹皮根皮韧皮部普通光（左）与 λ 干涉偏振光（右）对比

1.草酸钙簇晶　2.淀粉粒

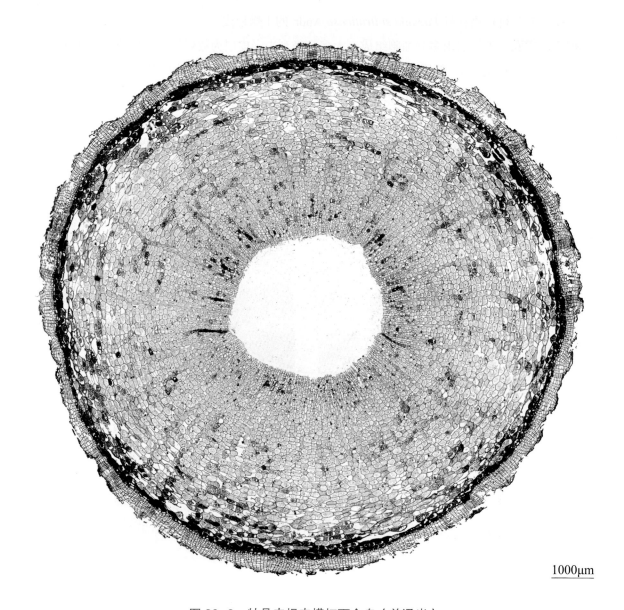

1000μm

图 30-3　牡丹皮根皮横切面全息（普通光）

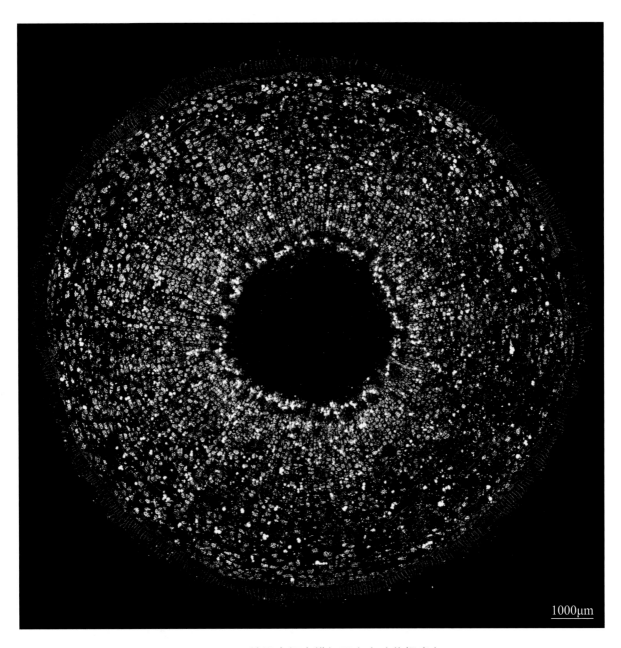

图 30-4　牡丹皮根皮横切面全息（偏振光）

**参考文献**

［1］国家药典委员会. 中华人民共和国药典（2020 年版）· 一部［M］. 北京：中国医药科技出版社，2020.

［2］徐国钧，徐珞珊. 常用中药材品种整理和质量研究（南方协作组，第二册）［M］. 福州：福建科学技术出版社，1997.

［3］赵中振，陈虎彪. 中药显微鉴定图典［M］. 福州：福建科学技术出版社，2016.

# 肉 桂

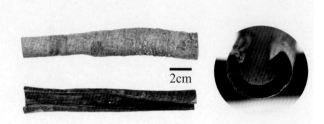

2cm

本品为樟科植物肉桂 *Cinnamomum cassia* Presl 的干燥树皮。

**树皮横切面** 木栓细胞数列，最内层细胞外壁增厚，木化。皮层散有石细胞和油细胞。中柱鞘部位有石细胞群，断续排列成环，外侧伴有纤维束，石细胞通常外壁较薄，具有"三厚一薄"的特点。韧皮部射线宽 1 ~ 2 列细胞，含细小草酸钙针晶，在射线薄壁细胞中较多；纤维常 2 ~ 3 个成束；油细胞随处可见。薄壁细胞含淀粉粒。（图 31-1 ～ 图 31-3）

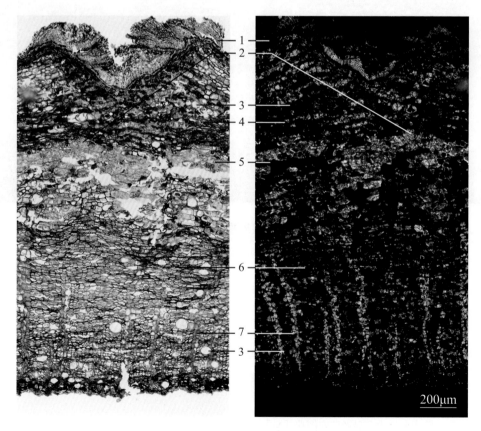

200μm

图 31-1 肉桂树皮横切面普通光（左）与偏振光（右）对比

1.木栓层　2.纤维束　3.油细胞　4.皮层　5.中柱鞘石细胞群　6.韧皮部　7.韧皮射线

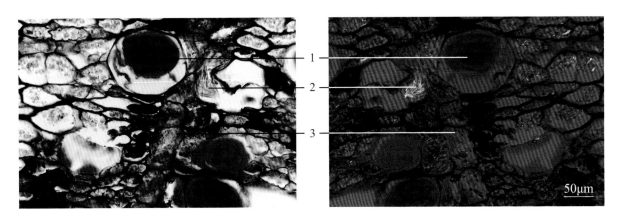

图 31-2 肉桂树皮草酸钙针晶束部位普通光（左）与 λ 干涉偏振光（右）对比

1.油细胞 2.草酸钙针晶束 3.韧皮射线

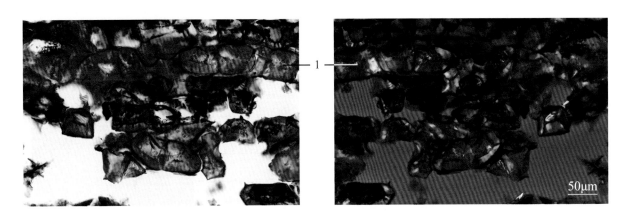

图 31-3 肉桂树皮石细胞普通光（左）与 λ 干涉偏振光（右）对比

1.石细胞

## 参考文献

[1] 国家药典委员会. 中华人民共和国药典（2020 年版）·一部［M］. 北京：中国医药科技出版社，2020.

[2] 赵中振，陈虎彪. 中药显微鉴定图典［M］. 福州：福建科学技术出版社，2016.

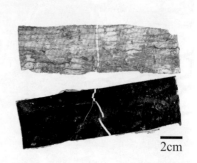

2cm

Duzhong
EUCOMMIAE CORTEX

# 杜 仲

　　本品为杜仲科植物杜仲 *Eucommia ulmoides* Oliv. 的干燥树皮。

　　**树皮横切面**　老树皮落皮层残存，内侧有数个木栓组织层带，每层为排列整齐、内壁特别增厚且木化的木栓细胞，两层带间为颓废的皮层组织，细胞壁木化。嫩树皮落皮层不明显。韧皮部有 5～7 条石细胞环带，每环有 3～5 列石细胞并伴有少数纤维。射线 2～3 列细胞，近栓内层时向一方偏斜。白色橡胶质（丝状或团块状）随处可见，以韧皮部为多，此橡胶丝存在于乳汁细胞内。（图 32-1～图 32-4）

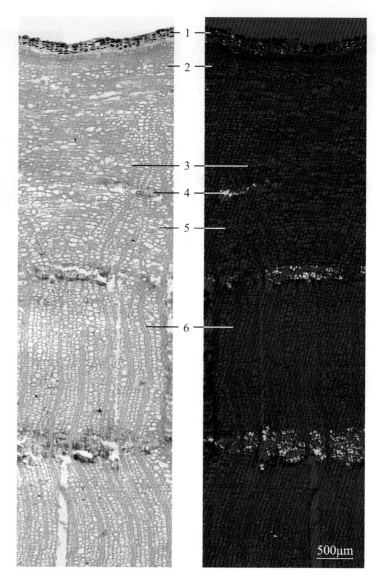

500μm

图 32-1　杜仲树皮横切面组织普通光（左）与偏振光（右）对比

1.木栓层　2.皮层　3.橡胶团块　4.石细胞群　5.韧皮部　6.韧皮射线

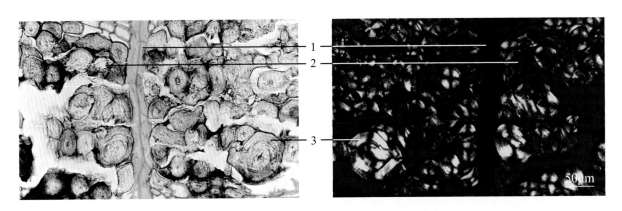

图 32-2　杜仲树皮横切面韧皮部普通光（左）与 λ 干涉偏振光（右）对比

1.韧皮射线　2.胶丝团块　3.石细胞

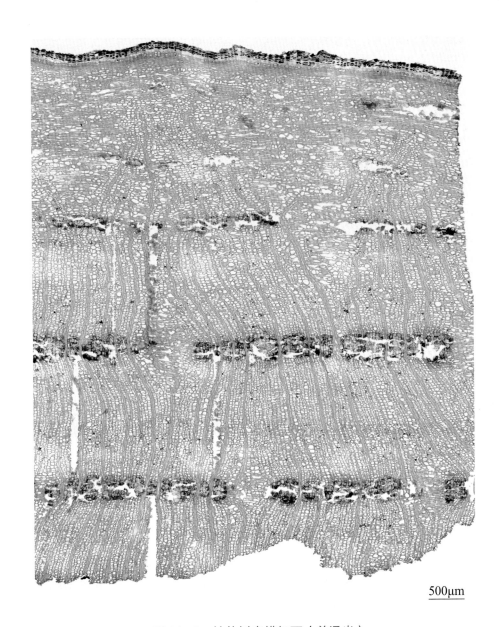

图 32-3　杜仲树皮横切面（普通光）

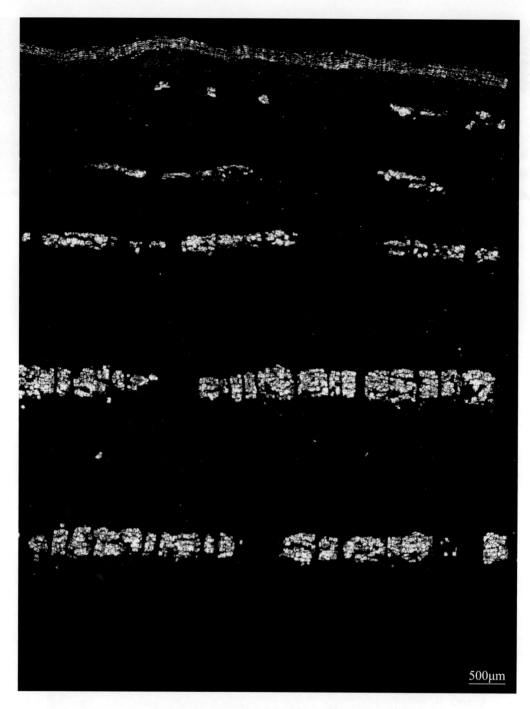

图 32-4　杜仲树皮横切面（偏振光）

## 参考文献

[1] 国家药典委员会. 中华人民共和国药典（2020 年版）·一部 [M]. 北京：中国医药科技出版社，2020.

[2] 赵中振，陈虎彪. 中药显微鉴定图典 [M]. 福州：福建科学技术出版社，2016.

[3] 康廷国. 中药鉴定学 [M]. 北京：中国中医药出版社，2016.

Baixianpi

DICTAMNI CORTEX

# 白鲜皮

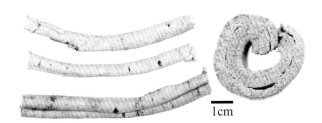

1cm

本品为芸香科植物白鲜 *Dictamnus dasycarpus* Turcz. 的干燥根皮。

**根皮横切面** 木栓层为 10 余列细胞。栓内层狭窄，纤维多单个散在，黄色，直径 25 ～ 100μm，壁厚，层纹明显；具有少量分泌细胞。韧皮部宽广，射线宽 1 ～ 3 列细胞；纤维单个散在。薄壁组织中有多数草酸钙簇晶，直径 5 ～ 30μm，韧皮部内侧分布较多。（图 33-1 ～ 图 33-4）

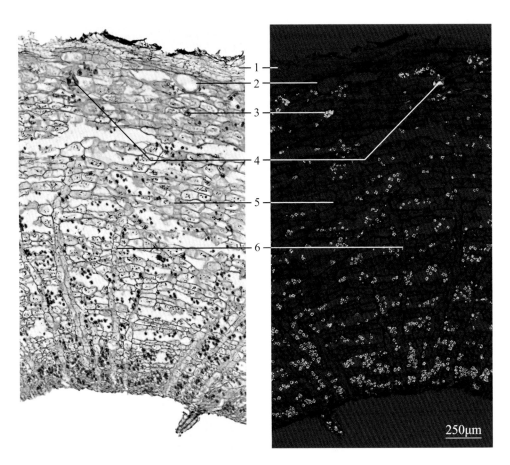

图 33-1 白鲜皮根皮横切面普通光（左）与 λ 干涉偏振光（右）对比

1. 木栓层 2. 分泌细胞 3. 草酸钙簇晶 4. 纤维 5. 韧皮部 6. 韧皮射线

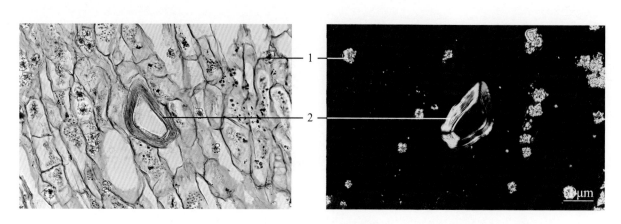

图33-2　白鲜皮根皮横切面韧皮部普通光（左）与 λ 干涉偏振光（右）对比

1.草酸钙簇晶　2.纤维

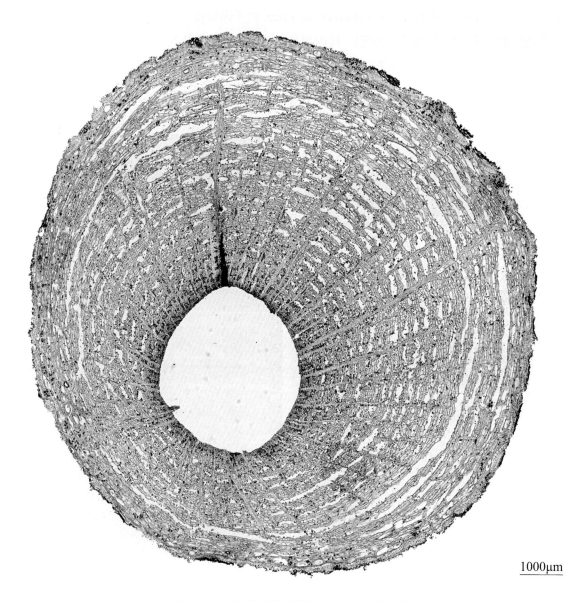

1000μm

图33-3　白鲜皮根皮横切面全息（普通光）

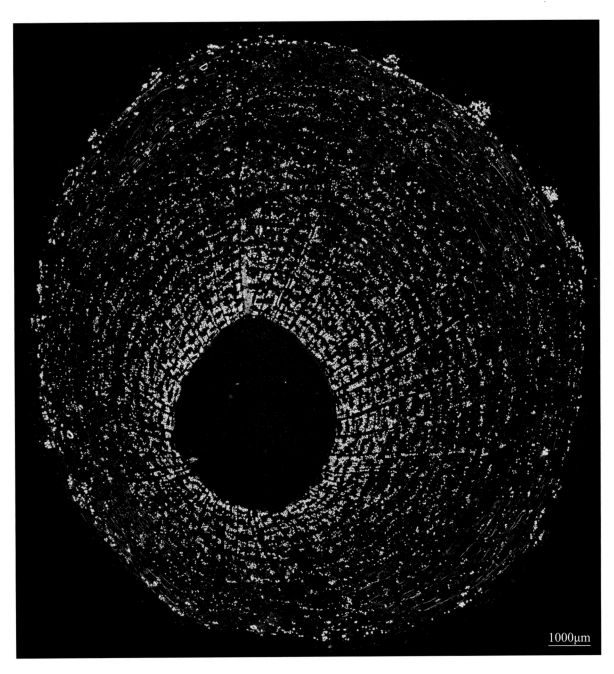

图 33-4　白鲜皮根皮横切面全息（偏振光）

## 参考文献

［1］楼之岑，秦波. 常用中药材品种整理和质量研究（北方编，第 3 册）［M］. 北京：北京医科大学中国协和医科大学联合出版社，1995.

［2］文瑞良. 中药材彩色显微图鉴（第一册）［M］. 北京：中国医药科技出版社，2002.

［3］赵中振，陈虎彪. 中药显微鉴定图典［M］. 福州：福建科学技术出版社，2016.

Kulianpi

MELIAE CORTEX

# 苦楝皮

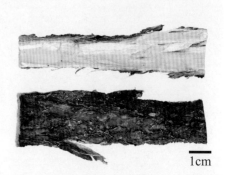

1cm

本品为楝科植物川楝 *Melia toosendan* Sieb. et Zucc. 或楝 *Melia azedarach* L. 的干燥树皮和根皮。

## 川楝

**干皮横切面**　未去尽木栓层者，常见木栓层与死皮层相间排列，死皮层内可见草酸钙簇晶。幼皮皮层为切向延长的薄壁细胞，含有草酸钙簇晶，老皮多不见皮层。韧皮纤维束与韧皮薄壁细胞及筛管群相间排列成 10～20 层断续环层。韧皮纤维壁厚，紧靠纤维束周围的薄壁细胞非木化，含草酸钙方晶形成晶纤维。射线喇叭形，在喇叭形开口处的薄壁组织中有草酸钙簇晶密集分布，近栓内层处分布较密。韧皮薄壁组织中有油滴和细小的淀粉粒及棕色块状物。（图 34-1 ～ 图 34-4）

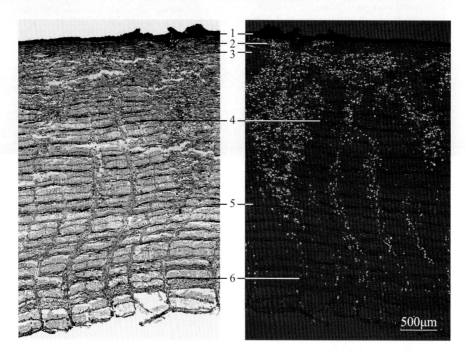

500μm

图 34-1　川楝干皮横切面普通光（左）与 λ 干涉偏振光（右）对比

1. 木栓层　2. 草酸钙簇晶　3. 皮层　4. 韧皮纤维　5. 韧皮部　6. 韧皮射线

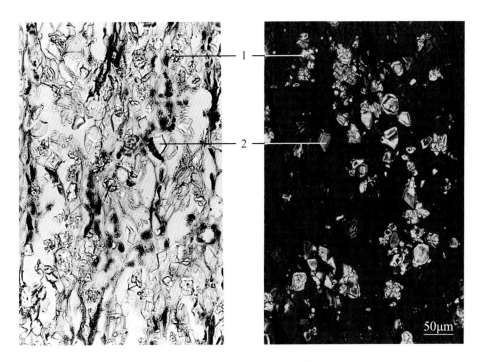

图 34-2 川楝干皮横切面韧皮射线喇叭形开口部位
草酸钙方晶与簇晶普通光（左）与 λ 干涉偏振光（右）对比
1.草酸钙簇晶 2.草酸钙方晶

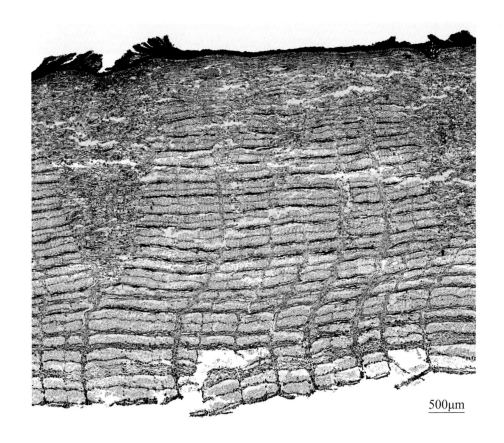

图 34-3 川楝干皮横切面（普通光）

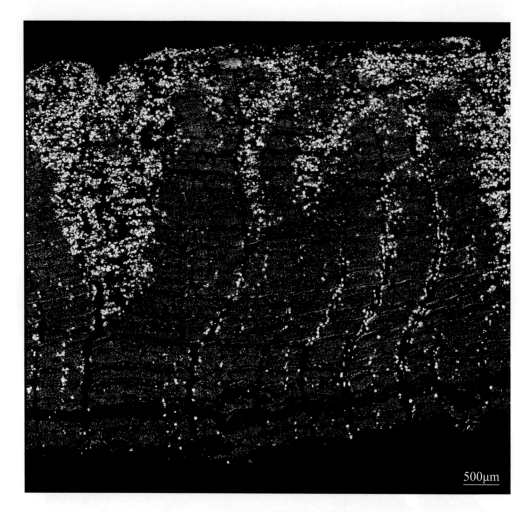

500μm

图 34-4　川楝干皮横切面（偏振光）

附注　楝树皮横切面的次生韧皮部的薄壁组织与射线中含少数草酸钙簇晶；内侧及中央均有分布，大多 2～3 个径向排列；射线的外侧分布较少；栓内层内侧薄壁组织中草酸钙簇晶分布较少，但可见草酸钙方晶。纤维层呈狭长形，排列疏松，最内数层常以单层排列。韧皮射线宽，可达 8 列细胞。

表 34-1　苦楝皮两种基原植物横切面显微特征比较

| 部位 | 川楝 | 楝 |
| --- | --- | --- |
| 次生韧皮部中央及内侧的薄壁组织 | 少见草酸钙簇晶 | 含有草酸钙簇晶 |
| 韧皮部最内侧的纤维束 | 常呈双层排列 | 常呈单层排列 |

参考文献

［1］徐国均，徐珞珊. 常用中药材品种整理和质量研究（南方协作组，第二册）［M］. 福州：福建科学技术出版社，1997.

Wujiapi
ACANTHOPANACIS CORTEX

# 五加皮

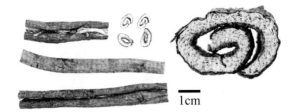

1cm

本品为五加科植物细柱五加 *Acanthopanax gracilistylus* W. W. Smith 的干燥根皮。

**根皮横切面** 木栓层为数列细胞。栓内层窄，有少数分泌道散在。韧皮部宽广，外侧有裂隙，射线宽 1～5 列细胞；分泌道较多，周围分泌细胞 4～11 个。薄壁细胞含草酸钙簇晶及细小淀粉粒。（图 35-1～图 35-4）

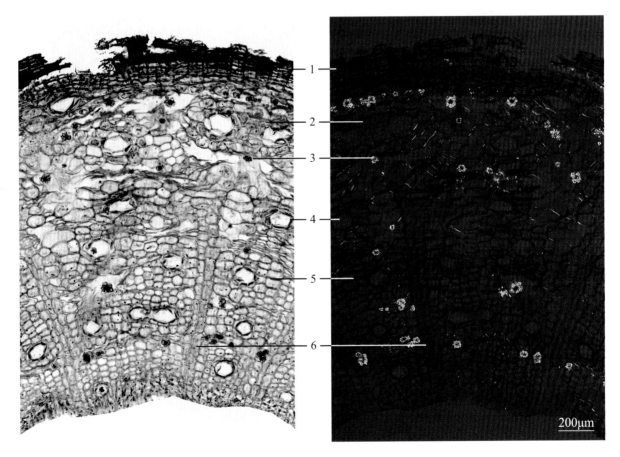

图 35-1 五加皮根皮横切面普通光（左）与 λ 干涉偏振光（右）对比

1.木栓层　2.落皮层　3.草酸钙簇晶　4.分泌道　5.韧皮部　6.韧皮射线

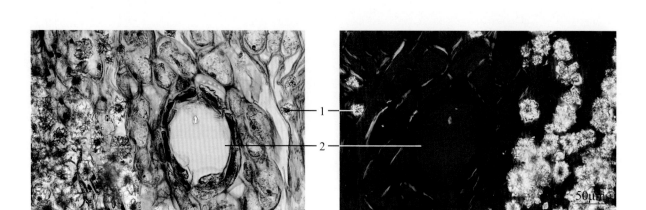

图 35-2　五加皮根皮横切面分泌道部位普通光（左）与 λ 干涉偏振光（右）对比

1.草酸钙簇晶　2.分泌道

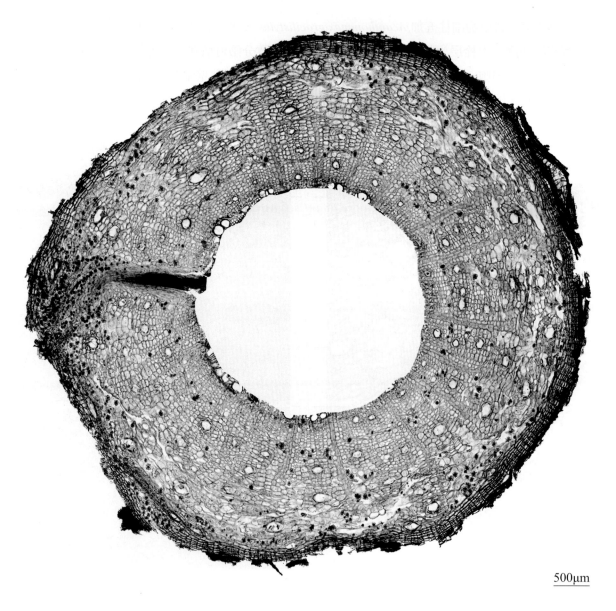

图 35-3　五加皮根皮横切面全息（普通光）

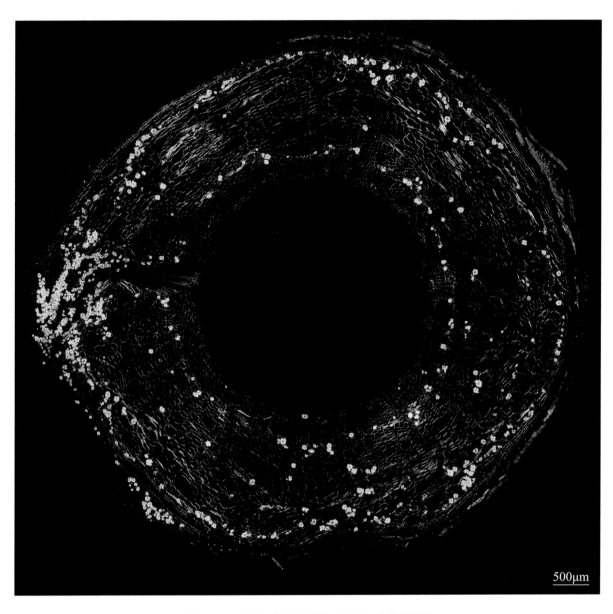

500μm

图 35-4　五加皮根皮横切面全息（偏振光）

## 参考文献

［1］国家药典委员会. 中华人民共和国药典（2020 年版）·一部［M］. 北京：中国医药科技出版社，2020.

［2］楼之岑，秦波. 常用中药材品种整理和质量研究（北方编，第 2 册）［M］. 北京：北京医科大学中国协和医科大学联合出版社，1995.

Qinpi

FRAXINI CORTEX

# 秦 皮

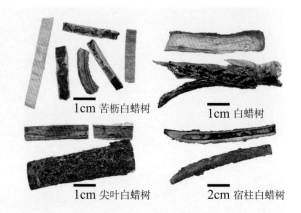

1cm 苦枥白蜡树　　1cm 白蜡树

1cm 尖叶白蜡树　　2cm 宿柱白蜡树

本品为木犀科植物苦枥白蜡树 *Fraxinus rhynchophylla* Hance、白蜡树 *Fraxinus chinensis* Roxb.、尖叶白蜡树 *Fraxinus szaboana* Lingelsh. 或宿柱白蜡树 *Fraxinus stylosa* Lingelsh. 的干燥枝皮或干皮。

## 1. 苦枥白蜡树

**干皮横切面**　木栓层细胞 5 ～ 10 余列。栓内层细胞多角形。皮层较窄，约占横切面的 1/4，石细胞和纤维束不规则散在或成群。韧皮纤维不规则散在或成束，形成多列环带，与薄壁细胞和筛管组成的细胞环带相间排列，中间贯穿射线薄壁细胞，形成 "井" 字形结构；石细胞偶见。射线宽 1 ～ 2 列细胞，多平直，少数波状弯曲。薄壁细胞含大量草酸钙砂晶，韧皮射线部位较多。（图 36-1 ～ 图 36-4）

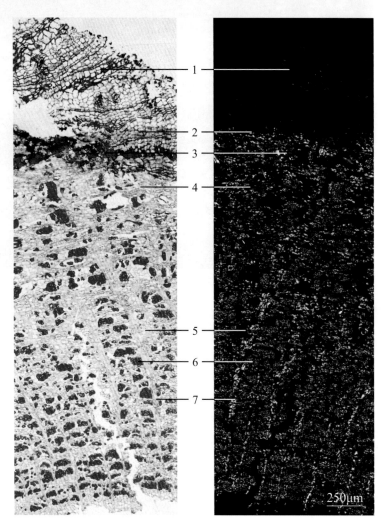

250μm

图 36-1　苦枥白蜡树干皮横切面普通光（左）与偏振光（右）对比

1. 木栓层　2. 栓内层　3. 厚壁细胞环带　4. 皮层　5. 韧皮部　6. 韧皮纤维束　7. 韧皮射线

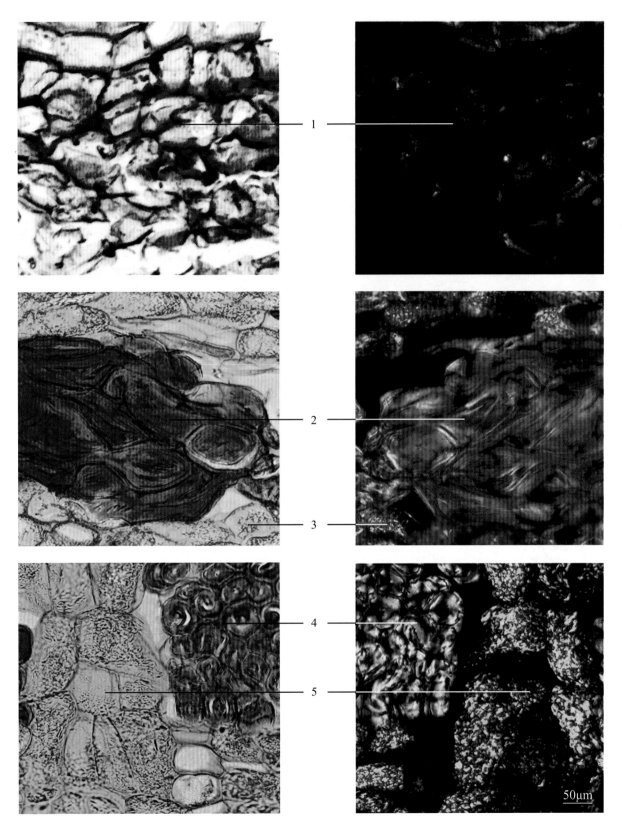

图 36-2　苦枥白蜡树干皮横切面局部放大普通光（左）与偏振光（右）对比

1.木栓层　2.韧皮石细胞　3.草酸钙砂晶　4.韧皮纤维束　5.韧皮射线（内含草酸钙砂晶）

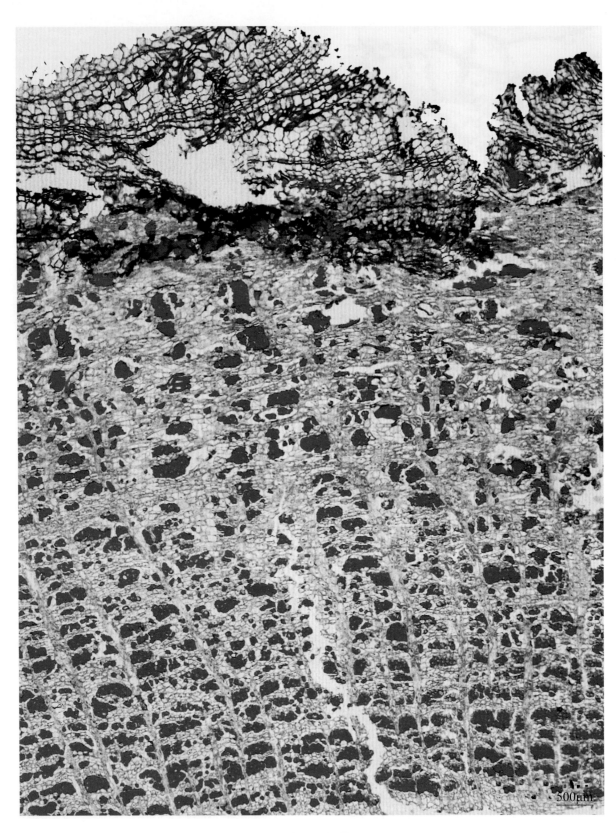

图 36-3　苦枥白蜡树干皮横切面（普通光）

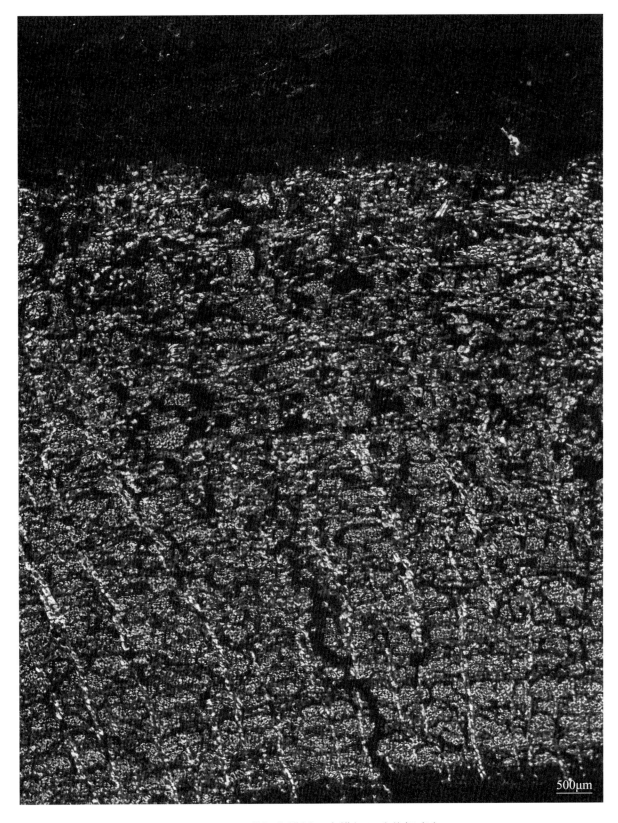

图 36-4　苦枥白蜡树干皮横切面（偏振光）

## 2. 白蜡树

**干皮横切面**　与苦枥白蜡树相似，其主要区别为皮层较宽，约占横切面的 1/3；射线宽 1 ～ 4 列细胞，"井"字形结构明显。（图 36-5 ～ 图 36-8）

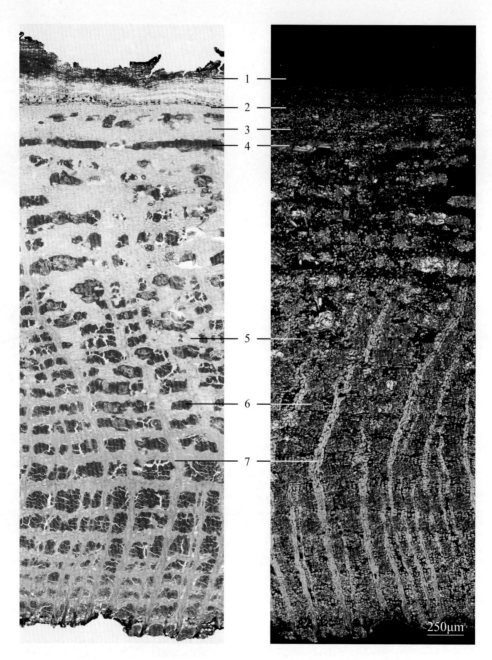

图 36-5　白蜡树干皮横切面普通光（左）与偏振光（右）对比
1. 木栓层　2. 栓内层　3. 皮层　4. 厚壁细胞环带　5. 韧皮部　6. 韧皮纤维束　7. 韧皮射线

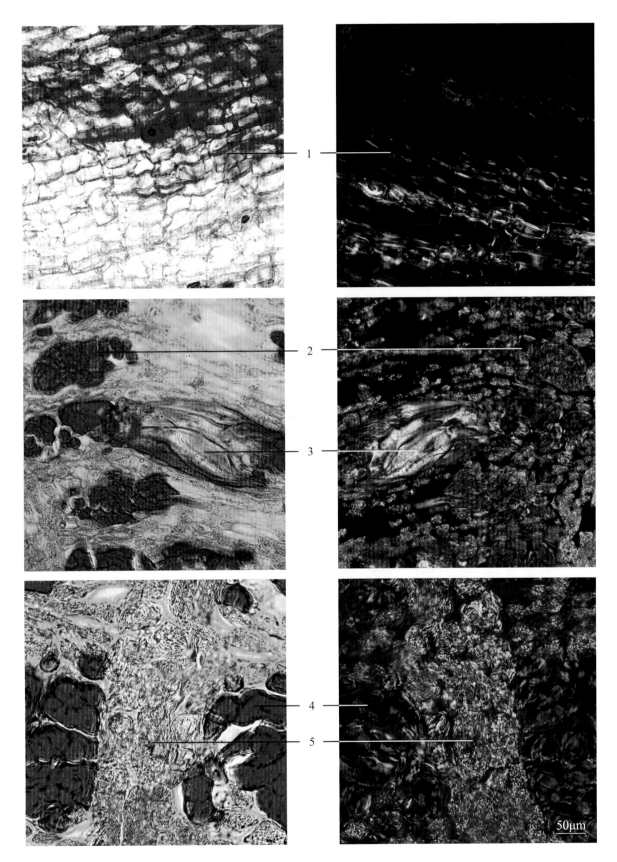

图 36-6 白蜡树干皮横切面局部放大普通光（左）与偏振光（右）对比
1.木栓层 2.纤维束 3.韧皮石细胞 4.韧皮纤维 5.韧皮射线（内含草酸钙砂晶）

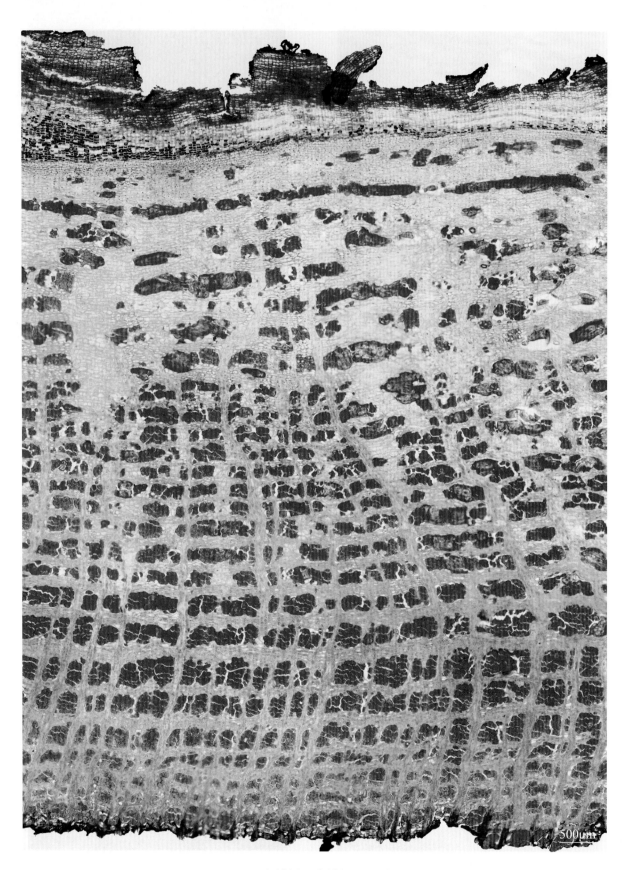

图 36-7　白蜡树干皮横切面（普通光）

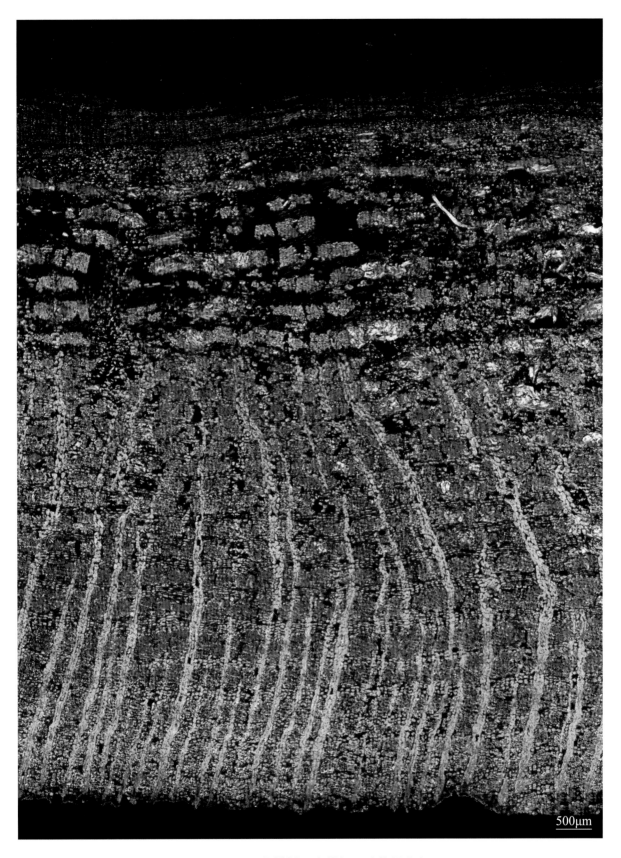

图 36-8　白蜡树干皮横切面（偏振光）

### 3. 尖叶白蜡树

**干皮横切面**　与苦枥白蜡树相似，其主要区别为木栓层易脱落；韧皮部外侧厚壁细胞环带中石细胞群较发达；射线宽 1～3 列细胞，"井"字形结构较明显。（图 36-9～图 36-12）

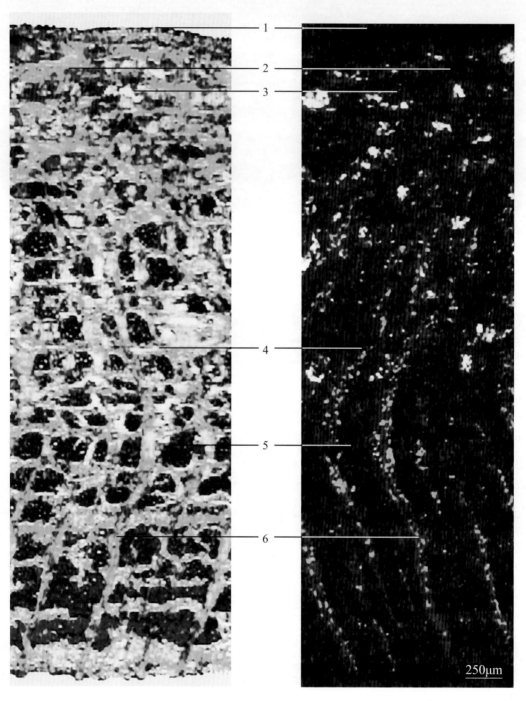

图 36-9　尖叶白蜡树干皮（木栓层脱落）横切面普通光（左）与偏振光（右）对比

1.栓内层　2.皮层　3.厚壁细胞环带　4.韧皮部　5.韧皮纤维束　6.韧皮射线

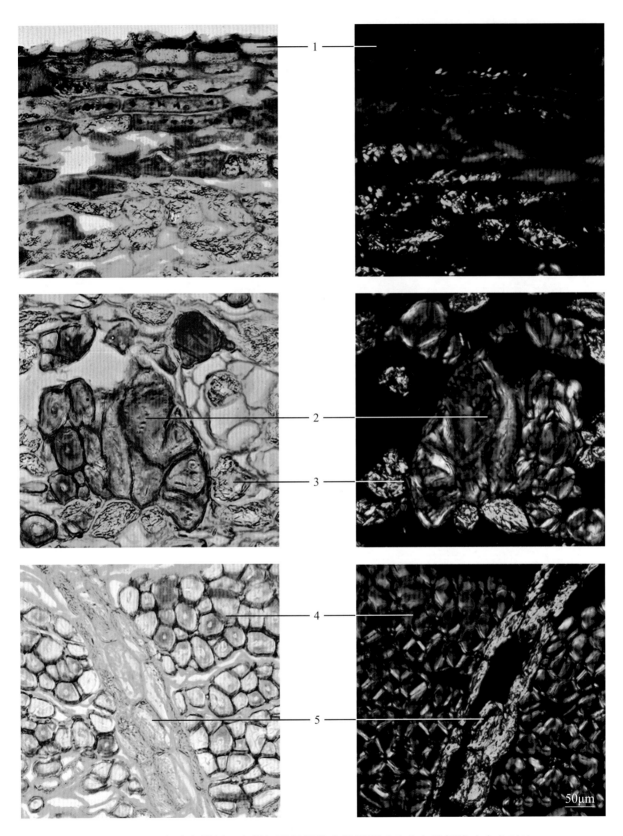

图 36-10　尖叶白蜡树干皮横切面局部放大普通光（左）与偏振光（右）对比
1. 栓内层　2. 皮层石细胞　3. 草酸钙砂晶　4. 韧皮纤维束　5. 韧皮射线（内含草酸钙砂晶）

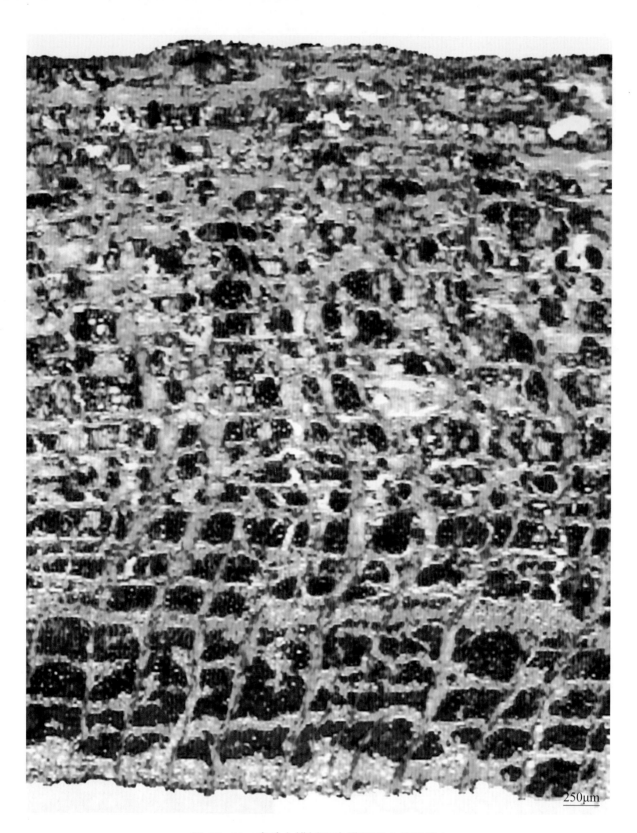

250μm

图 36-11　尖叶白蜡树干皮横切面（普通光）

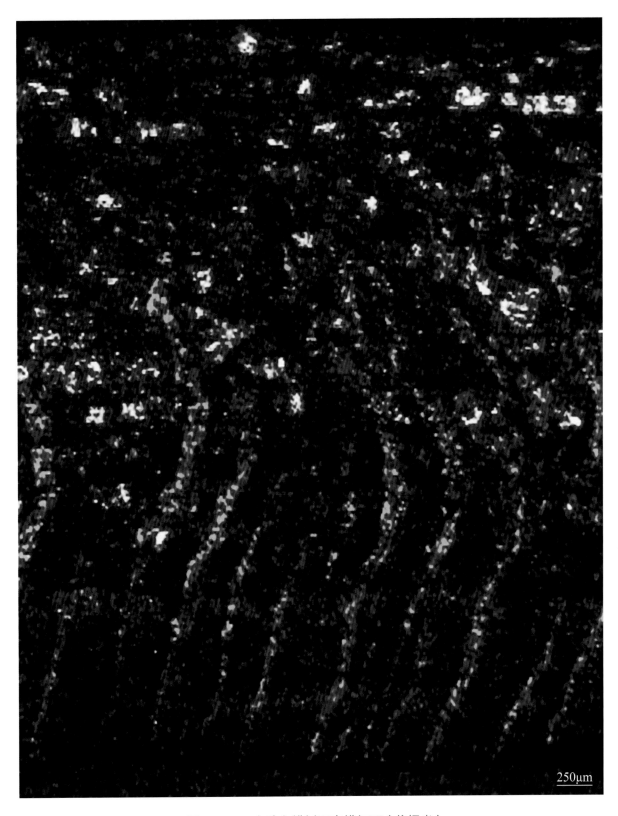

图 36-12　尖叶白蜡树干皮横切面（偏振光）

### 4. 宿柱白蜡树

**干皮横切面**　与苦枥白蜡树相似，其主要区别为皮层较宽，约占横切面的1/3；韧皮部外侧厚壁细胞环带中的石细胞群发达，连成环带；"井"字形结构较明显。（图36-13 ～ 图36-16 ）

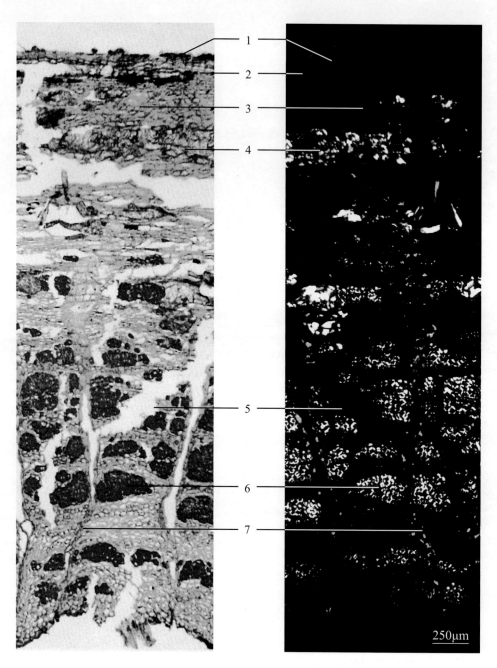

图 36-13　宿柱白蜡树干皮横切面普通光（左）与偏振光（右）对比

1.木栓层　2.栓内层　3.皮层　4.厚壁细胞环带　5.韧皮部　6.韧皮纤维束

7.韧皮射线（内含草酸钙砂晶）

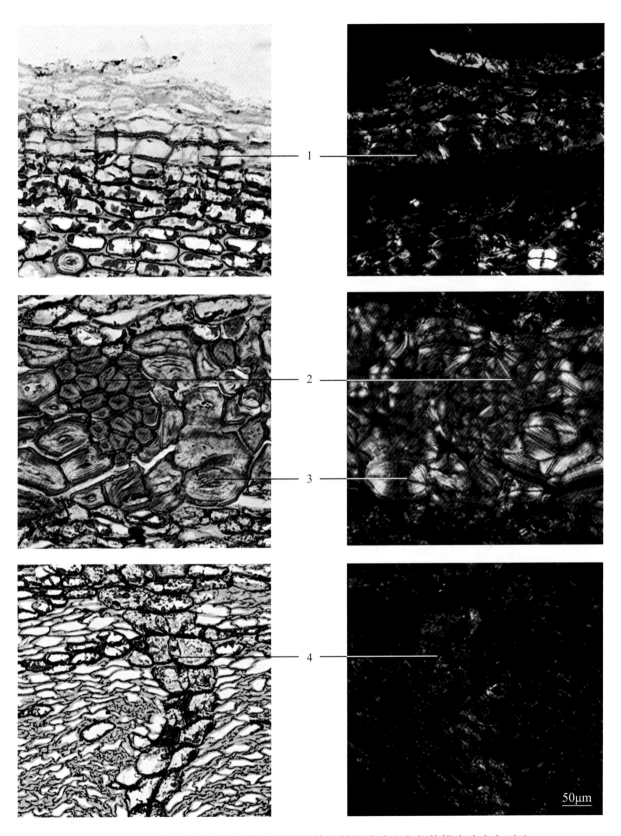

图 36-14　宿柱白蜡树干皮横切面局部放大普通光（左）与偏振光（右）对比

1. 木栓层　2. 皮层纤维束　3. 皮层石细胞　4. 韧皮射线（内含草酸钙砂晶）

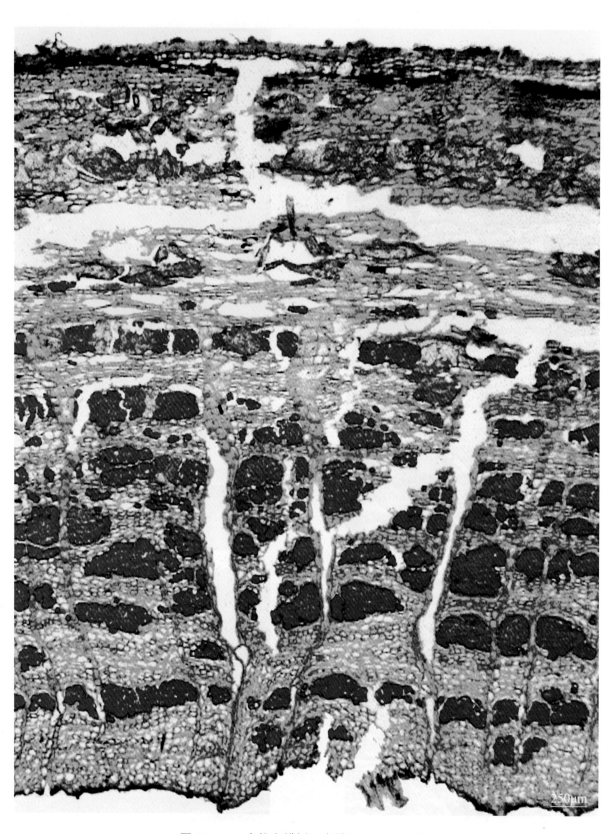

图 36-15　宿柱白蜡树干皮横切面（普通光）

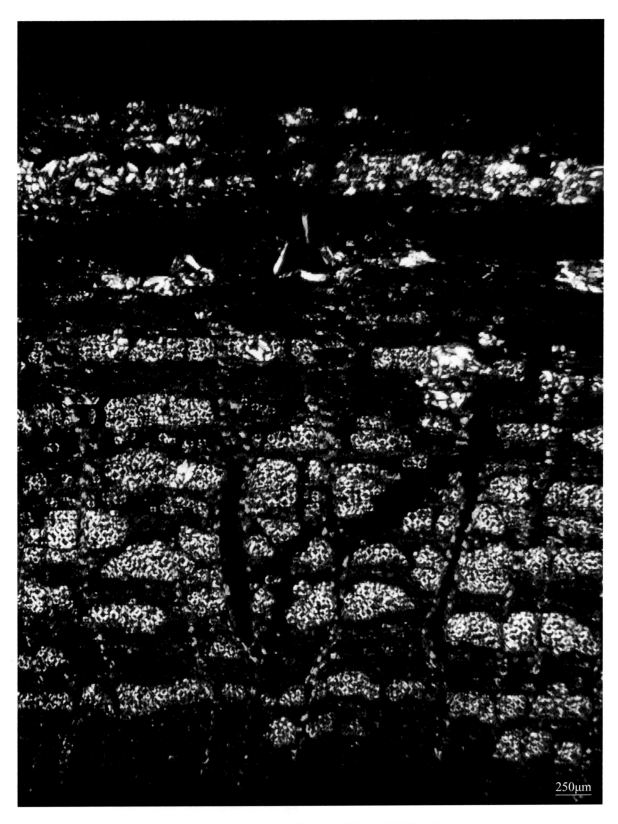

250μm

图 36-16　宿柱白蜡树干皮横切面（偏振光）

## 附：美国红梣

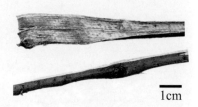

1cm

本品为木犀科植物美国红梣 *Fraxinus pennsylvanica* Marsh. 的干燥枝皮或干皮。为秦皮易混品。

**树皮横切面**　与苦枥白蜡树相似，其主要区别为落皮层极发达；皮层窄，约占横切面的 1/10，皮层厚壁细胞环带不发达；韧皮部较宽，薄壁细胞和筛管组成的环带较宽，"井"字形结构明显。（图 36-17～图 36-21）

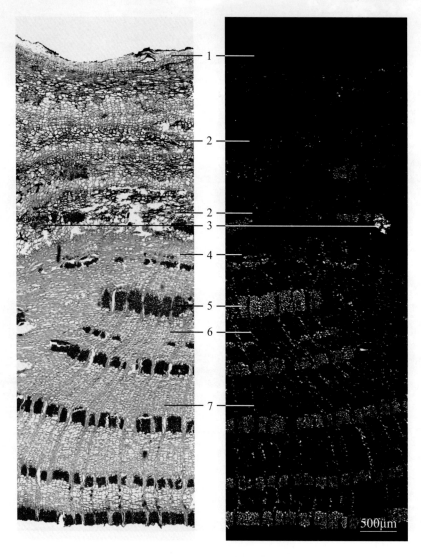

500μm

图 36-17　美国红梣树皮横切面普通光（左）与偏振光（右）对比

1. 木栓层　2. 落皮层　3. 皮层石细胞群　4. 皮层　5. 韧皮纤维束　6. 韧皮部

7. 韧皮射线（内含草酸钙砂晶）

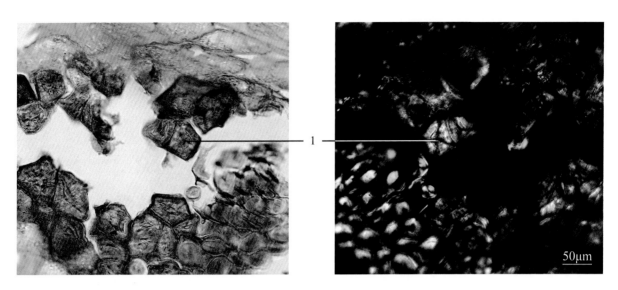

图 36-18　美国红桦树皮横切面皮层部位石细胞普通光（左）与偏振光（右）对比

1.石细胞

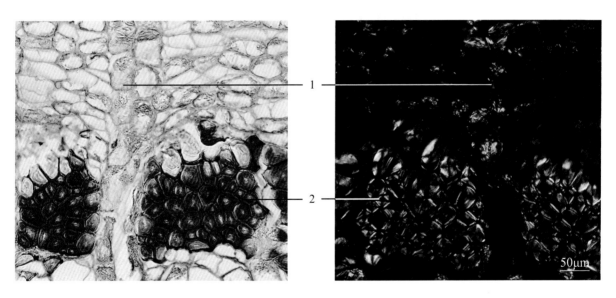

图 36-19　美国红桦树皮横切面韧皮部普通光（左）与偏振光（右）对比

1.韧皮射线（内含草酸钙砂晶）　2.纤维束

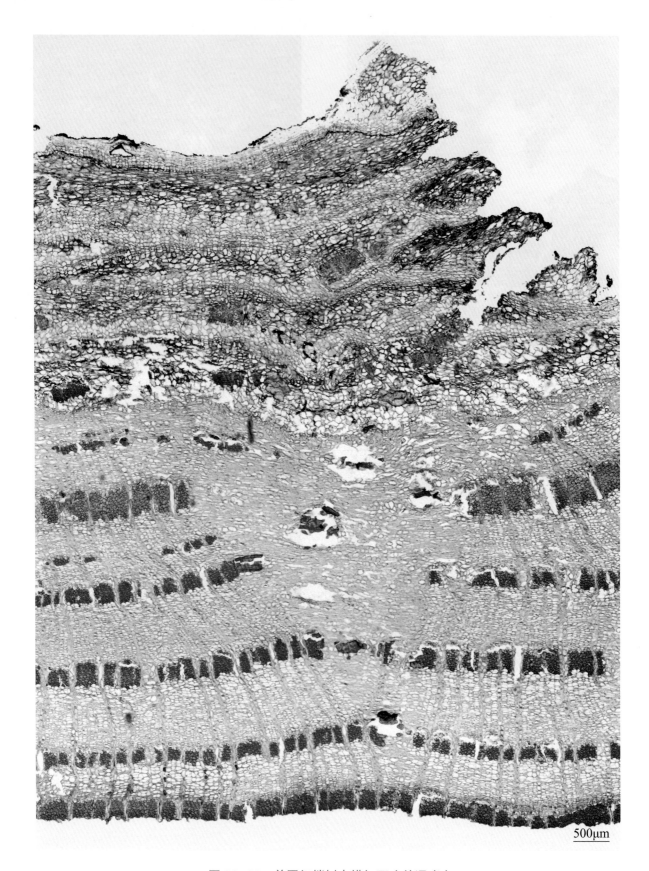

500μm

图 36-20　美国红栲树皮横切面（普通光）

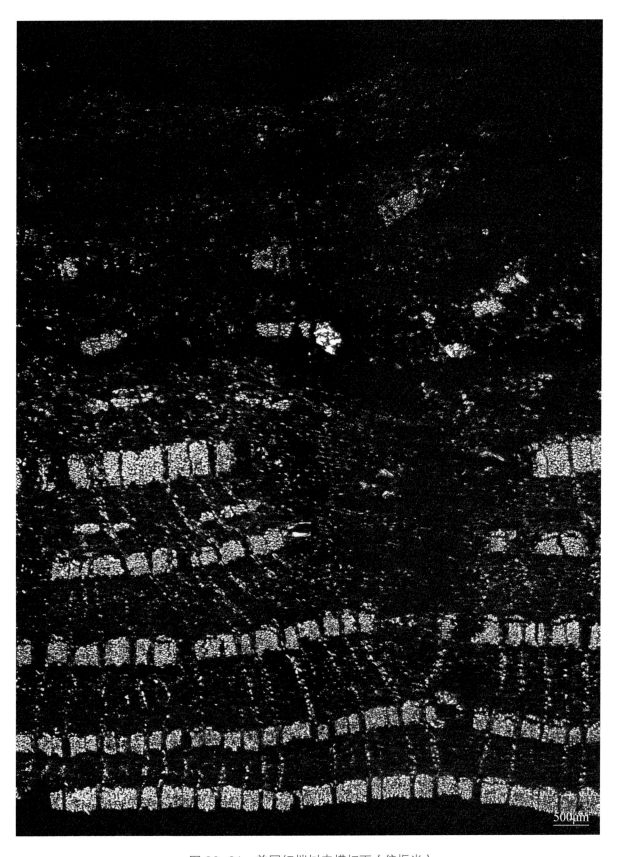

图 36-21　美国红桦树皮横切面（偏振光）

附注　美国红梣原产于美国东海岸至落基山脉一带，我国引种栽培已久，分布遍及全国各地，多作为庭园及道路绿化树。美国红梣树皮虽与秦皮外观性状相似，却无秦皮之功效，因此应注意区别。秦皮类药材横切面显微鉴别主要异同点见表36-1。

表36-1　秦皮类药材横切面显微特征比较

| 部位 | 苦枥白蜡树 | 白蜡树 | 尖叶白蜡树 | 宿柱白蜡树 | 美国红梣 |
|---|---|---|---|---|---|
| 皮层 | 约占横切面的1/4 | 约占横切面的1/3 | 约占横切面的1/4 | 约占横切面的1/3 | 约占横切面的1/10 |
| 厚壁细胞 | 石细胞和纤维束不规则散在或成群 | 石细胞和纤维束不规则散在或成群 | 石细胞较发达 | 石细胞发达，连成环带 | 石细胞和纤维束较少，不成环带 |
| 射线 | 宽1～2列细胞 | 宽1～4列细胞 | 宽1～3列细胞 | 宽1～2列细胞 | 宽1～2列细胞 |
| "井"字形 | 不甚明显 | 明显 | 明显 | 较明显 | 明显 |

## 参考文献

[1] 国家药典委员会. 中华人民共和国药典（2020年版）·一部 [M]. 北京：中国医药科技出版社，2020.

[2] 香港特别行政区卫生署中医药事务部. 香港中药材标准第六期 [S]. 香港：香港特别行政区卫生署，2013.

[3] 苏中武，张令仪，李承祜. 中药秦皮的生药学研究Ⅰ. 大叶梣树皮与核桃楸树皮的形态与组织 [J]. 药学学报，1962（5）：293-303.

Xiangjiapi
PERIPLOCAE CORTEX

# 香加皮

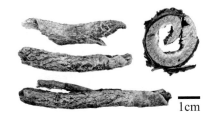

1cm

本品为萝藦科植物杠柳 *Periploca sepium* Bge. 的干燥根皮。

**根皮横切面**　木栓层为 10 ~ 30 列细胞。栓内层较宽，细胞多切向延长，薄壁细胞中含少量草酸钙方（棱）晶；有石细胞及乳汁管分布。韧皮部乳汁管较多，切向延长椭圆形，长至 80μm，直径 35μm，射线宽 1 ~ 5 列细胞。薄壁细胞中含草酸钙方晶，并有细小淀粉粒。（图 37-1 ~ 图 37-6）

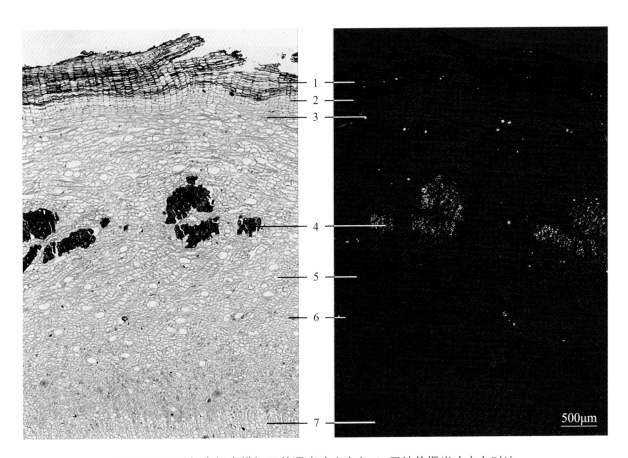

图 37-1　香加皮根皮横切面普通光（左）与 λ 干涉偏振光（右）对比

1. 木栓层　2. 栓内层　3. 草酸钙方晶　4. 石细胞　5. 乳汁管　6. 韧皮部　7. 韧皮射线

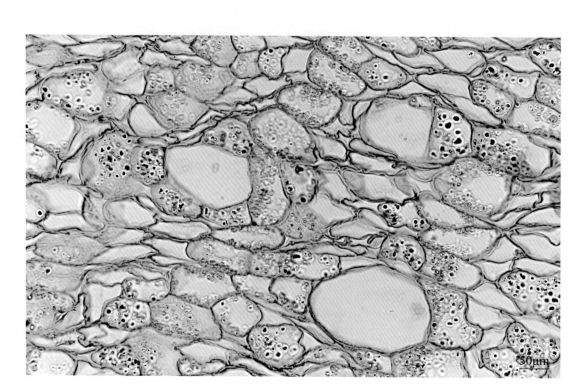

图 37-2　香加皮根皮横切面乳汁管（普通光）

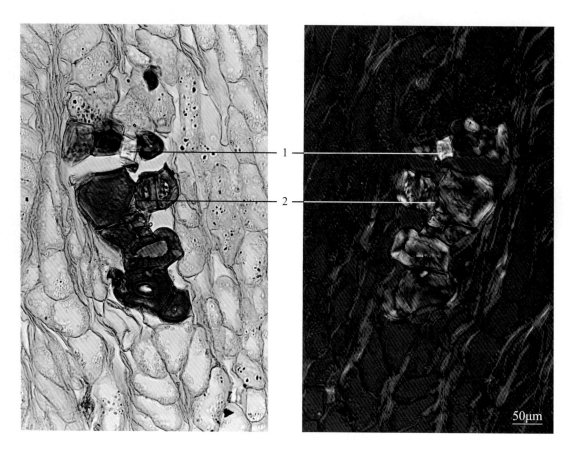

图 37-3　香加皮根皮横切面皮层石细胞部位普通光（左）与 λ 干涉偏振光（右）对比

1.草酸钙方晶　2.石细胞群

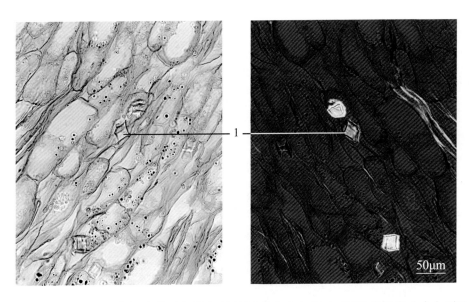

图 37-4　香加皮根皮薄壁细胞组织普通光（左）与 λ 干涉偏振光（右）对比

1. 草酸钙方晶

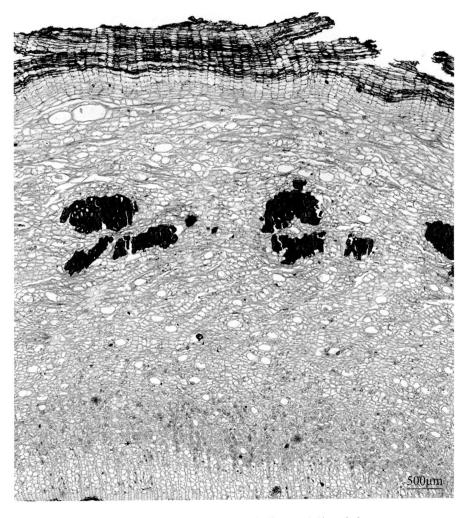

图 37-5　香加皮根皮横切面（普通光）

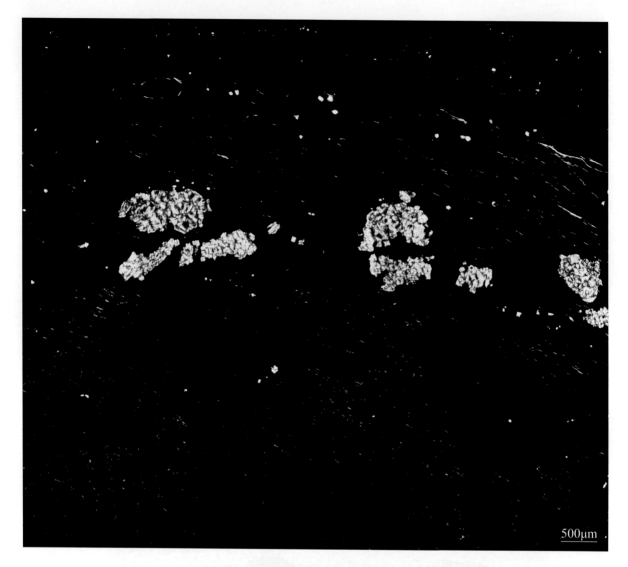

图37-6 香加皮根皮横切面（偏振光）

## 参考文献

[1] 赵中振，陈虎彪. 中药显微鉴定图典［M］. 福州：福建科学技术出版社，2016.

[2] 陈代贤，郭月秋. 中药真伪质量快速影像检定（上册）［M］. 北京：人民卫生出版社，2012.

Digupi
LYCII CORTEX

# 地骨皮

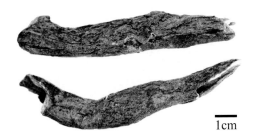

1cm

本品为茄科植物枸杞 *Lycium chinense* Mill. 或宁夏枸杞 *Lycium barbarum* L. 的干燥根皮。

## 宁夏枸杞

**根皮横切面** 外层为较厚的落皮层，由数层木栓层交错链接而成，木栓层之间为颓废的韧皮部。韧皮部宽广，韧皮射线宽1列细胞，无纤维，含大量草酸钙砂晶及淀粉粒。（图38-1～图38-4）

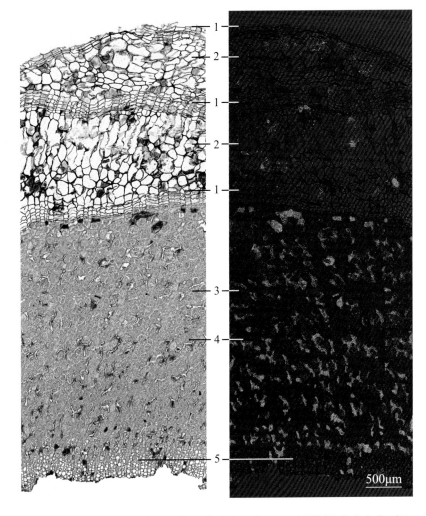

500μm

图 38-1　宁夏枸杞根皮横切面普通光（左）与 λ 干涉偏振光（右）对比
1. 木栓层　2. 颓废韧皮部　3. 韧皮部　4. 草酸钙砂晶　5. 韧皮射线

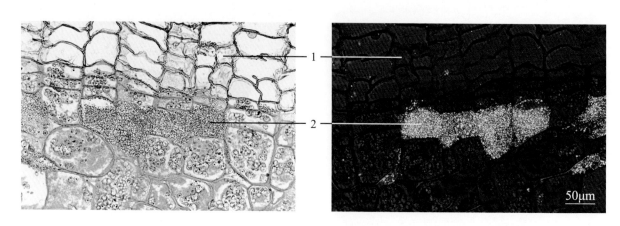

图 38-2　宁夏枸杞根皮横切面砂晶普通光（左）与 λ 干涉偏振光（右）对比

1.木栓层　　2.草酸钙砂晶

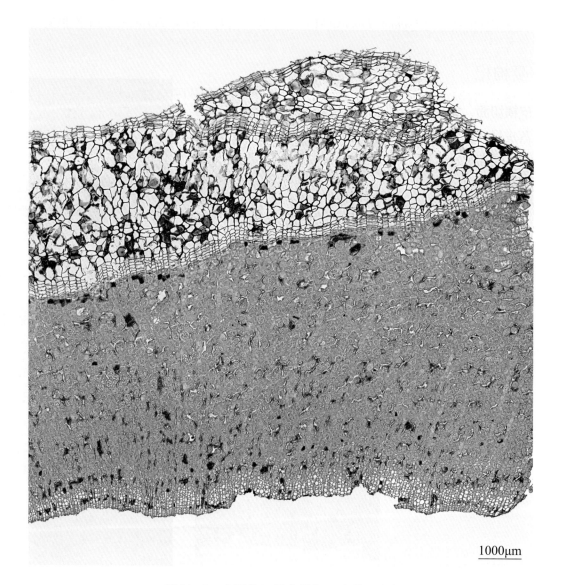

图 38-3　宁夏枸杞根皮横切面（普通光）

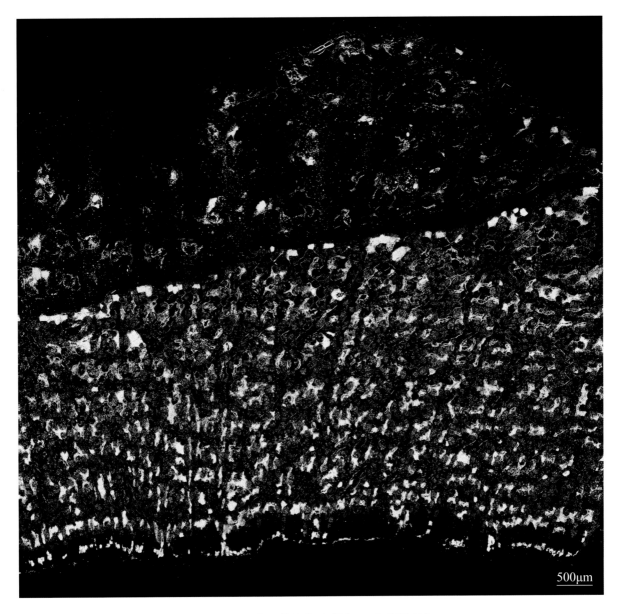

图 38-4 宁夏枸杞根皮横切面（偏振光）

附注 枸杞根皮横切面显微构造与宁夏枸杞相似，主要区别为韧皮部有时可见韧皮纤维。

## 参考文献

[1] 国家药典委员会. 中华人民共和国药典（2020 年版）·一部 [M]. 北京：中国医药科技出版社，2020.

[2] 赵中振，陈虎彪. 中药显微鉴定图典 [M]. 福州：福建科学技术出版社，2016.

[3] 康廷国. 中药鉴定学 [M]. 北京：中国中医药出版社，2016.

花、叶、果实种子类中药

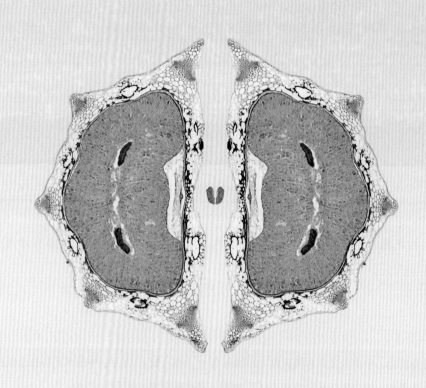

Dingxiang
CARYOPHYLLI FLOS

# 丁 香

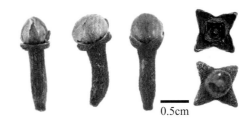

0.5cm

本品为桃金娘科植物丁香 *Eugenia caryophyllata* Thunb. 的干燥花蕾。

**花蕾萼筒中部横切面** 表皮细胞 1 列，有较厚角质层。皮层外侧散有 2 ～ 3 列径向延长的椭圆形油室，直径 150 ～ 200μm；其下有 20 ～ 50 个小型双韧维管束，断续排列成环；维管束外围有少数中柱鞘纤维，壁厚，木化；内侧为数列薄壁细胞组成的通气组织，有大型腔隙。中心轴柱薄壁组织间散有多数细小维管束，薄壁细胞含众多细小草酸钙簇晶。（图 39-1 ～图 39-6）

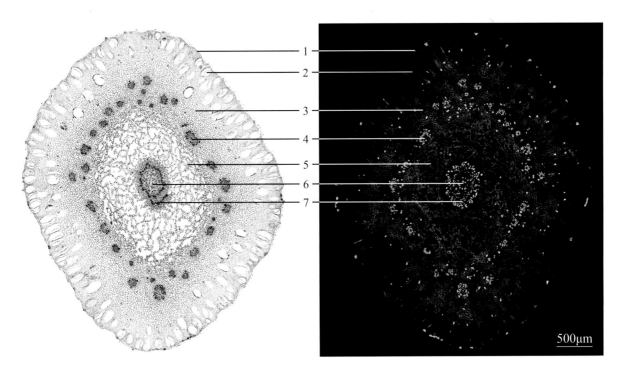

图 39-1　丁香花蕾萼筒中部横切面全息普通光（左）与偏振光（右）对比

1. 表皮　2. 油室　3. 皮层　4. 双韧型维管束　5. 通气组织　6. 中心轴柱　7. 草酸钙簇晶

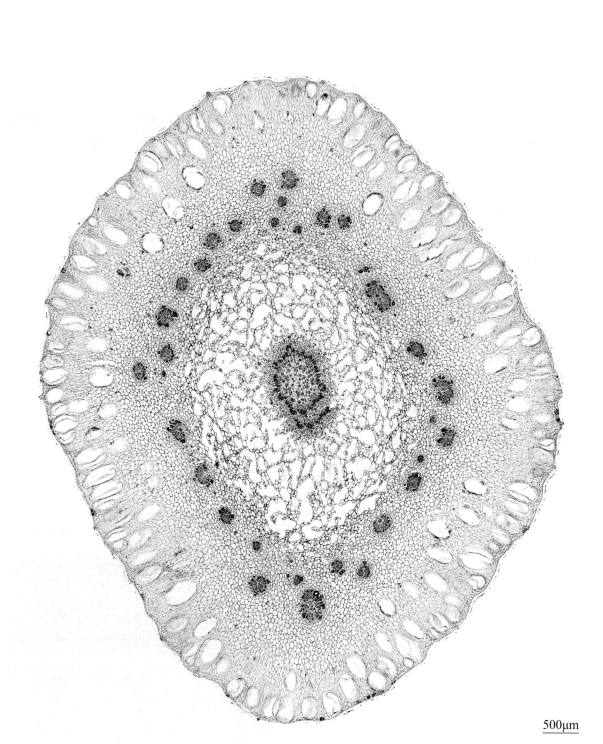

500μm

图 39-2　丁香花蕾萼筒中部横切面全息（普通光）

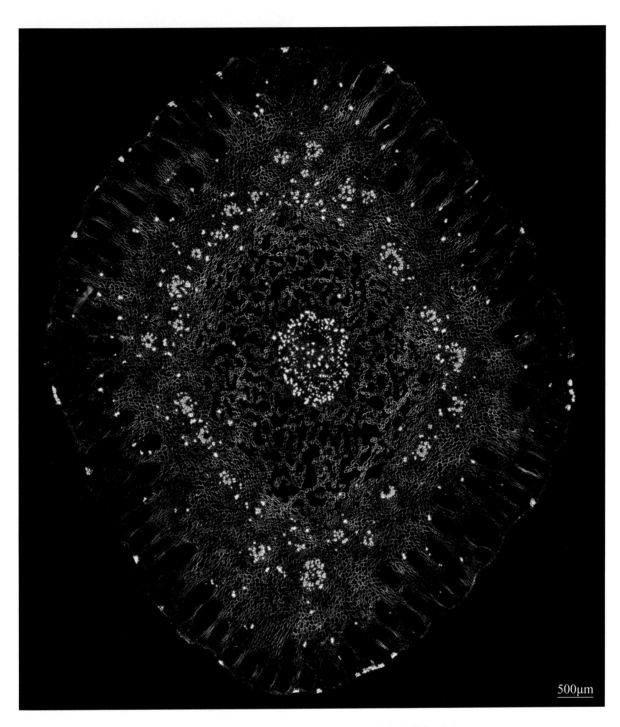

图 39-3　丁香花蕾萼筒中部横切面全息（偏振光）

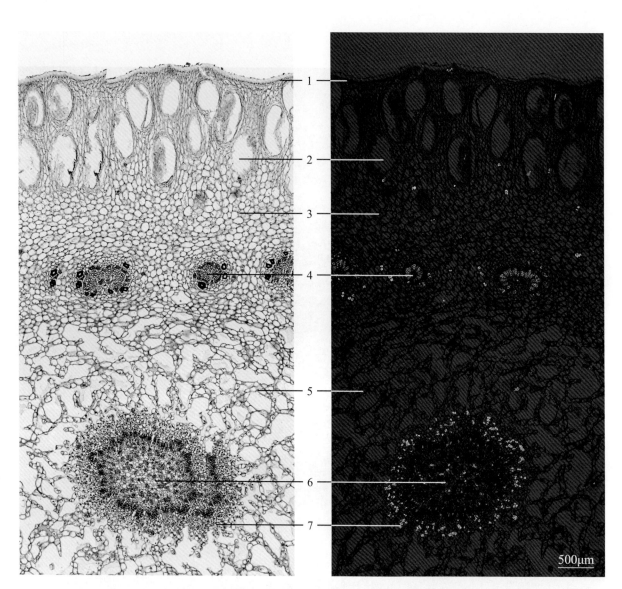

图 39-4　丁香花蕾萼筒中部横切面普通光（左）与 λ 干涉偏振光（右）对比

1.表皮　2.油室　3.皮层　4.双韧维管束　5.通气组织　6.中心轴柱　7.草酸钙簇晶

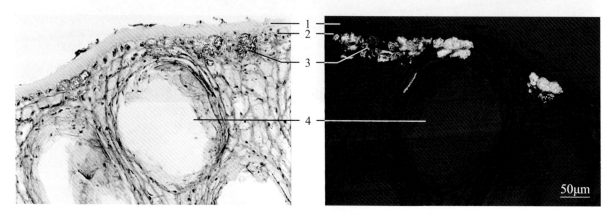

图 39-5　丁香花蕾萼筒中部横切面外侧部位普通光（左）与 λ 干涉偏振光（右）对比

1.角质层　2.表皮　3.草酸钙簇晶　4.油室

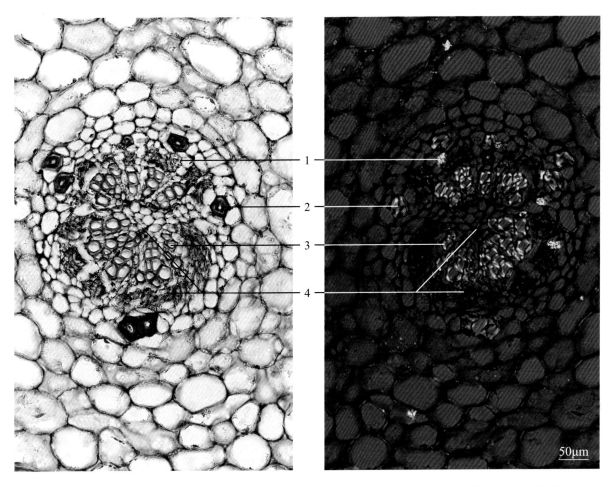

图 39-6 丁香花蕾萼筒中部横切面双韧维管束部位普通光（左）与 λ 干涉偏振光（右）对比
1.草酸钙簇晶 2.纤维 3.木质部 4.韧皮部

## 参考文献

[1] 国家药典委员会. 中华人民共和国药典（2020 年版）·一部 ［M］. 北京：中国医药科技出版社，2020.

[2] 国家药典委员会. 中华人民共和国药典中药材显微鉴别彩色图鉴 ［M］. 北京：人民卫生出版社，2009.

[3] 赵中振，陈虎彪. 中药显微鉴定图典 ［M］. 福州：福建科学技术出版社，2016.

Fanxieye
SENNAE FOLIUM

# 番泻叶

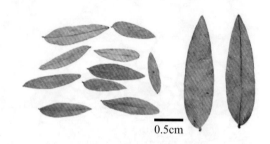

0.5cm

本品为豆科植物狭叶番泻 *Cassia angustifolia* Vahl 或尖叶番泻 *Cassia acutifolia* Delile 的干燥小叶。

## 狭叶番泻

**叶主脉横切面**　表皮细胞 1 列，外被角质层，上下表皮均有气孔及单细胞非腺毛；有的表皮细胞含黏液质，积聚于内壁。叶肉为两面栅栏组织，均为 1 列细胞，上面的栅栏组织细胞较长，下面的较短；海绵组织 2～3 列细胞，细胞类圆形，有的含草酸钙簇晶。主脉上方有栅栏组织通过；维管束的上下方均有微木化的纤维束，外侧薄壁细胞含草酸钙方晶或棱晶，形成晶纤维。（图 40-1～图 40-3）

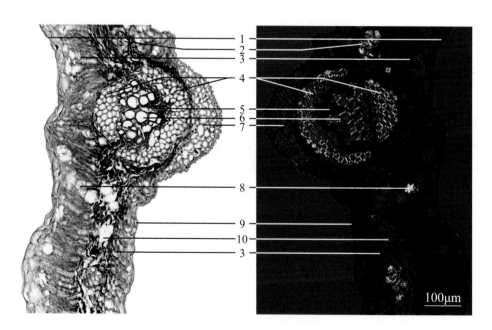

图 40-1　狭叶番泻叶主脉横切面普通光（左）与 λ 干涉偏振光（右）对比

1.上表皮　2.草酸钙方晶　3.栅栏组织　4.纤维束　5.韧皮部　6.导管

7.厚角组织　8.草酸钙簇晶　9.下表皮　10.海绵组织

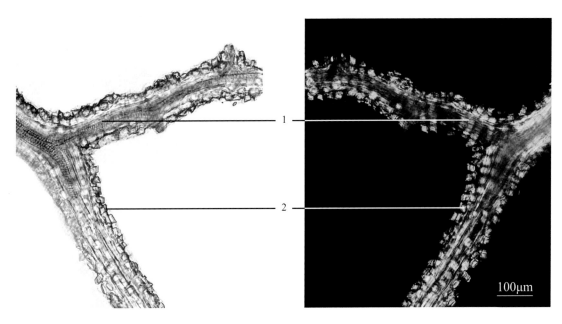

图 40-2　狭叶番泻叶表面制片叶脉晶纤维普通光（左）与偏振光（右）对比

1.纤维　2.草酸钙方晶

**狭叶番泻叶表面制片**　上下表皮细胞表面观呈多角形，垂周壁平直；上下表皮均有气孔，多为平轴式，副卫细胞大多为 2 个，偶见 3 个。

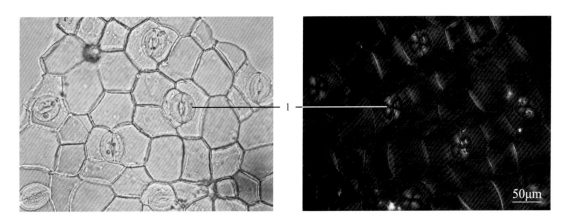

图 40-3　狭叶番泻叶上表面普通光（左）与偏振光（右）对比

1.气孔（平轴式）

附注　尖叶番泻叶与狭叶番泻叶横切面特征基本相似。

## 参考文献

[1] 国家药典委员会. 中华人民共和国药典（2020 年版）·一部 [M]. 北京：中国医药科技出版社，2020.

[2] 香港特别行政区卫生署中医药事务部. 香港中药材标准第六期 [S]. 香港：香港特别行政区卫生署，2013.

[3] 康廷国. 中药鉴定学 [M]. 北京：中国中医药出版社，2016.

Yangdihuangye
DIGITALIS FOLIUM

# 洋地黄叶

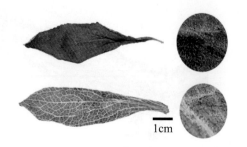

1cm

本品为玄参科植物紫花洋地黄 *Digitalis purpurea* L. 的干燥叶。

**叶横切面**　上下表皮细胞各 1 列。上表皮细胞长方形，大小不等，略呈波状排列；下表皮细胞扁小，气孔较多；上下表皮均有非腺毛和腺毛。栅栏组织细胞常 1 列（稀 2 列），较短；海绵组织细胞 5 ~ 6 列，两者区别不甚明显。主脉于背面强烈突起，维管束外韧型，木质部呈新月形，导管排列成行，韧皮部细胞细小；维管束四周有厚角组织，以韧皮部下侧为发达；上、下表皮内侧都有数列厚角组织。（图 41-1 ~ 图 41-3）

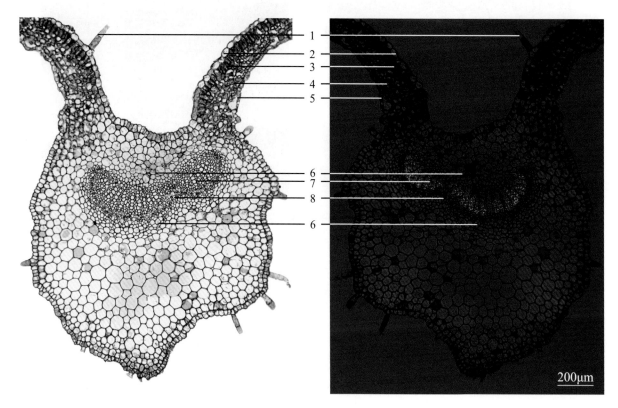

图 41-1　洋地黄叶横切面普通光（左）与 λ 干涉偏振光（右）对比

1. 非腺毛　2. 上表皮　3. 栅栏组织　4. 海绵组织　5. 下表皮　6. 厚角组织　7. 木质部　8. 韧皮部

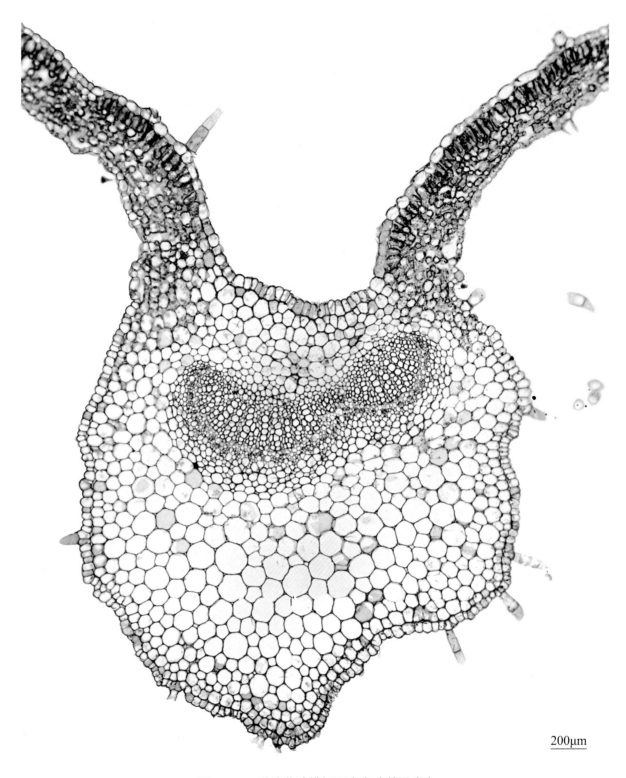

200μm

图 41-2 洋地黄叶横切面全息（普通光）

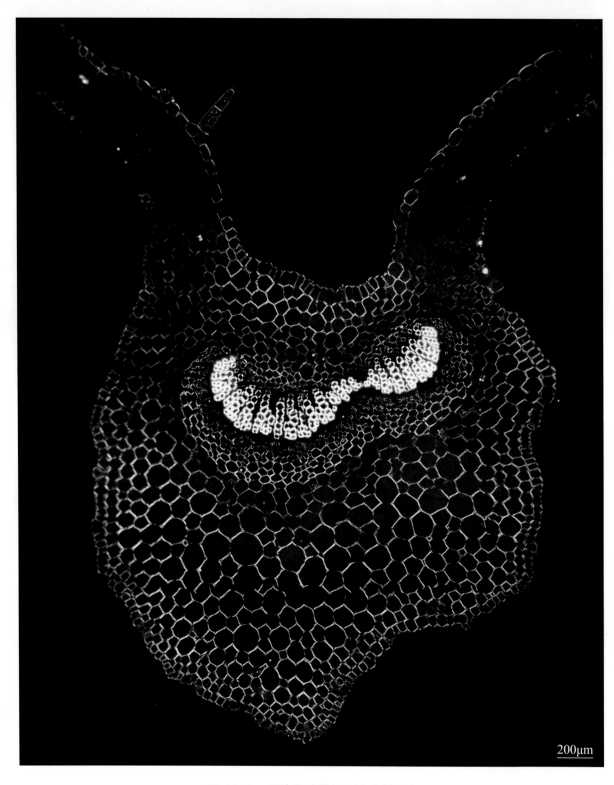

200μm

图 41-3　洋地黄叶横切面（偏振光）

## 参考文献

[1] 李萍. 生药学 [M]. 第 3 版 . 北京：中国医药科技出版社，2015.

# 荜澄茄

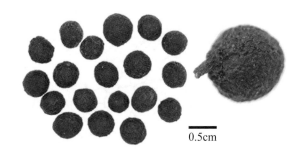

0.5cm

本品为樟科植物山鸡椒 *Litsea cubeba* (Lour.) Pers. 的干燥成熟果实。

**果实横切面** 外果皮细胞 1 列，略切向延长，内含红棕色色素，外被厚角质层；偶见非腺毛。中果皮细胞含细小草酸钙针晶，长约 5 ~ 6μm；油细胞散在，多存在于外侧；石细胞单个散在或成群。内果皮细胞木化成栅状细胞，梭形，4 ~ 6 列，交互排列，内含草酸钙方晶；贴近中果皮的 1 列切向壁外侧细胞间隙有草酸钙方晶，形成结晶环；内果皮内外均有 1 列色素层。种皮薄壁细胞数列，细胞壁具网状纹理。胚乳外侧颓废。子叶 2 枚，占种子横切面的大部分，子叶细胞含糊粉粒和草酸钙小方晶，胚的少数细胞含大型方晶，直径约 32 ~ 35μm。（图 42-1 ~ 图 42-8）

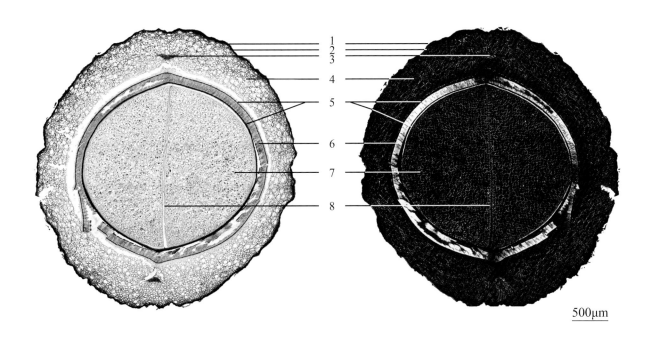

500μm

图 42-1　荜澄茄果实横切面全息普通光（左）与偏振光（右）对比

1.角质层　2.外果皮　3.果皮纤维束　4.中果皮　5.色素层　6.内果皮　7.子叶　8.子叶表皮细胞

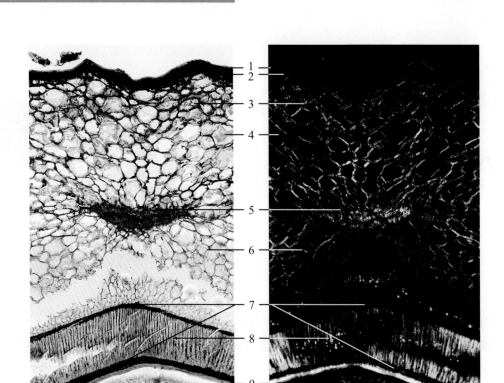

图 42-2　荜澄茄果实横切面普通光（左）与偏振光（右）对比

1.角质层　2.外果皮　3.草酸钙针晶　4.油细胞　5.中果皮纤维束　6.中果皮　7.色素层

8.内果皮（含草酸钙方晶）　9.胚乳颓废层　10.糊粉粒　11.子叶

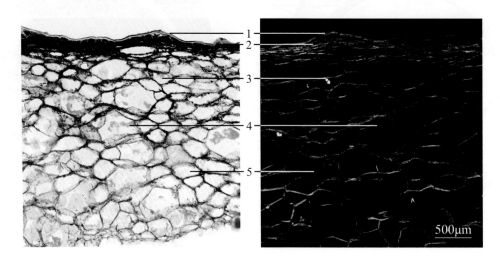

图 42-3　荜澄茄果实横切面果皮部位普通光（左）与偏振光（右）对比

1.角质层　2.外果皮表皮细胞　3.草酸钙小针晶　4.油细胞　5.中果皮细胞

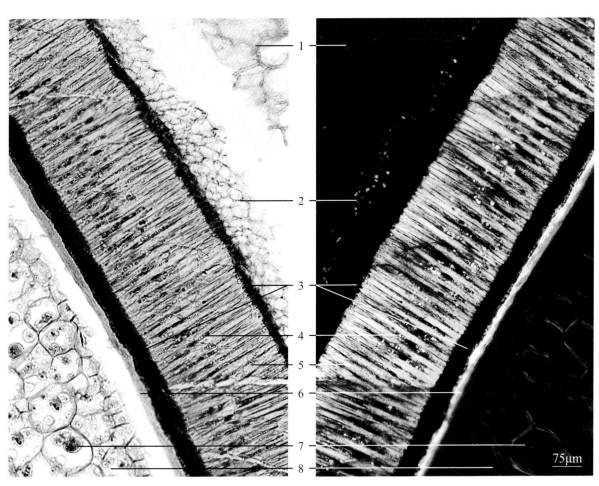

图 42-4　荜澄茄果实横切面内果皮 – 胚乳部位普通光（左）与偏振光（右）对比

1. 中果皮　2. 草酸钙小针晶　3. 色素层　4. 草酸钙方晶　5. 内果皮栅状细胞

6. 胚乳颓废层　7. 糊粉粒　8. 子叶细胞

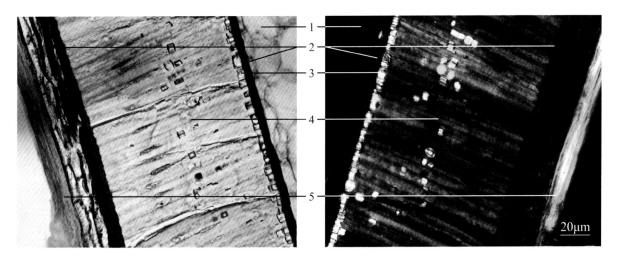

图 42-5　荜澄茄果实横切面内果皮部位普通光（左）与偏振光（右）对比

1. 中果皮　2. 色素层　3. 草酸钙方晶层　4. 内果皮栅状细胞　5. 胚乳颓废层

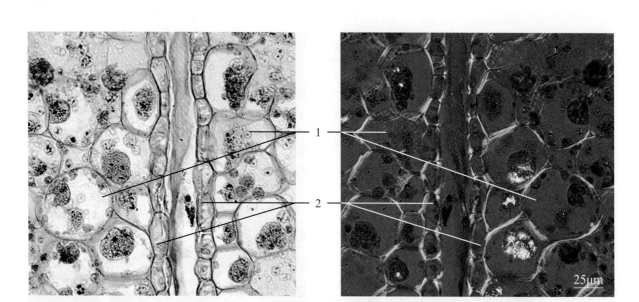

图 42-6　荜澄茄果实横切面子叶部位普通光（左）与偏振光（右）对比

1. 子叶　2. 子叶表皮细胞

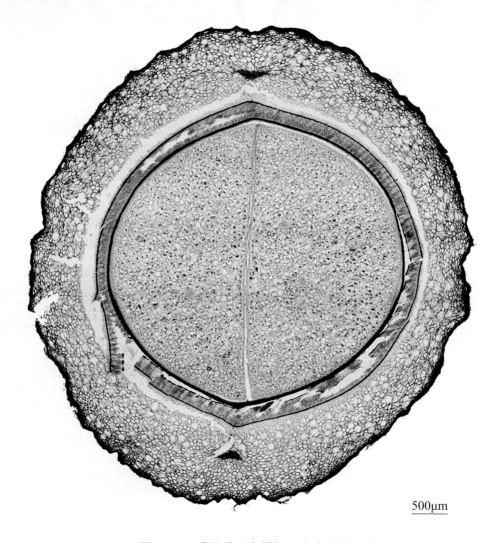

图 42-7　荜澄茄果实横切面全息（普通光）

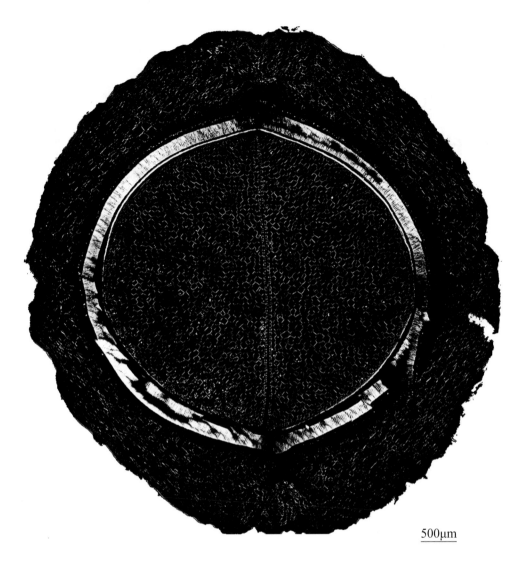

500μm

图 42-8　荜澄茄果实横切面全息（偏振光）

## 参考文献

[1] 国家药典委员会. 中华人民共和国药典（2020年版）·一部［M］. 北京：中国医药科技出版社，2020.

[2] 隗立国，韩文凯，冯帅，等. 荜澄茄的性状及显微鉴别研究［J］. 上海中医药大学学报. 2021，35（2）：90-98.

[3] 陈幼竹，万德光，李萍. 中药荜澄茄的基源品种调查及商品鉴定［J］. 成都中医药大学学报，2004，27（2）：49-50.

[4] 黎跃成. 中药材真伪鉴别彩色图谱大全［M］. 成都：四川科学科技出版社，1994.

[5] 中华人民共和国卫生部药典委员会. 中华人民共和国药典中药彩色图集［M］. 广州：广东科技出版社，1991.

[6] 中国药品生物制品检定所. 中国中药材真伪鉴别图典［M］. 广东：广东科技出版社，1995.

Wuzhuyu

EUODIAE FRUCTUS

# 吴茱萸

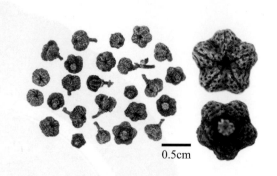

0.5cm

本品为芸香科植物吴茱萸 *Euodia rutaecarpa*（Juss.）Benth.、石虎 *Euodia rutaecarpa*（Juss.）Benth.
var. *officinalis*（Dode）Huang 或疏毛吴茱萸 *Euodia rutaecarpa*（Juss.）Benth. var. *bodinieri*（Dode）Huang
的干燥近成熟果实。

## 吴茱萸

**果实横切面**　果实类圆形，中央5室。外果皮表皮细胞1列，被角质层，长方形或类圆形，
排列整齐，无间隙，含橙皮苷结晶。中果皮由16～30列薄壁细胞组成，排列疏松，细胞直径
16～36μm，紧挨外果皮的1列为色素细胞，其他色素细胞分散于薄壁细胞间；油室大型，散在，
直径182～343μm；中果皮薄壁细胞中含草酸钙簇晶，近内果皮处尤密，直径8～19μm；维管束
近内果皮处分布较多，每束由3～6个导管组成，导管直径8～14μm，切向排列，韧皮部细胞分
化不明显。内果皮由4～5列薄壁细胞组成，长方形，排列紧密，直径6～10μm。果实每室有种
子1粒，种皮石细胞梭形，栅状排列，胚乳细胞多角形。（图43-1～图43-4）

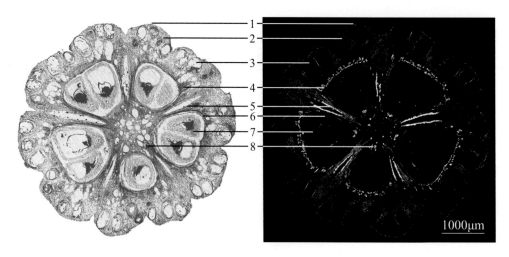

1000μm

图43-1　吴茱萸果实横切面全息普通光（左）与偏振光（右）对比

1.外果皮　2.中果皮　3.油室　4.草酸钙簇晶　5.纤维束　6.内果皮　7.种子　8.维管束

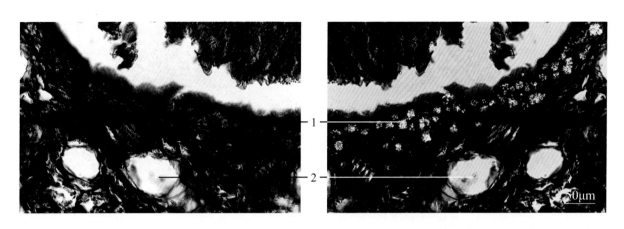

图 43-2　吴茱萸果实横切面果皮部位普通光（左）与 λ 干涉偏振光（右）对比

1.草酸钙簇晶　2.油室

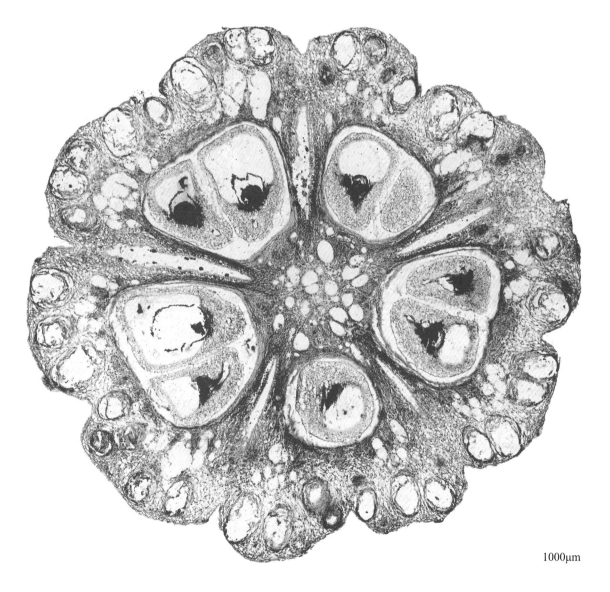

1000μm

图 43-3　吴茱萸果实横切面全息（普通光）

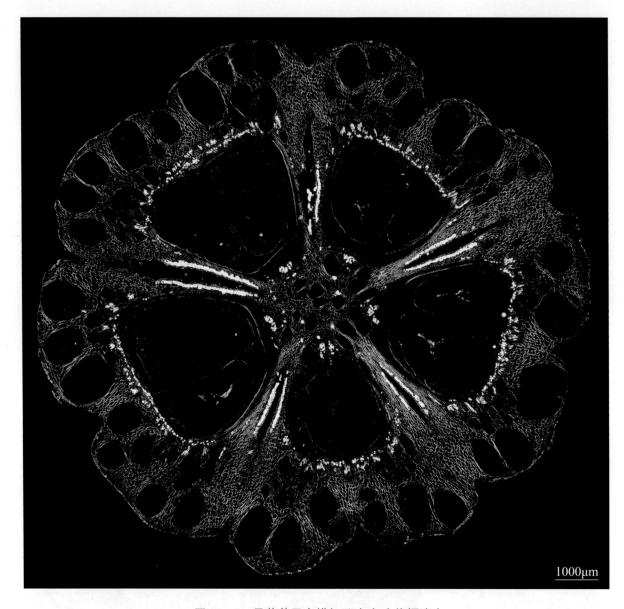

1000μm

图 43-4　吴茱萸果实横切面全息（偏振光）

## 参考文献

［1］国家药典委员会. 中华人民共和国药典（2020 年版）·一部［M］. 北京：中国医药科技出版社，2020.

［2］徐国钧，徐珞珊. 常用中药材品种整理和质量研究（南方协作组，第一册）［M］. 福州：福建科学技术出版社，1994.

Xiaohuixiang
FOENICULI FRUCTUS

# 小茴香

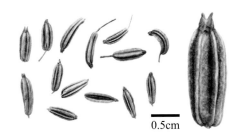

0.5cm

本品为伞形科植物茴香 *Foeniculum vulgare* Mill. 的干燥成熟果实。

**果实横切面** 分果横切面略呈五边形。外果皮为 1 列扁小细胞。中果皮接合面有油管 2 个，背面棱脊间各有油管 1 个，共有油管 6 个，油管椭圆形或半圆形，周围有多数红棕色扁小分泌细胞；棱脊部位有维管束柱，由 2 个外韧型维管束及纤维束连结而成，木质部有少数细小导管，韧皮部细胞位于束柱两侧，维管束柱内外侧有多数大型木化网纹细胞。内果皮为 1 列扁平细胞。种皮为 1 列扁长细胞，含棕色物质。内胚乳细胞含多数细小糊粉粒，其中有微小簇晶。接合面种脊维管束由细小导管等组成。（图 44-1 ～图 44-5）

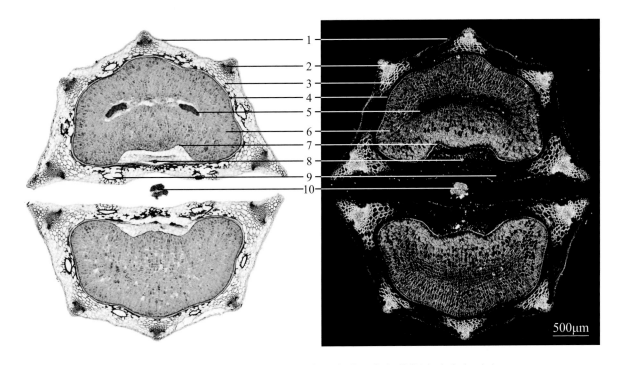

500μm

图 44-1　小茴香果实横切面全息普通光（左）与偏振光（右）对比

1.外果皮　2.维管束　3.中果皮　4.内果皮　5.胚　6.胚乳　7.种皮

8.种脊维管束　9.油管　10.果柄痕

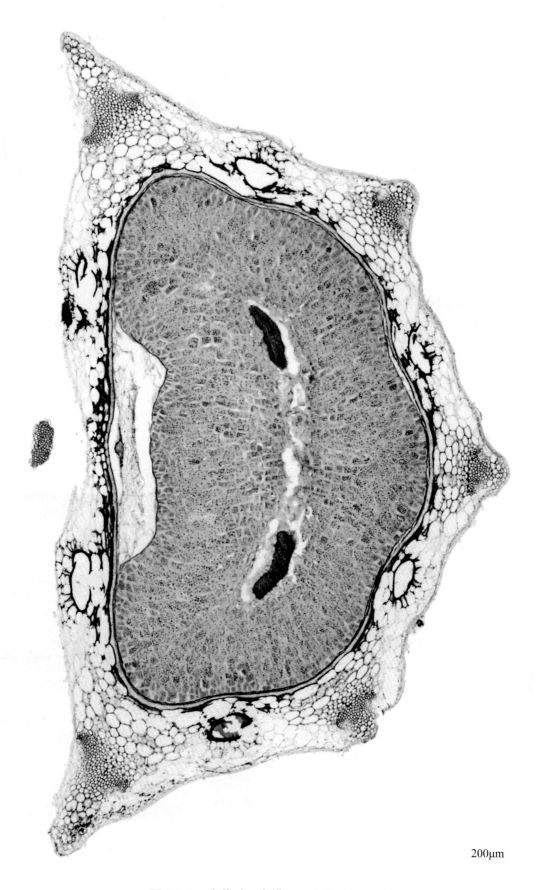

200μm

图 44-2　小茴香果实横切面全息（普通光）

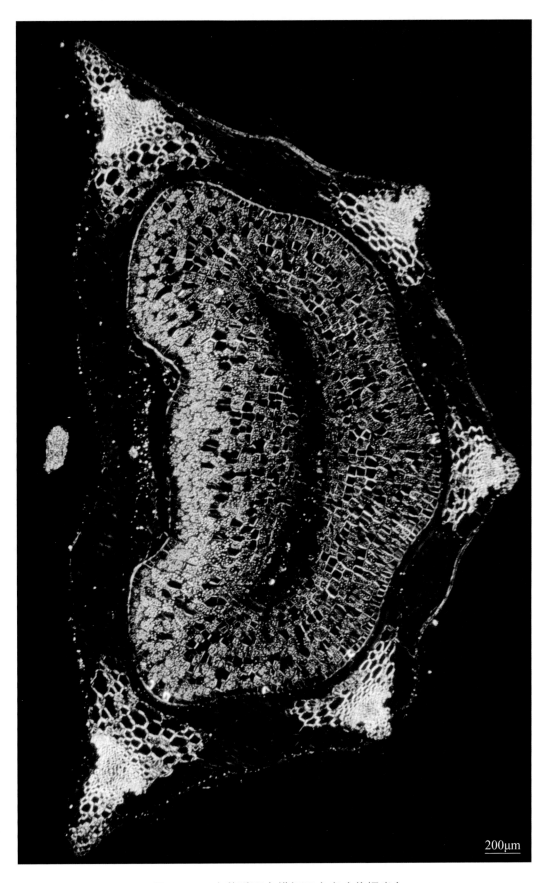

图 44-3　小茴香果实横切面全息（偏振光）

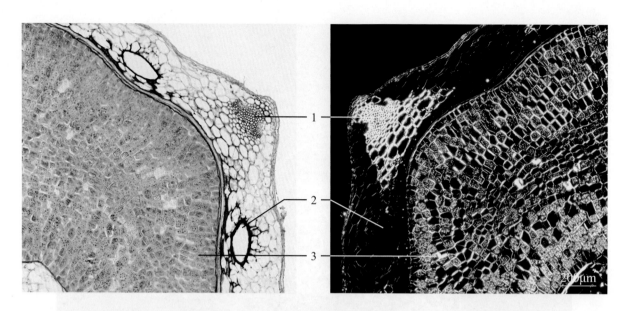

图 44-4　小茴香果实横切面外侧部位普通光（左）与偏振光（右）对比

1. 维管束　2. 油管　3. 胚乳

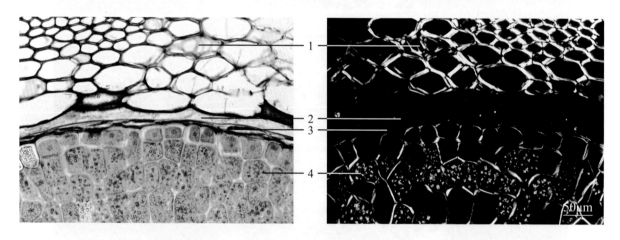

图 44-5　小茴香果实横切面内果皮 – 种皮部位普通光（左）与偏振光（右）对比

1. 网纹细胞　2. 内果皮　3. 种皮　4. 糊粉粒（含有簇晶）

### 参考文献

［1］国家药典委员会. 中华人民共和国药典（2020 年版）·一部 ［M］. 北京：中国医药科技出版社，2020.

［2］赵中振，陈虎彪. 中药显微鉴定图典 ［M］. 福州：福建科学技术出版社，2016.

［3］李萍. 生药学 ［M］. 第 3 版 . 北京：中国医药科技出版社，2015.

Binglang
ARECAE SEMEN

# 槟　榔

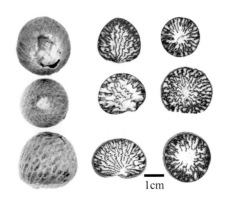

1cm

本品为棕榈科植物槟榔 *Areca catechu* L. 的干燥成熟种子。

**种子横切面**　种皮组织为内、外两层，外层数列石细胞切向延长，扁平，内含红棕色物，石细胞形状、大小不一，常具细胞间隙；内层数列薄壁细胞，内含棕红色物，并散在少数维管束。外胚乳较狭窄，外胚乳与种皮内层常插入内胚乳中，形成错入组织；内胚乳细胞多角形，壁厚，纹孔大，常含油滴和糊粉粒。（图 45-1 ～图 45-6 ）

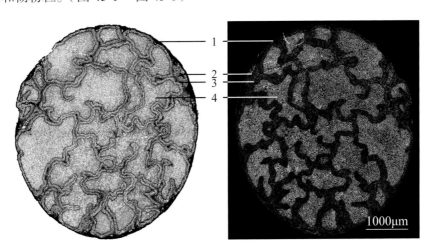

1000μm

图 45-1　槟榔种子横切面全息普通光（左）与偏振光（右）对比
1.种皮细胞　2.维管束　3.外胚乳　4.内胚乳

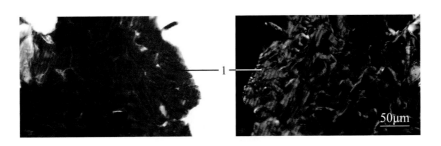

50μm

图 45-2　槟榔种皮横切面石细胞普通光（左）与偏振光（右）对比
1.种皮细胞

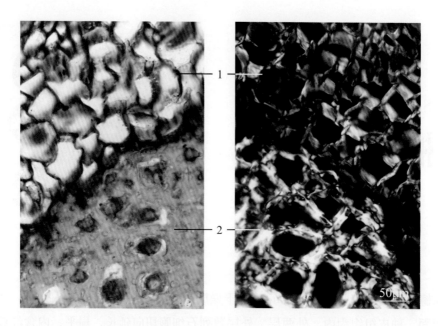

图 45-3　槟榔种子横切面外胚乳及内胚乳部位普通光（左）与偏振光（右）对比
1.外胚乳　2.内胚乳

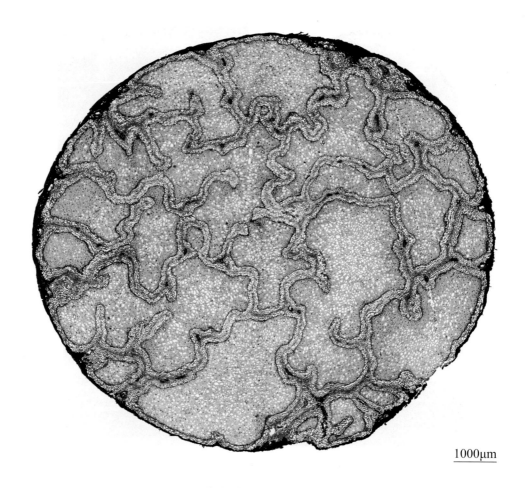

图 45-4　槟榔种子横切面全息（普通光）

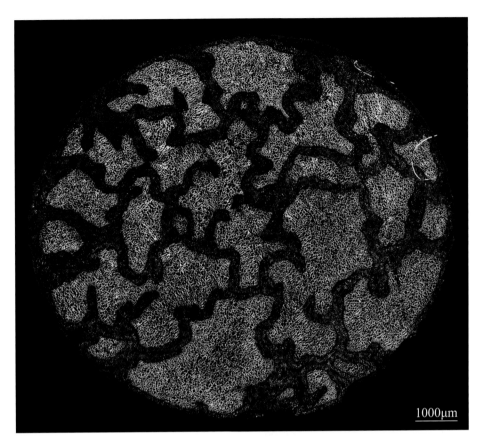

图 45-5 槟榔种子横切面全息（偏振光）

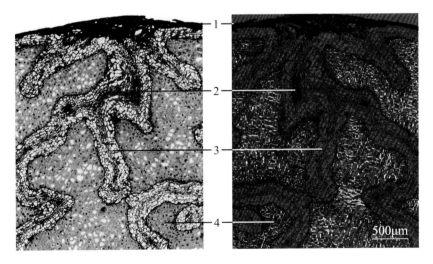

图 45-6 槟榔种子横切面普通光（左）与 λ 干涉偏振光（右）对比

1.种皮细胞 2.维管束 3.外胚乳 4.内胚乳

## 参考文献

[1] 国家药典委员会. 中华人民共和国药典（2020 年版）·一部 [M]. 北京：中国医药科技出版社，2020.

[2] 赵中振，陈虎彪. 中药显微鉴定图典 [M]. 福州：福建科学技术出版社，2016.

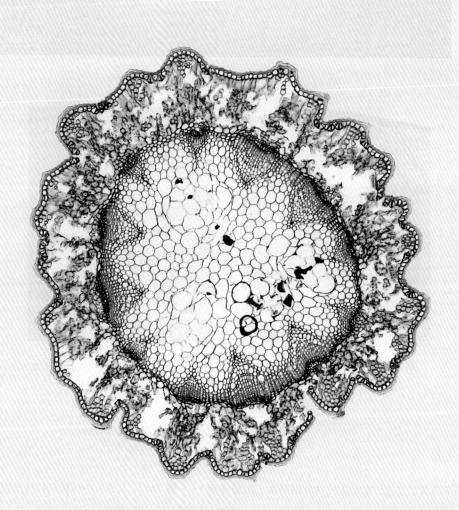

全草类中药

Mahuang
EPHEDRAE HERBA

# 麻　黄

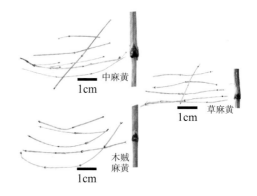

中麻黄 1cm

草麻黄 1cm

木贼
麻黄 1cm

本品为麻黄科植物草麻黄 *Ephedra sinica* Stapf、中麻黄 *Ephedra intermedia* Schrenk et C. A. Mey. 或木贼麻黄 *Ephedra equisetina* Bge. 的干燥草质茎。

## 1. 草麻黄

**茎节间横切面** 表皮细胞 1 列，外被厚的角质层；脊线较密，有蜡质的疣状突起，两脊线间有下陷的气孔。下皮纤维束位于脊线处，壁厚，非木化。皮层较宽，纤维成束或散在。中柱鞘纤维束新月形。维管束外韧型，8～10 个。形成层环类圆形。木质部呈三角状。髓部薄壁细胞含棕色块，偶有环髓纤维。表皮细胞外壁、皮层薄壁细胞及纤维均有多数微小草酸钙砂晶或方晶。（图 46-1～图 46-5）

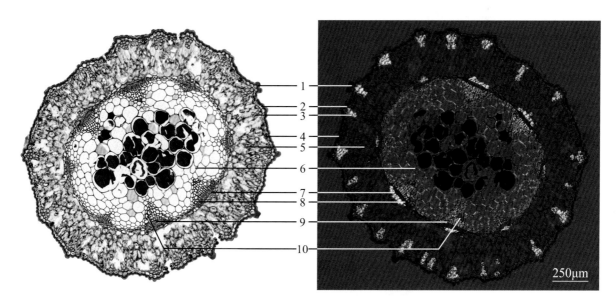

250μm

图 46-1　草麻黄茎节间横切面全息普通光（左）与偏振光（右）对比

1.角质层　2.表皮　3.下皮纤维　4.气孔　5.皮层　6.髓　7.中柱鞘纤维

8.韧皮部　9.形成层　10.木质部

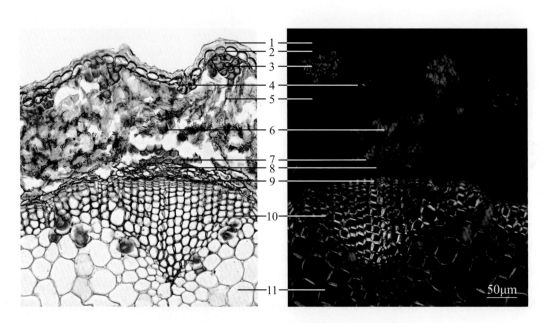

图46-2　草麻黄茎节间横切面普通光（左）与 λ 干涉偏振光（右）对比

1.角质层　2.表皮　3.下皮纤维　4.气孔　5.皮层　6.皮层纤维　7.中柱鞘纤维

8.韧皮部　9.形成层　10.木质部　11.髓

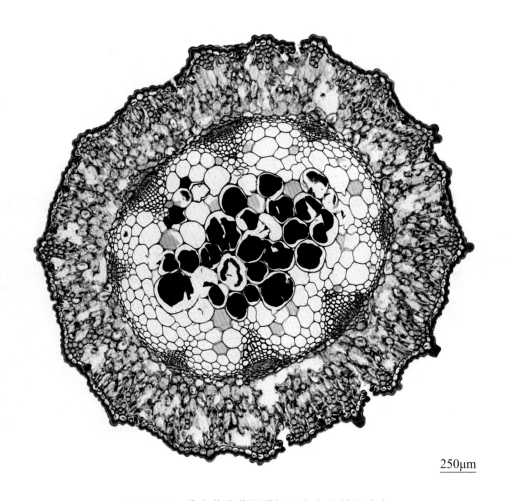

250μm

图46-3　草麻黄茎节间横切面全息（普通光）

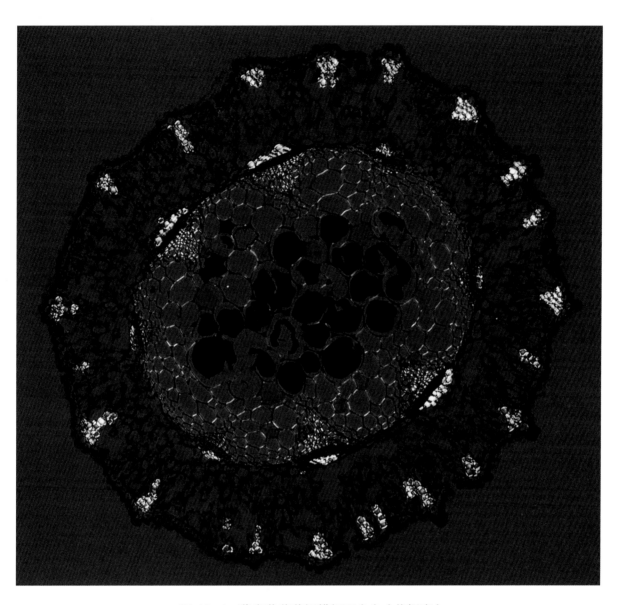

图 46-4　草麻黄茎节间横切面全息（偏振光）

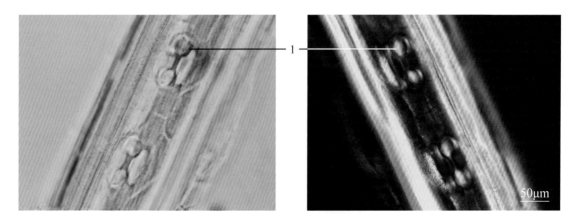

50μm

图 46-5　草麻黄茎节间纵切面表皮细胞部位普通光（左）与偏振光（右）对比

1. 气孔

## 2. 中麻黄

**茎节间横切面** 棱脊 18～28 个；维管束 12～15 个，形成层环类三角形。髓薄壁细胞壁微木化，环髓纤维成束或单个散在。余同草麻黄。（图 46-6～图 46-9）

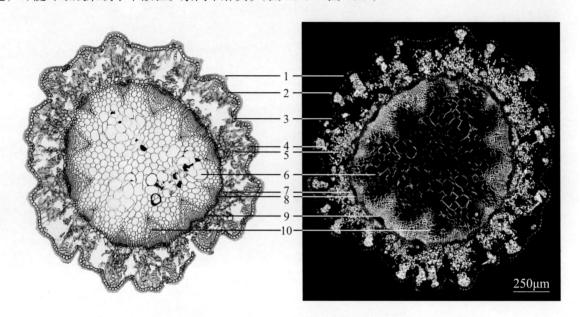

图 46-6 中麻黄茎节间横切面全息普通光（左）与偏振光（右）对比

1. 角质层 2. 表皮 3. 气孔 4. 下皮纤维 5. 皮层 6. 髓 7. 中柱鞘纤维 8. 韧皮部 9. 形成层 10. 木质部

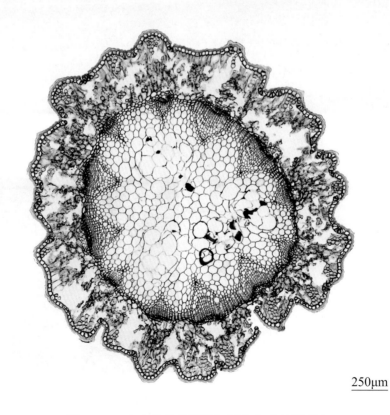

250μm

图 46-7 中麻黄茎节间横切面全息（普通光）

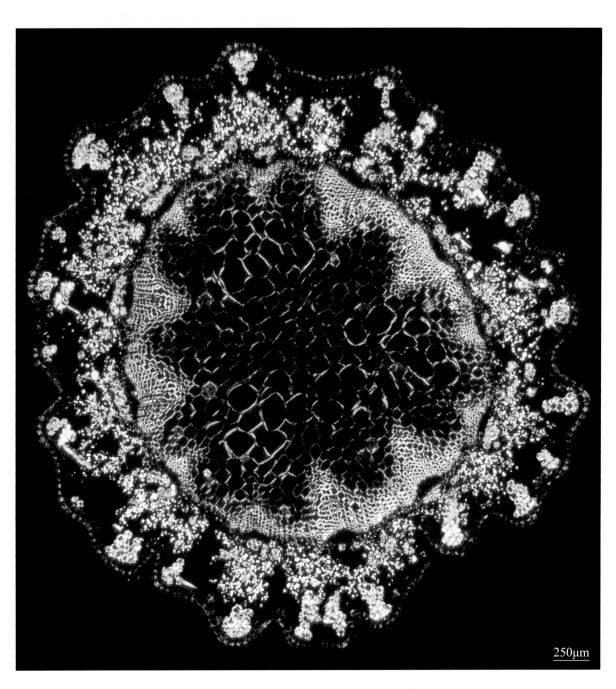

250μm

图 46-8 中麻黄茎节间横切面全息（偏振光）

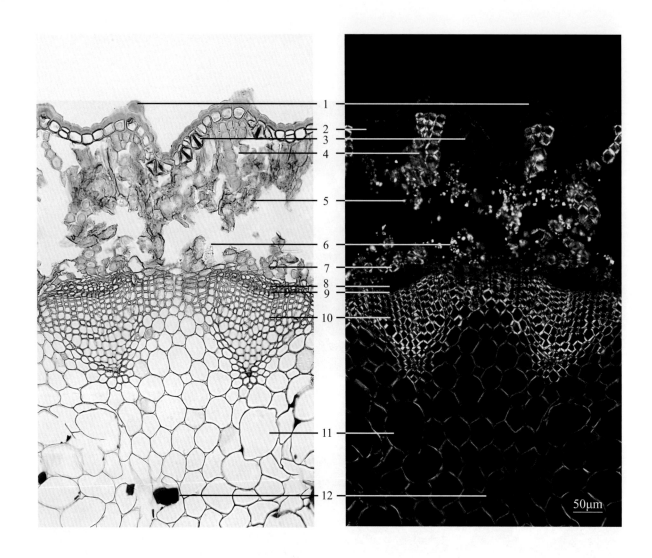

图 46-9　中麻黄茎节间横切面普通光（左）与 λ 干涉偏振光（右）对比

1. 角质层　2. 表皮　3. 气孔　4. 下皮纤维　5. 皮层　6. 草酸钙砂晶　7. 中柱鞘纤维

8. 韧皮部　9. 形成层　10. 木质部　11. 髓　12. 棕色块状物

### 3. 木贼麻黄

**茎节间横切面**　棱脊 13 ～ 14 个；维管束 8 ～ 10 个，形成层环类圆形；髓薄壁细胞壁木化，无环髓纤维。余同草麻黄。（图 46-10 ～图 46-15）

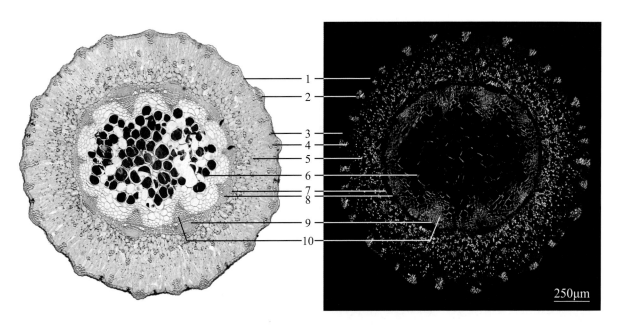

图 46-10　木贼麻黄茎节间横切面全息普通光（左）与偏振光（右）对比

1.角质层　2.表皮　3.气孔　4.下皮纤维　5.皮层　6.髓　7.中柱鞘纤维

8.韧皮部　9.形成层　10.木质部

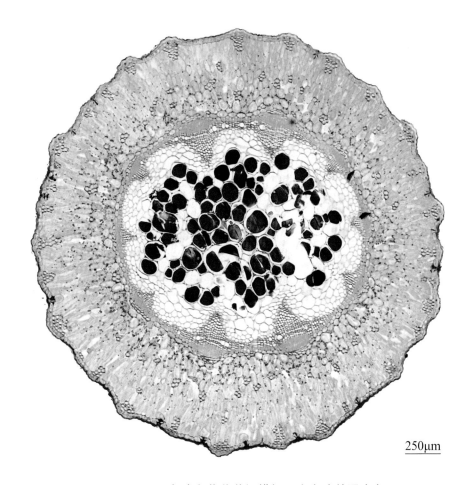

250μm

图 46-11　木贼麻黄茎节间横切面全息（普通光）

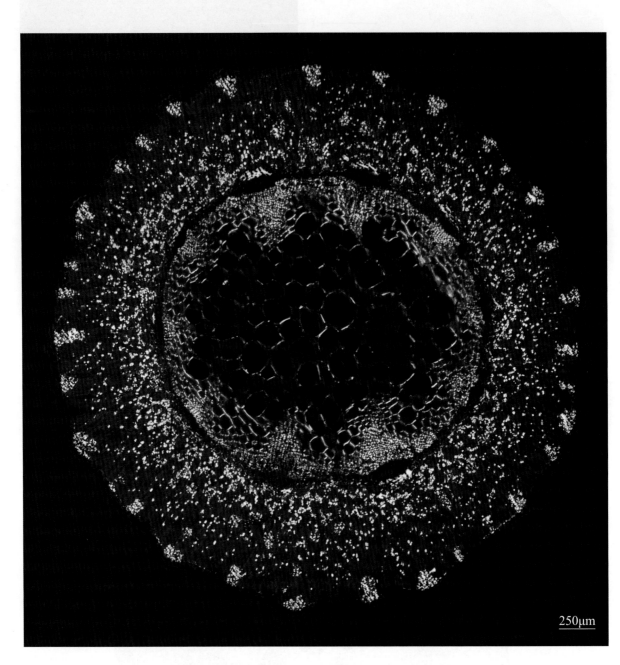

图 46-12  木贼麻黄茎节间横切面全息（偏振光）

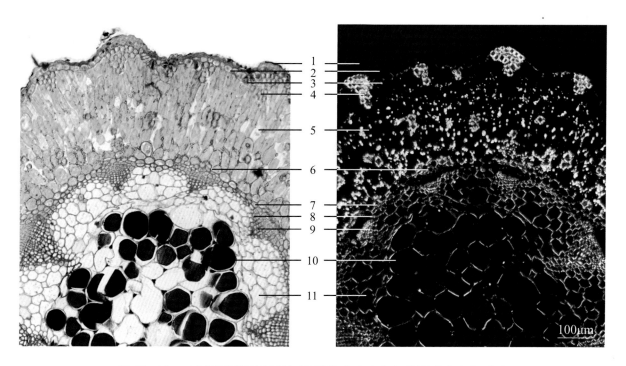

图 46-13 木贼麻黄茎节间横切面普通光（左）与偏振光（右）对比

1.角质层　2.表皮　3.气孔　4.下皮纤维　5.皮层　6.中柱鞘纤维　7.韧皮部

8.形成层　9.木质部　10.棕色块状物　11.髓

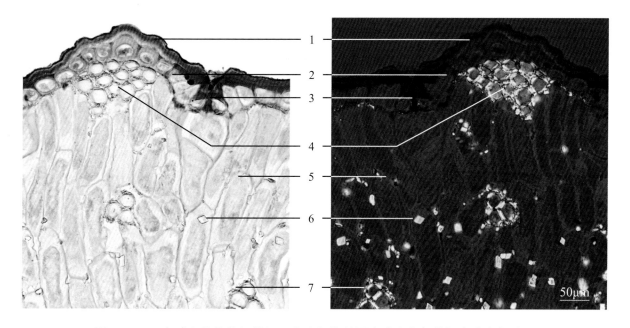

图 46-14 木贼麻黄茎节间横切面表皮部位普通光（左）与偏振光（右）对比

1.角质层　2.表皮　3.气孔　4.下皮纤维　5.皮层　6.草酸钙方晶　7.草酸钙砂晶

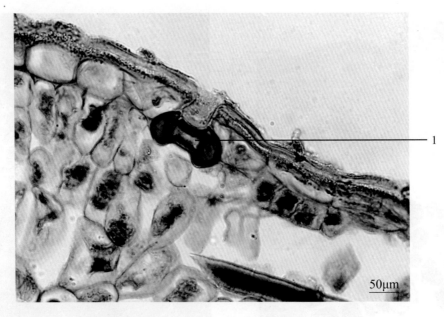

**图 46-15　木贼麻黄茎节间纵切气孔（普通光）**

1. 气孔（保卫细胞哑铃型）

**附注**　3 种麻黄茎节间横切面主要显微特征对比见表 46-1。

表 46-1　3 种麻黄茎节间横切面显微特征比较

|  | 草麻黄 | 中麻黄 | 木贼麻黄 |
|---|---|---|---|
| 维管束 | 8～10 个 | 12～15 个 | 8～10 个 |
| 形成层环 | 类圆形 | 类三角形 | 类圆形 |

## 参考文献

[1] 国家药典委员会. 中华人民共和国药典（2020 年版）·一部［M］. 北京：中国医药科技出版社，2020.

[2] 楼之岑，秦波. 常用中药材品种整理和质量研究（北方编，第 1 册）［M］. 北京：北京医科大学中国协和医科大学联合出版社，1995.

[3] 国家药典委员会. 中华人民共和国药典中药材显微鉴别彩色图鉴［M］. 北京：人民卫生出版社. 2009.

[4] 康廷国. 中药鉴定学［M］. 北京：中国中医药出版社，2016.

Hujisheng

VISCI HERBA

# 槲寄生

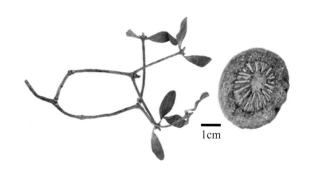

1cm

本品为桑寄生科植物槲寄生 *Viscum coloratum* (Komar.) Nakai 的干燥带叶茎枝。

**茎横切面** 表皮细胞长方形，外被黄绿色角质层，厚 19 ～ 80μm。皮层较宽广，纤维数十个成束，微木化；老茎石细胞甚多，单个散在或数个成群。韧皮部较窄。形成层不明显。木质部散有纤维束；导管周围纤维甚多，并有少数异形细胞。髓明显。薄壁细胞含草酸钙簇晶和少数草酸钙方晶。（图 47-1 ～图 47-5 ）

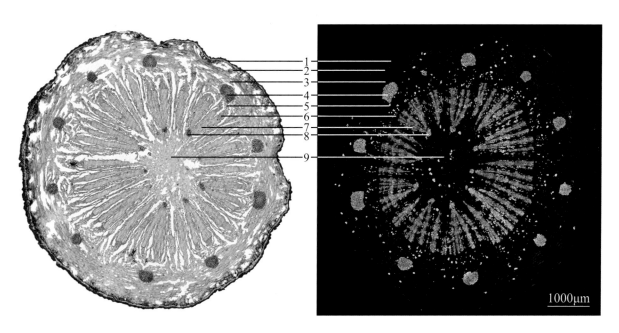

图 47-1 槲寄生茎横切面全息普通光（左）与偏振光（右）对比

1.角质层 2.表皮 3.皮层 4.纤维束 5.草酸钙簇晶 6.韧皮部 7.木质部 8.环髓纤维 9.髓部

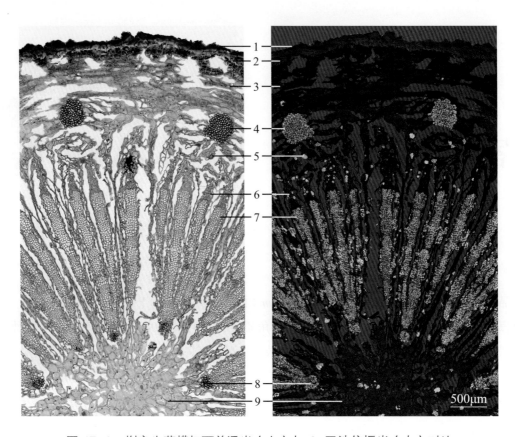

图 47-2　槲寄生茎横切面普通光（左）与 λ 干涉偏振光（右）对比

1.角质层　2.表皮　3.皮层　4.纤维束　5.草酸钙簇晶　6.韧皮部　7.木质部　8.环髓纤维　9.髓部

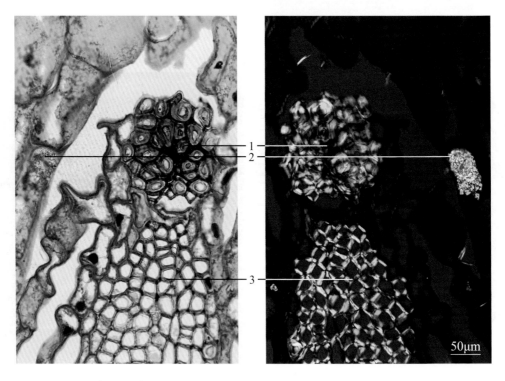

图 47-3　槲寄生茎横切面环髓纤维部位普通光（左）与 λ 干涉偏振光（右）对比

1.环髓纤维　2.草酸钙簇晶　3.木质部导管

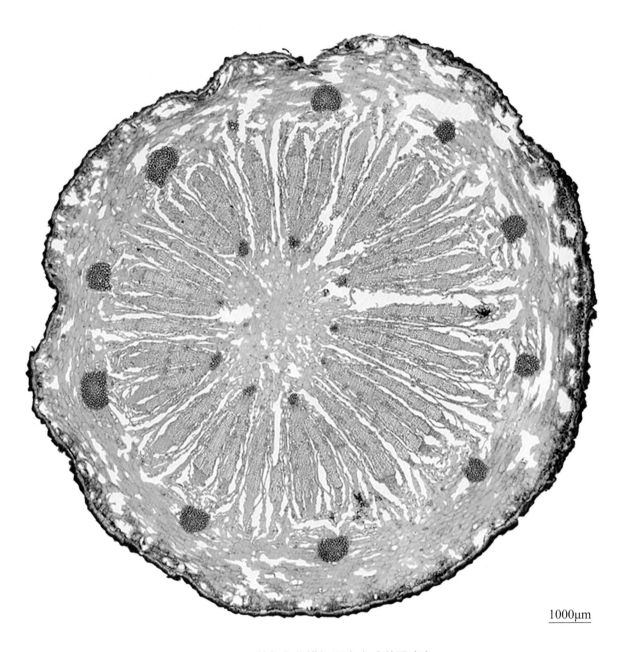

1000μm

图 47-4 槲寄生茎横切面全息（普通光）

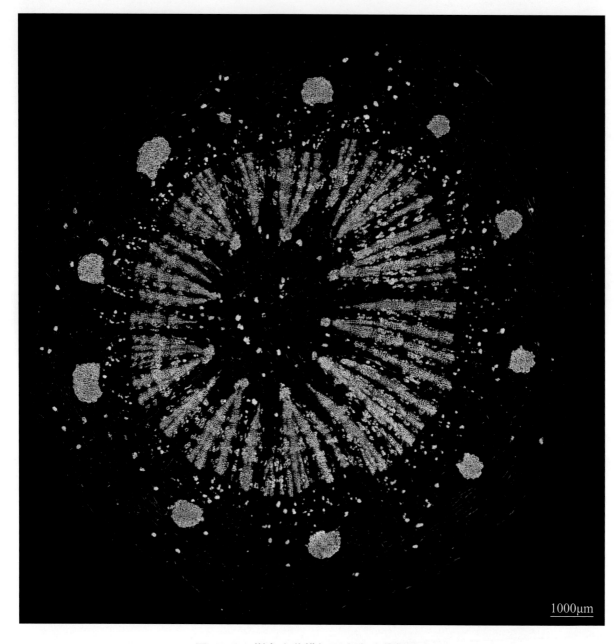

图 47-5　槲寄生茎横切面全息（偏振光）

## 参考文献

［1］国家药典委员会. 中华人民共和国药典（2020 年版）·一部［M］. 北京：中国医药科技出版社，2020.

［2］楼之岑，秦波. 常用中药材品种整理和质量研究（北方编，第 1 册）［M］. 北京：北京医科大学中国协和医科大学联合出版社，1995.

Roucongrong
CISTANCHES HERBA

# 肉苁蓉

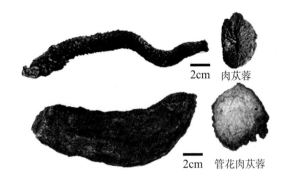

2cm 肉苁蓉

2cm 管花肉苁蓉

本品为列当科植物肉苁蓉 Cistanche deserticola Y. C. Ma 或管花肉苁蓉 Cistanche tubulosa（Schenk）Wight 的干燥带鳞叶的肉质茎。

## 1. 肉苁蓉

**肉质茎横切面**　表皮细胞1列，扁平，外被角质层。皮层薄壁细胞数列，排列紧密，散有叶迹维管束。中柱维管束外韧型，常16～22个断续排列成深波纹状弯曲的环，每一束呈菱形或倒卵形，韧皮部末端细胞颓废并微木化形成尖尾状维管束鞘；形成层不甚明显。髓部明显，呈多角形或星状。皮层及髓部薄壁细胞中充满淀粉粒。（图48-1～图48-5）

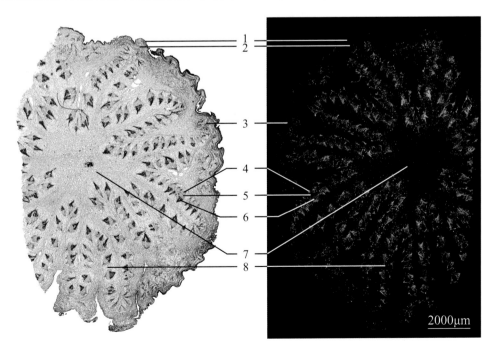

图48-1　肉苁蓉肉质茎横切面全息普通光（左）与偏振光（右）对比

1. 表皮　2. 皮层　3. 叶迹维管束　4. 维管束鞘　5. 韧皮部　6. 木质部　7. 髓　8. 射线

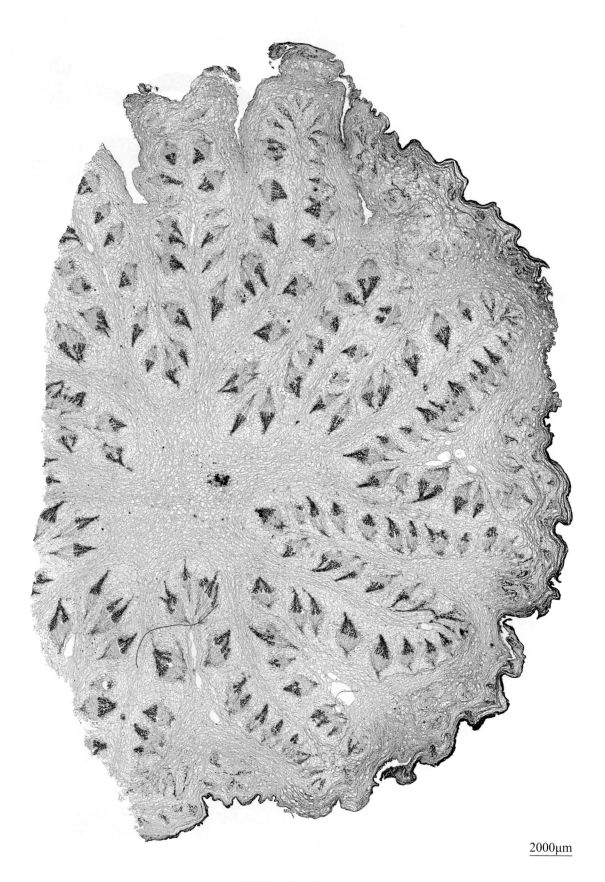

2000μm

图 48-2　肉苁蓉肉质茎横切面全息（普通光）

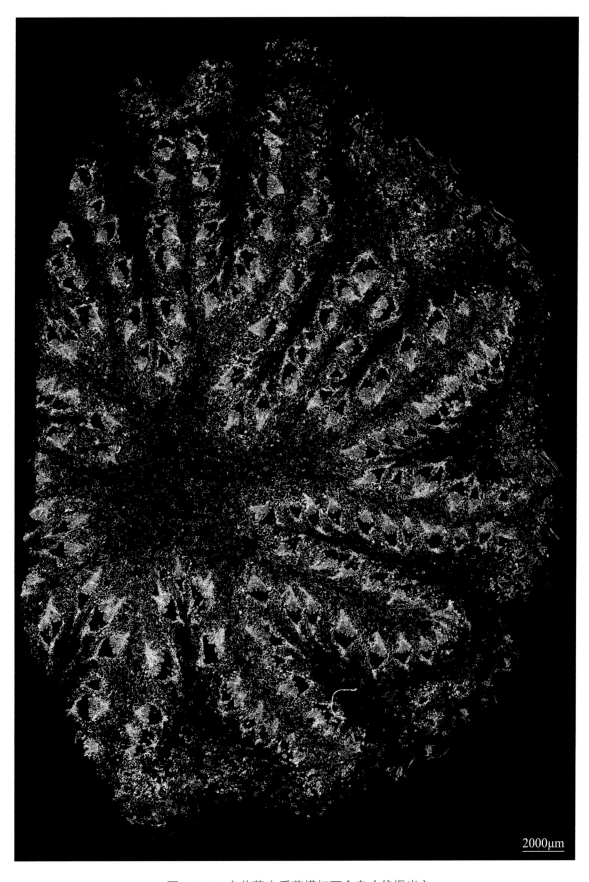

2000μm

图 48-3　肉苁蓉肉质茎横切面全息（偏振光）

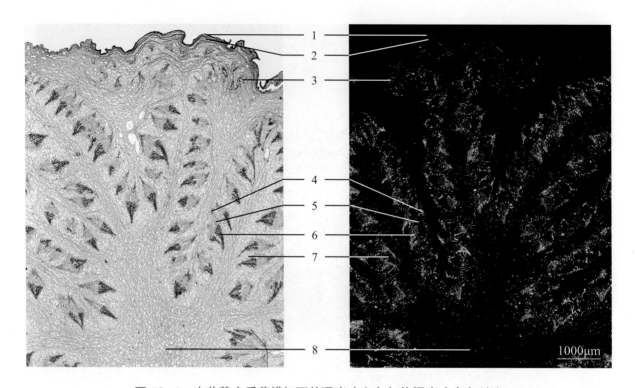

图 48-4　肉苁蓉肉质茎横切面普通光（左）与偏振光（右）对比

1. 表皮　2. 皮层　3. 叶迹维管束　4. 维管束鞘　5. 韧皮部　6. 木质部　7. 射线　8. 髓

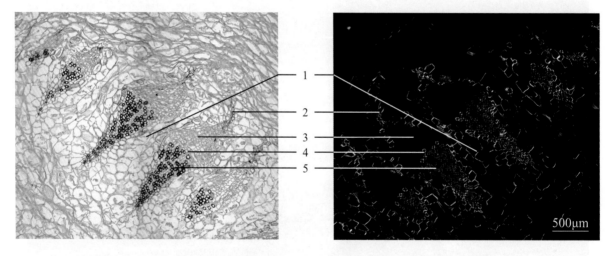

图 48-5　肉苁蓉肉质茎横切面维管束部位普通光（左）与偏振光（右）对比

1. 射线　2. 维管束鞘　3. 韧皮部　4. 形成层　5. 木质部

## 2. 管花肉苁蓉

**肉质茎横切面**　表皮细胞 1 列，扁平，外被角质层，有时脱落。后生皮层由数层栓化细胞组成，皮层窄，散有叶迹维管束。维管束外韧型，不规则散在，每一束呈卵圆形，多以 3～6 个为一圈呈放射状排列，其中每一束的韧皮部均朝向圈的内侧，束中形成层明显，束间形成层不明显，几乎无维管束鞘。髓部不明显。薄壁细胞中充满淀粉粒。（图 48-6～图 48-8）

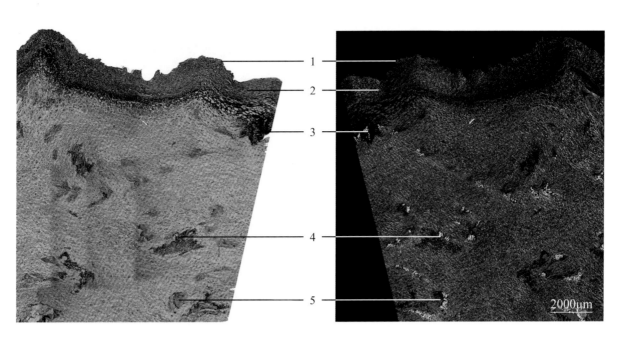

图 48-6　管花肉苁蓉肉质茎横切面全息普通光（左）与偏振光（右）对比

1. 表皮　2. 后生皮层　3. 叶迹维管束　4. 木质部　5. 韧皮部

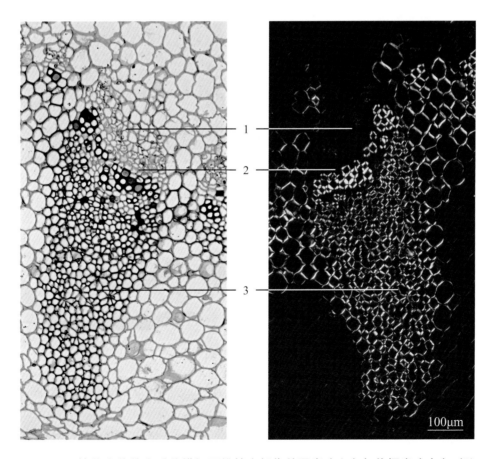

图 48-7　管花肉苁蓉肉质茎横切面维管束部位普通光（左）与偏振光（右）对比

1. 韧皮部　2. 形成层　3. 木质部

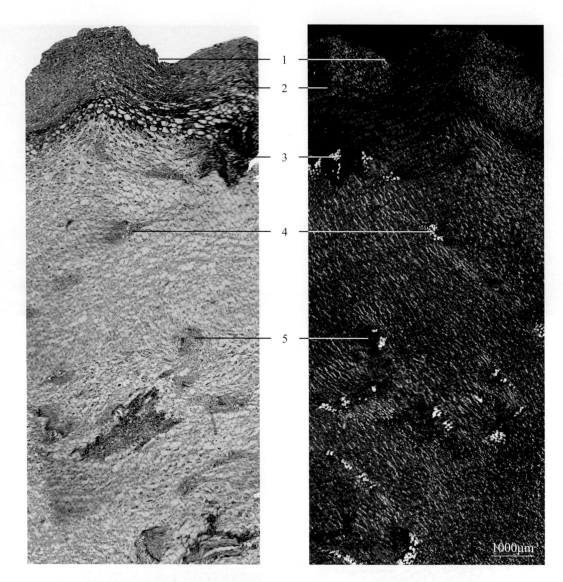

图 48-8　管花肉苁蓉肉质茎横切面普通光（左）与偏振光（右）对比

1.表皮　2.后生皮层　3.叶迹维管束　4.木质部　5.韧皮部

## 附 1：盐生肉苁蓉

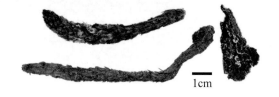

本品为列当科植物盐生肉苁蓉 Cistanche salsa（C. A. Mey.）G. Beck 的干燥带鳞叶的肉质茎。为肉苁蓉的易混品。

**肉质茎横切面**　表皮细胞 1 列，外被角质层。皮层可见叶迹维管束，各束呈分支状。中柱维管束外韧型，断续排列成波状弯曲的环，形成层不明显，每一束呈菱形，韧皮部呈倒三角形，维管束鞘呈三角形或半圆形，外侧无尾状延伸。髓呈多角形。薄壁细胞中含淀粉粒。（图 48-9 ～图 48-13）

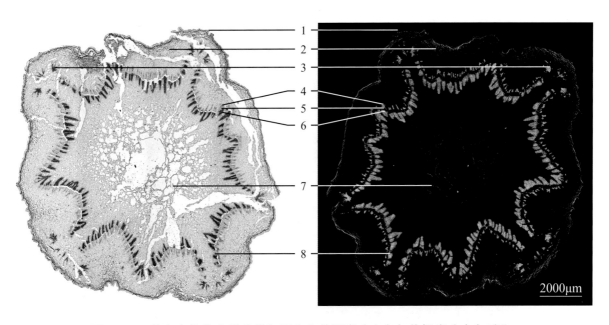

图 48-9 盐生肉苁蓉肉质茎横切面全息普通光（左）与偏振光（右）对比

1.表皮 2.皮层 3.叶迹维管束 4.维管束鞘 5.韧皮部 6.木质部 7.髓 8.射线

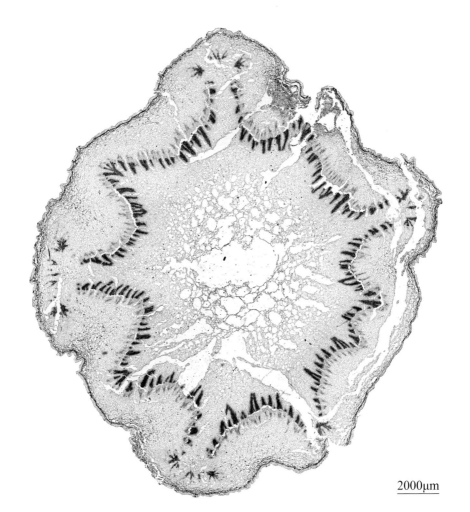

图 48-10 盐生肉苁蓉肉质茎横切面全息（普通光）

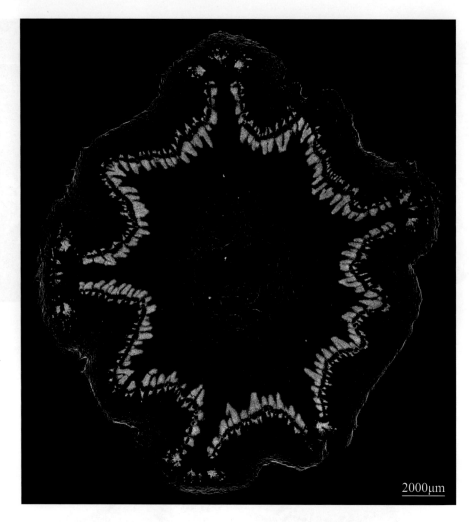

2000μm

图48-11　盐生肉苁蓉肉质茎横切面全息（偏振光）

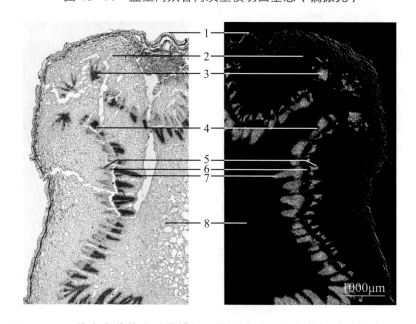

1

2

3

4

5
6
7

8

1000μm

图48-12　盐生肉苁蓉肉质茎横切面普通光（左）与偏振光（右）对比

1.表皮　2.皮层　3.叶迹维管束　4.射线　5.维管束鞘　6.韧皮部　7.木质部　8.髓

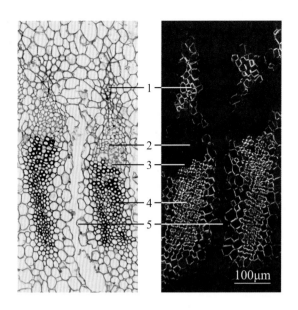

图 48-13　盐生肉苁蓉肉质茎横切面维管束部位普通光（左）与偏振光（右）对比

1. 维管束鞘　2. 韧皮部　3. 形成层　4. 木质部　5. 射线

## 附 2：沙苁蓉

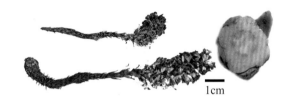

本品为列当科植物沙苁蓉 *Cistanche sinensis* G. Beck 的干燥带鳞叶的肉质茎。为肉苁蓉的易混品。

**肉质茎横切面**　表皮细胞 1 列，类方形或长方形，外被角质层。皮层散有叶迹维管束。中柱维管束外韧型，断续排列成约 5 个突起的圆环状，几乎无维管束鞘；形成层不明显。髓明显，呈类圆形。薄壁细胞中充满淀粉粒。（图 48-14 ～图 48-17）

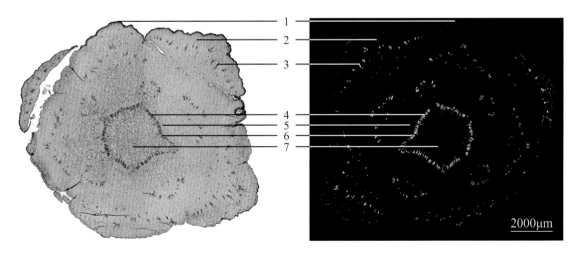

图 48-14　沙苁蓉肉质茎横切面全息普通光（左）与偏振光（右）对比

1. 表皮　2. 皮层　3. 叶迹维管束　4. 射线　5. 韧皮部　6. 木质部　7. 髓

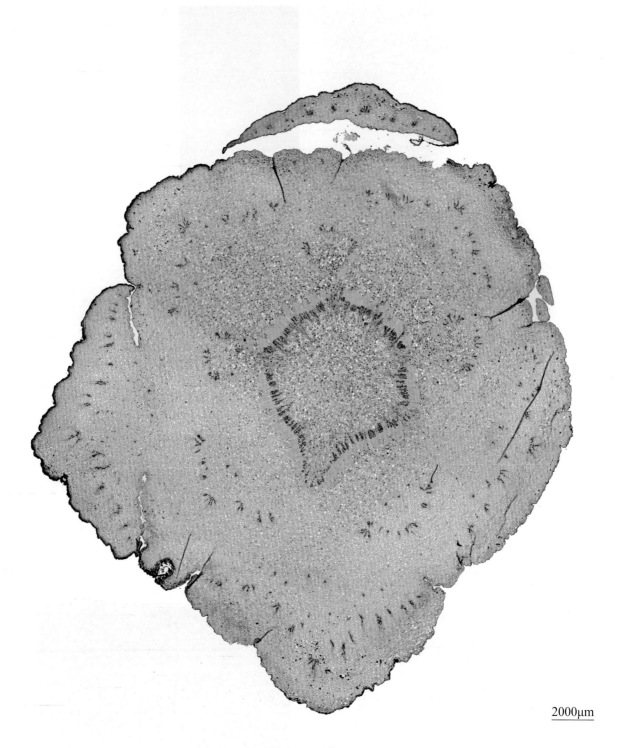

2000μm

图 48-15　沙苁蓉肉质茎横切面全息（普通光）

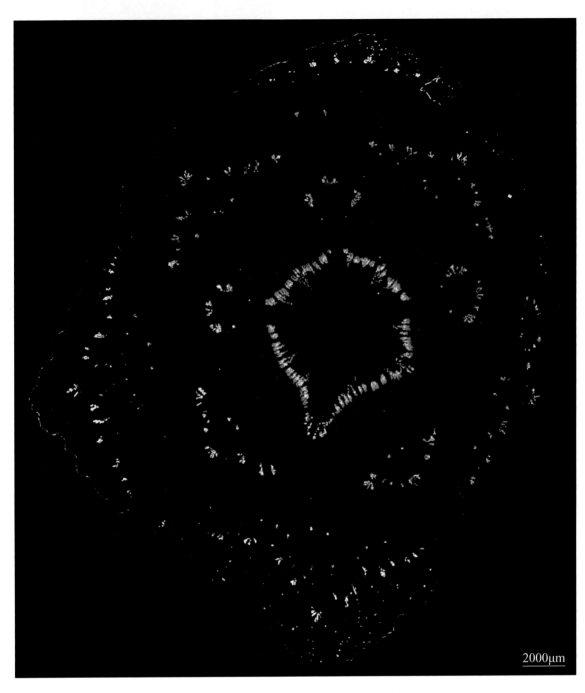

图 48-16　沙苁蓉肉质茎横切面全息（偏振光）

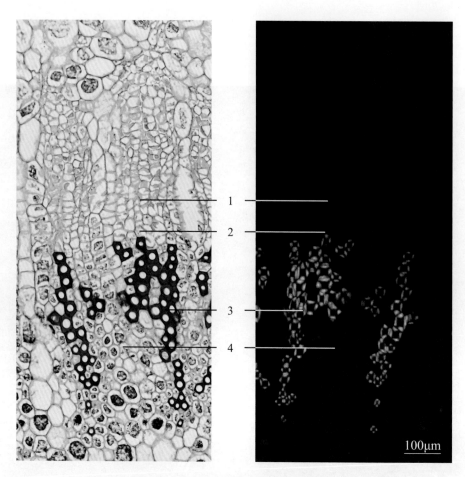

图 48-17　沙苁蓉肉质茎横切面维管束部位普通光（左）与偏振光（右）对比

1.韧皮部　2.形成层　3.木质部　4.射线

　　附注　《中国药典（2020 年版）》一部肉苁蓉项下分别收载了肉苁蓉和管花肉苁蓉 2 个基原植物。由于地方用药习惯及历史原因，药材市场常其他易混品出现。其药材组织显微鉴别主要异同点见表 48-1。

表 48-1　肉苁蓉类药材横切面显微特征比较

| | 肉苁蓉 | 管花肉苁蓉 | 盐生肉苁蓉 | 沙苁蓉 |
| --- | --- | --- | --- | --- |
| 维管束 | 维管束呈深波纹状环。维管束鞘末端呈尖尾状 | 维管束呈不规则排列。无维管束鞘 | 维管束呈波状环。维管束鞘三角形或半圆形 | 维管束呈约 5 个突起的环状，无维管束鞘 |

### 参考文献

[1] 国家药典委员会. 中华人民共和国药典（2020 年版）·一部 ［M］. 北京：中国医药科技出版社，2020.

[2] 香港特别行政区卫生署中医药事务部. 香港中药材标准第四期 ［S］. 香港：香港特别行政区卫生署，2012.

[3] 陈代贤，郭月秋. 中药真伪质量快速影像检定（下册）［M］. 北京：人民卫生出版社，2017.

# 列　当

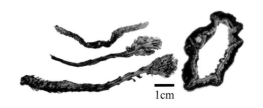

1cm

本品为列当科植物列当 *Orobanche coerulescens* Steph. 的干燥带鳞叶的肉质茎。

**肉质茎横切面**　表皮细胞1列，类方形或类长方形，具角质层。皮层宽广，由数十层类圆形、类椭圆形及类方形薄壁细胞组成。维管束外韧型，呈深波状环列，木质部细胞木化，木纤维较发达。髓部明显。薄壁细胞内含淀粉粒。（图 49-1～图 49-5）

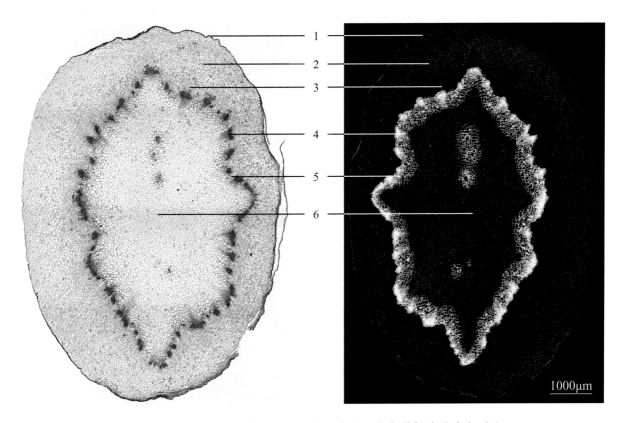

图 49-1　列当肉质茎横切面全息普通光（左）与偏振光（右）对比

1. 表皮　2. 皮层　3. 韧皮部　4. 木质部　5. 射线　6. 髓

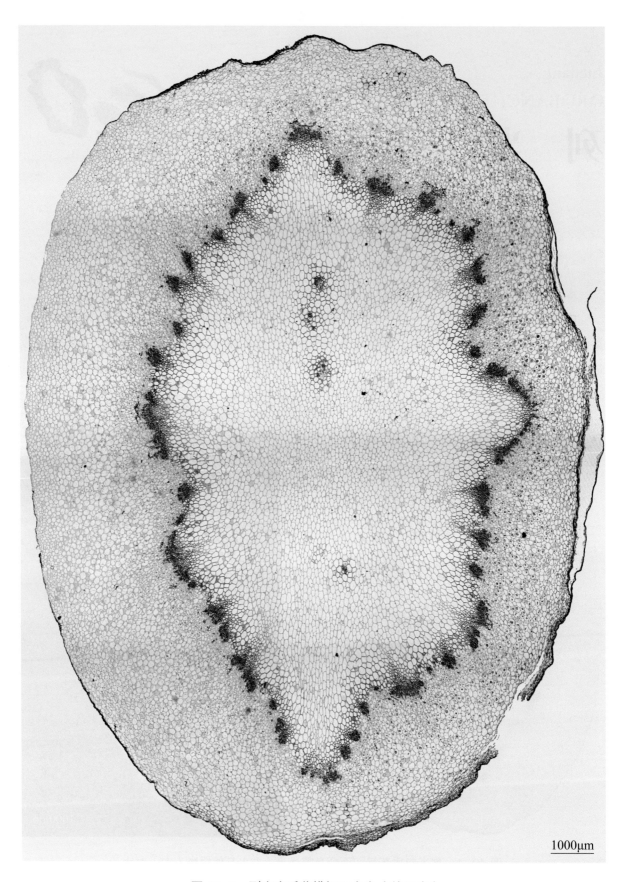

1000μm

图49-2 列当肉质茎横切面全息（普通光）

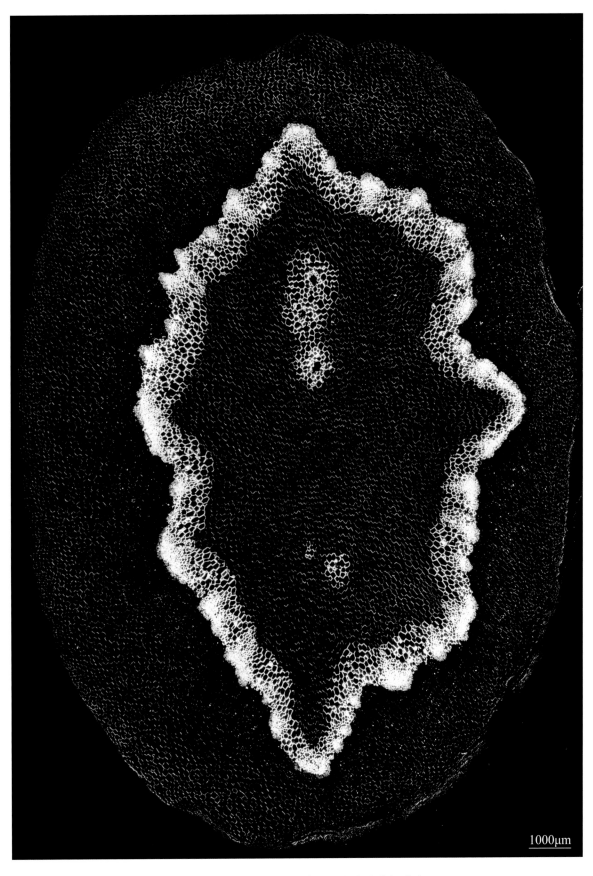

1000μm

图 49-3　列当肉质茎横切面全息（偏振光）

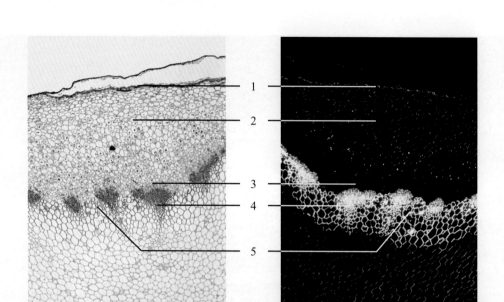

图 49-4　列当肉质茎横切面普通光（左）与偏振光（右）对比

1.表皮　2.皮层　3.韧皮部　4.木质部　5.射线　6.髓

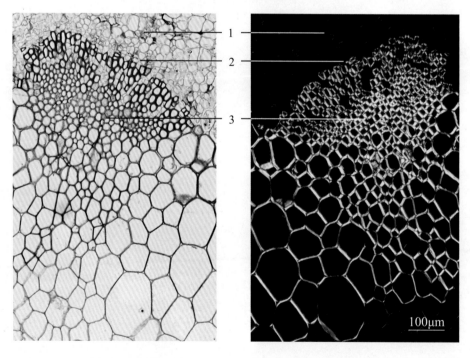

图 49-5　列当肉质茎横切面维管束部位普通光（左）与偏振光（右）对比

1.韧皮部　2.形成层　3.木质部

## 参考文献

[1] 杨来秀，王素巍，王晓琴，等. 列当的生药鉴别 [J]. 华西药学杂志，2015，30（1）：54-55.

Danzhuye
LOPHATHERI HERBA

# 淡竹叶

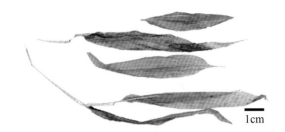

1cm

本品为禾本科植物淡竹叶 *Lophatherum gracile* Brongn. 的干燥茎叶。

**叶横切面** 上表皮主要由大型的运动细胞组成，细胞长方形，多径向延长；下表皮细胞较小，椭圆形，切向延长；上下表皮均有气孔及长型和短型两种非腺毛，以下表皮气孔为多。叶肉栅栏组织为一列圆柱形的细胞，海绵组织由1～2（3）列排列较疏松的不规则圆形细胞组成。主脉中有一个较大型圆盾状禾本科型的维管束，四周有1～2列纤维包围成维管束鞘，木质部排列成"V"形，其下部为韧皮部，韧皮部与木质部之间有1～3层纤维间隔，纤维壁木化，在维管束的上下方与表皮相接处，有多列小型厚壁纤维，其余均为大型薄壁细胞。（图50-1～图50-3）

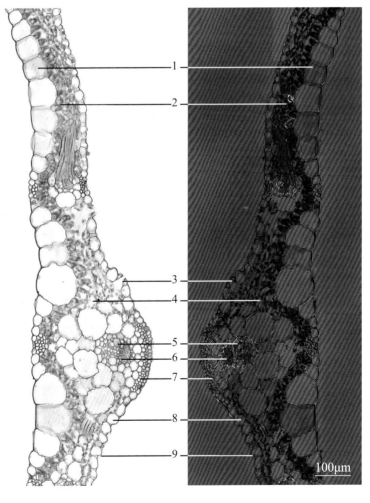

100μm

图50-1 淡竹叶（叶主脉）横切面普通光（左）与 λ 干涉偏振光（右）对比

1.上表皮（运动细胞） 2.栅栏组织 3.气孔 4.海绵组织

5.木质部 6.韧皮部 7.纤维层 8.下表皮 9.非腺毛

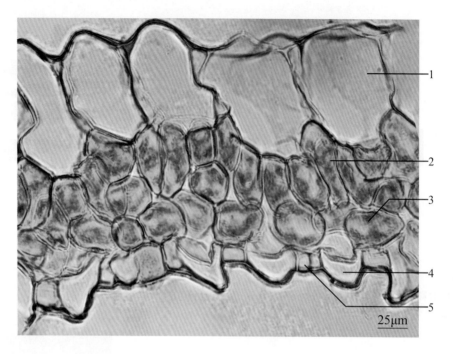

图 50-2　淡竹叶（叶肉）横切面局部（普通光）

1.上表皮（运动细胞）　2.栅栏组织　3.海绵组织　4.下表皮非腺毛　5.气孔

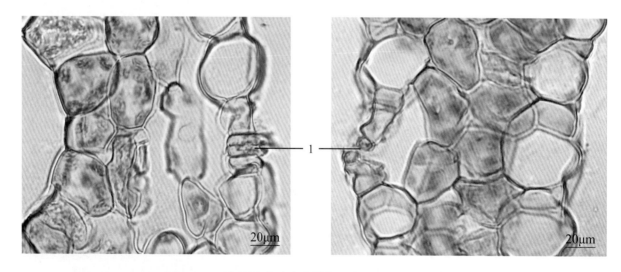

图 50-3　淡竹叶（叶肉）横切面气孔部位（普通光）

1.气孔

## 参考文献

［1］国家药典委员会. 中华人民共和国药典（2020 年版）·一部［M］. 北京：中国医药科技出版社，2020.

［2］香港特别行政区卫生署中医药事务部. 香港中药材标准第五期［S］. 香港：香港特别行政区卫生署，2012.

［3］赵中振，陈虎彪. 中药显微鉴定图典［M］. 福州：福建科学技术出版社，2016.

［4］康廷国. 中药鉴定学［M］. 北京：中国中医药出版社，2016.

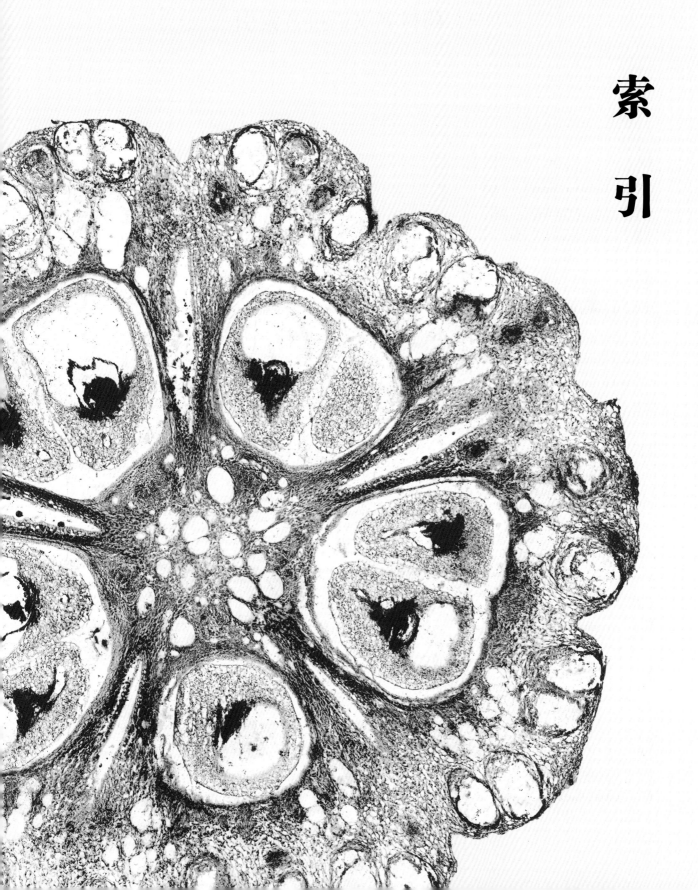

索引

# 一、药材名汉语拼音索引

# 二、基原植物中文名笔画索引

# 三、基原植物拉丁学名索引